U0599429

国家卫生健康委员会"十四五"规划教材

全国中等卫生职业教育教材

供护理专业用

护理技术综合实训

第3版

主 编 黄惠清 周雅馨

副主编 赵秀娟 闭 静 肖继红

编 者（以姓氏笔画为序）

叶 俏（珠海市人民医院）

闭 静（梧州市卫生学校）

李彦臻（山东省烟台护士学校）

肖继红（广东江门中医药职业学院）

陈 琦（温州护士学校）

周雅馨（太原市卫生学校）

赵秀娟（秦皇岛市卫生学校）

贺建红（吕梁市卫生学校）

郭 俊（山东省济宁卫生学校）

黄惠清（珠海市卫生学校）

潘 燕（珠海市卫生学校）（兼编写秘书）

人民卫生出版社
·北 京·

图书在版编目（CIP）数据

护理技术综合实训 / 黄惠清，周雅馨主编. —3 版
. —北京：人民卫生出版社，2022.12（2025.10重印）
ISBN 978-7-117-34006-9

Ⅰ. ①护… Ⅱ. ①黄…②周… Ⅲ. ①护理学—教材
Ⅳ. ①R47

中国版本图书馆 CIP 数据核字（2022）第 208588 号

人卫智网	www.ipmph.com	医学教育、学术、考试、健康，
		购书智慧智能综合服务平台
人卫官网	www.pmph.com	人卫官方资讯发布平台

护理技术综合实训
Huli Jishu Zonghe Shixun
第 3 版

主　　编：黄惠清　周雅馨
出版发行：人民卫生出版社（中继线 010-59780011）
地　　址：北京市朝阳区潘家园南里 19 号
邮　　编：100021
E - mail：pmph @ pmph.com
购书热线：010-59787592　010-59787584　010-65264830
印　　刷：人卫印务（北京）有限公司
经　　销：新华书店
开　　本：850×1168　1/16　印张：24
字　　数：511 千字
版　　次：2008 年 1 月第 1 版　2022 年 12 月第 3 版
印　　次：2025 年 10 月第 6 次印刷
标准书号：ISBN 978-7-117-34006-9
定　　价：78.00 元
打击盗版举报电话：010-59787491　E-mail：WQ @ pmph.com
质量问题联系电话：010-59787234　E-mail：zhiliang @ pmph.com
数字融合服务电话：4001118166　E-mail：zengzhi @ pmph.com

修订说明

为服务卫生健康事业高质量发展，满足高素质技术技能人才的培养需求，人民卫生出版社在教育部、国家卫生健康委员会的领导和支持下，按照新修订的《中华人民共和国职业教育法》实施要求，紧紧围绕落实立德树人根本任务，依据最新版《职业教育专业目录》和《中等职业学校专业教学标准》，由全国卫生健康职业教育教学指导委员会指导，经过广泛的调研论证，启动了全国中等卫生职业教育护理、医学检验技术、医学影像技术、康复技术等专业第四轮规划教材修订工作。

第四轮修订坚持以习近平新时代中国特色社会主义思想为指导，全面落实党的二十大精神进教材和《习近平新时代中国特色社会主义思想进课程教材指南》《"党的领导"相关内容进大中小学课程教材指南》等要求，突出育人宗旨、就业导向，强调德技并修、知行合一，注重中高衔接、立体建设。坚持一体化设计，提升信息化水平，精选教材内容，反映课程思政实践成果，落实岗课赛证融通综合育人，体现新知识、新技术、新工艺和新方法。

第四轮教材按照《儿童青少年学习用品近视防控卫生要求》（GB 40070—2021）进行整体设计，纸张、印刷质量以及正文用字、行空等均达到要求，更有利于学生用眼卫生和健康学习。

前　言

护理技术综合实训是全国中等卫生职业教育护理专业一门重要的专业技能课程。

护理的服务对象是人。人具有生物－心理－社会属性，存在个体差异性。护理服务应注重个体化，针对不同护理对象，提供个性化的优质护理服务。本教材全面落实党的二十大精神进教材要求，突出以岗位胜任力为导向的教学理念，以临床案例、情景与工作任务为主线，引导学生运用护理程序的思维模式与工作方法，对护理对象进行护理评估、明确护理诊断／合作性问题、制订护理计划、实施护理操作、给予健康指导和评价护理效果。本教材突出个案护理，重视学生临床思维能力的培养和解决护理对象健康问题的综合能力训练，注重学生团队合作完成工作任务的护理职业精神的养成。

本教材以临床常见的护理工作任务为框架，设计了9个项目和1个综合技能考核，主要内容涵盖了基础护理和专科护理的78项常用护理技能。每个项目中，设计了3~5个常见的情景与工作任务，让学生通过临床案例分析、小组讨论拟订工作计划，并通过角色扮演进行护理技能综合实训。每个项目还设拓展训练，提供一个难度稍大的临床案例，并给予分析指引，让学生能在课外进一步拓展学习。这旨在使学生能熟练掌握基础护理和专科护理的常用技能操作，并能紧密结合临床护理工作实际，运用已学专业知识、技能，综合分析、解决护理对象的健康问题，提高临床护理思维能力和解决实际问题的能力。

本教材在第2版教材的基础上进行修订：进一步更新和完善临床案例，编者中吸纳了临床护理专家，使教材与教学更贴近临床；根据临床工作与教学需要，对项目和实训技能操作稍调整，使教学内容与教学进度更符合岗位需求和教学规律；增加了数字内容，通过扫描二维码，可获得辅助学习资料，如电子课件、思维导图、视频和自测题等，为教师教学和学生学习提供便利。

本教材适用于中等卫生职业教育护理专业学生。编写过程中编者们深入临床一线，收集临床的真实案例，并与临床护理专家们反复沟通、研讨，力求使教材内容更贴近临床，与行业标准和就业岗位对接，尽力使教材深度和教材结构更适合中等卫生职业教育护理专业学生学习。

本教材在编写过程中得到各编者所在院校和所在地医院的大力支持，以及编者们的努力付出和全力合作，在此一并谨致真诚感谢。

由于编者水平和时间有限，教材中难免有不成熟和疏漏之处，敬请使用本教材的广大师生、读者和护理同仁不吝赐教和指正，并预致谢意。

黄惠清　周雅馨

2023 年 9 月

目　录

项目一 │ 病人入院与出院护理

项目01

01项目 数字内容

学习目标

1. 具有严谨、热情的工作态度,较强的沟通能力;具有对就诊及住院病人给予人文关怀的意识和能力;具有观察、分析、解决问题的能力和团队合作精神。
2. 熟练掌握暂空床、麻醉床、备用床准备,生命体征测量及记录,轮椅和平车运送等技能。
3. 学会穿脱防护服、咽拭子标本采集、病人入院与出院护理等技能。

 案例

病人,女,38 岁。近 1 年来病人无明显诱因出现双侧颈前区肿大;近 2 个月来明显出现怕热、多汗、心悸(心率最高达 130 次 /min)、胸闷、乏力、多食易饥等症状,每日进食 4~5 餐,每餐进食量增加 1 倍,大便由每日 1 次黄色成形软便变成每日 4~5 次稀便,体重进行性消瘦约减少 6kg,伴有失眠、性情急躁易激动、紧张焦虑、注意力不能集中、双手发抖等症状,遂来医院就诊。门诊甲状腺计算机体层摄影(computed tomography,CT)检查:双侧甲状腺增大,左叶伴"热"结节,右叶伴"冷"结节;三碘甲腺原氨酸(triiodothyronine,T_3)6.5nmol/L,甲状腺素(thyroxine,T_4)263nmol/L。拟"高功能甲状腺腺瘤"择期手术治疗收住普外科。

入院后查体:体温(temperature,T)37.2℃、脉搏(pulse,P)100 次 /min、呼吸(respiration,R)20 次 /min、血压(blood pressure,BP)130/70mmHg,神志清楚,精神紧张,体型偏瘦,眼球无突出、无震颤,双侧瞳孔等大等圆、对光反射灵敏。颈部检查:双侧甲状腺Ⅱ度肿大、质软,无压痛,表面光滑,与周围组织无粘连,吞咽时上下移动,未触及震颤,未闻及血管杂音。病人 1 个月前有鼻腔外伤史。入院后完善相关检查,充分做好择期手术准备。

病人入院后第十二日在全身麻醉下行"左甲状腺次全切除术",手术过程顺利,术后送返病房。查体:T 36.2℃、P 80次/min、R 18次/min、BP 114/76mmHg,神志清楚,声音无嘶哑,颈部切口敷料清洁干燥、引流管固定、通畅。病人诉伤口疼痛,疼痛评分4分。术后给予一级护理,持续心电监测,持续低流量吸氧,6h后流质饮食等护理。

【护理评估】

(一)术前

1. 病人近1年来无明显诱因出现双侧颈前区肿大,近2个月来明显出现多食易饥,每日进食4~5餐,每餐进食量增加一倍,大便由每日1次黄色成形软便变成每日4~5次稀便,体重约减少6kg,进行性消瘦,体型偏瘦。考虑病人因甲状腺激素分泌过多而促进物质代谢,导致营养失调、低于机体需要量。

2. 病人近2个月来明显出现怕热、多汗、心悸(心率最高达130次/min)、胸闷、乏力等症状,提示病人活动耐力下降。

3. 病人近2个月来出现失眠、性情急躁易激动、紧张焦虑、注意力不能集中等症状,考虑病人因疾病病情复杂、病程长及担心疾病预后等引发焦虑。

4. 病人若受到精神刺激或发生创伤、感染等应激而引起交感神经兴奋,如病情发展快速且未能得到及时、合理治疗,可能会并发甲状腺危象。

(二)术后

1. 病人在全身麻醉下行"左甲状腺次全切除术",术后病人诉伤口疼痛,疼痛评分4分。提示病人因手术产生组织损伤导致术后疼痛。

2. 病人在全身麻醉下行"左甲状腺次全切除术",术中可能损伤喉返神经、喉上神经和甲状旁腺而致术后出现相应的损伤症状;术后若出现切口出血、水肿而压迫气管或因痰液黏稠、量多而堵塞气道,可能导致呼吸困难或窒息;因手术应激或术前准备不充分可能导致术后发生甲状腺危象。

【护理诊断/合作性问题】

(一)术前

1. 营养失调:低于机体需要量　与机体高代谢致代谢需求超过能量摄入有关。

2. 活动耐力下降　与蛋白质分解增加、甲亢性心脏病等有关。

3. 焦虑　与病情复杂、病程长及担心疾病预后等有关。

4. 潜在并发症:甲状腺危象。

(二)术后

1. 疼痛　与手术所致的组织损伤有关。

2. 潜在并发症:喉返神经损伤、喉上神经损伤、甲状旁腺损伤、呼吸困难或窒息、甲状腺危象等。

【护理计划】

1. 护理目标

（1）术前

1）病人营养状况逐渐改善,体重增加。

2）病人活动量逐步增加,活动时无明显不适。

3）病人充分了解疾病相关知识,能有效控制紧张焦虑情绪。

4）病人未发生并发症或出现并发症能及时被发现和治疗。

（2）术后

1）病人疼痛逐渐缓解。

2）病人未发生术后并发症或出现并发症能及时被发现和治疗。

2. 护理措施

（1）术前护理

1）给予高能量、高蛋白质、高维生素及矿物质丰富饮食,限制含脂肪高的食物。注意补充水分,多进食蔬菜、水果。忌饮浓茶、咖啡等有兴奋作用的饮料。腹泻时给予含膳食纤维少且易消化软质饮食。

2）指导合理卧床休息,如下床活动,以不感到疲劳为宜。保持环境安静,室温在20℃左右,色调柔和,避免强光和噪声刺激,避免可产生精神刺激的言行,利于病人安静休养。协助洗漱、进餐等生活护理,以减少活动和消耗。

3）建立良好护患关系,向病人及家属解释引起情绪和行为改变的病因,介绍疾病相关知识及手术预后等,以缓解病人紧张焦虑情绪。

4）观察意识和生命体征的变化,注意有无甲状腺危象症状,如出现严重乏力、烦躁、体温39℃以上、多汗、心悸、心率120次/min以上等,立即报告医生并配合处理。

5）做好术前准备:遵医嘱应用药物降低基础代谢率,观察用药效果及有无副作用;术前3d开始指导病人每日进行颈过伸仰卧位训练,以减少术后恶心、呕吐、眩晕、头痛等不适;协助完成术前各项检查,实施备皮、药物过敏试验等。

（2）术后护理

1）疼痛护理:评估疼痛的原因、部位、性质及持续时间,解释术后疼痛的原因及可能持续的时间,必要时遵医嘱给予镇痛药;指导病人下床活动时其他人用手置于颈后以协助病人支撑头颈部,避免做颈部弯曲、过伸运动或头部快速运动,以免造成气管压迫或引起伤口牵拉痛;指导病人应用放松技术,如听音乐、自我催眠等,以降低疼痛的敏感性。

2）血压平稳后安置半坐卧位,以利于伤口引流。避免剧烈咳嗽、过多说话等,以减少颈部张力、消除出血诱因。

3）保持切口敷料清洁、干燥、固定,观察引流液的性质、颜色和量,保持引流通畅。如引流液为血性,且量多、出血快,应立即通知医生,并做好再次手术准备。床边备有气管切开包,如发现病人颈部肿胀且伴有呼吸困难时,立即协助医生剪开伤口缝线、减压引流,并做好急诊手术准备。

4）密切观察病人意识、生命体征变化。如出现声音嘶哑、失声或音调降低、饮水呛咳等,应警惕并发喉返神经或喉上神经损伤;如出现面部、唇部、手足部针刺感或麻木感、抽搐等,应警惕并发甲状旁腺损伤;如出现进行性呼吸困难、烦躁、发绀等,应警惕并发呼吸困难或窒息;如出现高热、心动过速、烦躁不安等,应警惕并发甲状腺危象。发现上述症状,应立即报告医生并配合处理。

5）术后6h,若病人无恶心、呕吐,可给予温凉流质饮食,注意少量慢咽。术后第二日可给予半流质饮食。

6）健康指导:嘱病人保持身心愉快,避免过度劳累和精神刺激;服用抗甲状腺药物最初3个月,每周查血常规,每1～2个月做甲状腺功能测定,定期测量体重;若脉搏减慢、体重增加说明治疗有效,出现高热、恶心、呕吐、腹泻等则警惕发生甲状腺危象,应及时就诊。

【实施】

一、入院前护理

（一）情景与任务

1. 情景导入　病人在家属陪同下,于门诊就诊后,医生为其开出住院证明。门诊护士指导家属携病人到住院处办理入院手续,病区护士接到住院处电话后,为病人做入院前准备。

2. 工作任务　门诊护士为病人做好入院前护理,传染性疾病流行期间为病人进行相关检测,如穿脱防护服和咽拭子标本采集;病区护士为病人准备病床单位,将备用床改成暂空床。

（二）操作评估

1. 病人病情　女性,被诊断为"高功能甲状腺腺瘤",伴有怕热、多汗、心动过速、乏力及急躁易激动、紧张焦虑等甲状腺功能亢进症(简称为甲亢)症状,准备择期手术。1个月前鼻腔受过外伤。

2. 操作目的　协助病人顺利入院;传染性疾病流行期间,进行相关排查,以避免院内传播;保持病房整洁美观,准备接收新病人。

3. 项目分析

（1）病人入院前护理流程:协助办理入院手续,电话通知病区护士,进行卫生处置,护送病人入病区。若病人病情危重、体质虚弱等,可酌情免浴。急诊手术病人,可先手术后补办入院手续。传染性疾病流行期间,病人入院前需按当地防控要求。

（2）咽拭子标本采集:对传染性疾病而言,应采取相应隔离措施,如为病人采集咽拭子标本时须穿防护服,以免发生交叉感染。可采用口咽拭子采集法或鼻咽拭子采集法。口咽拭子采集法适用于近3个月内未行口腔或鼻腔手术、鼻腔无外伤或手术、口腔无留置管路及口腔黏膜完好无出血者,采集标本时注意询问评估病人口腔情况;鼻咽拭子采集法适用于近 3 个月内未行鼻腔或口腔手术、口腔无外伤或手术、鼻腔无留置管路及鼻腔黏膜完好无出血者,采集标本时注意询问评估病人鼻腔情况。

（3）根据病人性别、疾病诊断、病情等安排病房和床位。一般安排同性别病人一间病房。一般病人安排在普通病房,急危重症病人安排在重症病房或抢救室,传染性疾病或疑似传染性疾病病人安排在隔离病房。准备暂空床,若有铺好的备用床,将备用床改成暂空床,并根据病人病情加铺橡胶单及中单。

（三）操作计划

1. 门诊护士为病人采集咽拭子标本,护士穿防护服,采用口咽拭子采集法,注意及时送检标本。

2. 若检测结果提示不是传染性疾病,住院处护士为病人办理入院手续,电话通知病区护士,进行卫生处置后护送病人入病区。若检测结果提示是传染性疾病,通知医生并按规定将病人送至隔离病区。

3. 病区护士接到病人入院通知后,准备女性病人的普通病房,若病房有铺好的备用床,将备用床改为暂空床,无须加铺橡胶单和中单。

（四）操作流程与测评标准

技能 1　穿脱防护服

1. 操作流程

操作程序	简要流程	操作要点
护士准备	素质要求	着装整洁,动作轻巧、敏捷、准确
操作评估	防护类型	根据病人病情,明确防护级别
	环境情况	洁净程度,是否符合穿脱防护服要求
操作准备	环境准备	布局合理、整洁安静、宽敞明亮、安全通风、温湿度及光线适宜
	护士准备	着洗手衣,穿工作鞋
	用物准备	一次性防护服、N95 口罩、护目镜或一次性面屏、外科手套 2 套、一次性圆帽、一次性鞋套、手消毒凝胶,按需备一次性靴套
操作过程	穿防护服	①手卫生:取消毒液均匀涂抹双手,七步洗手法洗手(图 1-1),揉搓时间 > 15s ②戴一次性圆帽:将圆帽由前额向枕后罩住头部,头发不可外露 ③戴 N95 口罩:检查口罩外包装及有效期符合要求;一手托住口罩,使有鼻夹一面朝外、鼻夹朝上罩住鼻、口及下颌;另一手将下方系带拉过头顶至后颈部,再将上方系带拉至头顶正中,调节好系带松紧度;双手指尖放于鼻子两侧金属鼻夹部,轻压塑形;双手完全盖住防护口罩,快速呼气 2 次,检查口罩密合性(图 1-2)

操作程序	简要流程	操作要点
操作过程	穿防护服	④戴内层外科手套：选择合适型号手套，检查手套包装及有效期符合要求，戴上手套 ⑤穿一次性鞋套：将鞋套套于护士鞋外 ⑥穿防护服：选择合适防护服，检查有效期及完整性；展开防护服，拉开防护服拉链，将防护服从头顶往下翻，先穿下衣再穿上衣（图1-3）；戴防护服帽，防护服帽须完全遮盖圆帽；拉上拉链，撕开封条，密封拉链口；若为非连体性防护服需穿一次性靴套，将靴套套在裤腿外；检查防护服密合性 ⑦戴外层外科手套：选择合适型号手套，检查手套包装及有效期符合要求，戴上手套，将手套反折部套于防护服衣袖外，须完全包裹防护服袖口 ⑧戴护目镜或防护面屏：检查护目镜或防护面屏有无破损，将其置于眼部或头部合适位置，调节舒适度并检查是否戴牢固 ⑨检查效果：检查防护用品密合性及完整性，调节舒适度，做伸手、下蹲等动作确认
	脱防护服	一脱间： ①手卫生：消毒液七步洗手 ②摘护目镜或防护面屏：闭眼屏气头微低，摘护目镜（图1-4）或防护面屏，双手不可触及面部，将护目镜或防护面屏放入固定回收容器内浸泡消毒 ③脱防护服及外层手套：消毒液七步洗手；解开颈部和胸前密封胶条，拉开拉链；向上提拉防护服帽，使其脱离头部；脱下衣袖和外层手套，由上往下边脱边卷（图1-5），使防护服卷成包裹状，污染面向里，手不可触及防护服外面及洗手衣，避免二次污染；将脱下的防护服及手套放入医疗废物桶内 二脱间： ①手卫生：消毒液七步洗手 ②脱一次性鞋套：脱鞋套，将其放入医疗废物桶内 ③脱内层手套：脱手套，手不可触及手套外面，将其放入医疗废物桶内 ④流动水手卫生：在流动水下进行七步洗手

操作程序	简要流程	操作要点
操作过程	脱防护服	⑤手卫生及摘口罩：消毒液七步洗手；双手示指勾住口罩下方（后颈部）系带，将其拉过头部，一手在胸前固定，另一手勾住上方（头顶部）系带，闭眼，双手同时勾住两系带将口罩取下（图1-6），手不可触及口罩外面，避免二次污染，将其放入医疗废物桶内
		⑥手卫生及摘圆帽：消毒液七步洗手；闭眼，持圆帽外侧边缘向上向外取下，将其放入医疗废物桶内
		⑦手卫生：消毒液七步洗手，戴一次性外科口罩
操作评价	操作过程	操作规范、熟练，动作轻、稳、准
	操作效果	无污染，无暴露，符合医院感染控制要求

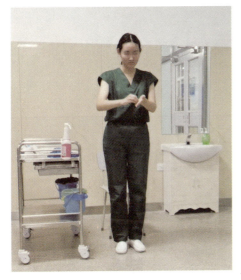

图1-1　手卫生

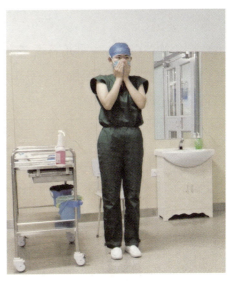

图1-2　检查口罩密合性

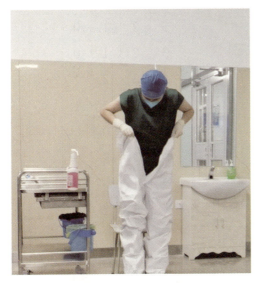

图1-3　穿防护服

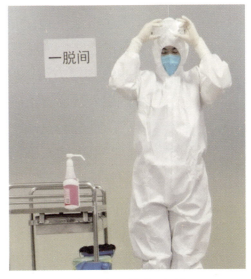

图1-4　摘护目镜

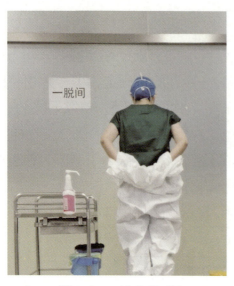

图1-5　脱防护服

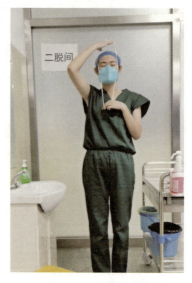

图1-6　摘口罩

2. 操作关键点

（1）严格遵守穿脱防护服流程，穿好防护服后应检查密合性，要求整洁、密封、无暴露。

（2）穿脱防护服全过程规范、无污染。

3. 操作测评标准

项目		分值	考核评价要点	评分等级				得分	存在问题
				I	II	III	IV		
护士准备		2	着装整洁，动作轻、稳、准	2	1	0	0		
操作评估		4	评估防护级别正确	2	1	0	0		
			了解穿脱防护服环境充分	2	1	0	0		
操作准备	环境	2	符合操作要求	2	1	0	0		
	护士	3	着洗手衣、穿工作鞋正确	3	2	1	0		
	用物	4	准备齐全、放置合理	4	3	2	1		
操作过程	穿防护服	35	手卫生方法正确，时间适宜	3	2	1	0		
			戴一次性圆帽方法正确，头发无外露	3	2	1	0		
			戴N95口罩方法正确，密合性好	4	3	2	1		
			戴内层外科手套正确	4	3	2	1		
			穿一次性鞋套正确	2	1	0	0		
			穿防护服方法正确，密合性好	9	7	5	3		
			按需穿一次性靴套正确	2	1	0	0		
			戴外层外科手套方法正确，手套完全包裹防护服袖口	4	3	2	1		
			戴护目镜或防护面屏正确，松紧适宜	2	1	0	0		
			检查效果方法正确，防护服密合、完整	2	1	0	0		

项目		分值	考核评价要点	评分等级				得分	存在问题
				I	II	III	IV		
操作过程	脱防护服	40	一脱间： 手卫生方法正确，时间适宜	3	2	1	0		
			摘护目镜或防护面屏正确，无污染	3	2	1	0		
			脱防护服及外层手套正确，无污染	9	7	5	3		
			二脱间： 手卫生方法正确，时间适宜	3	2	1	0		
			脱一次性鞋套方法正确，无污染	2	1	0	0		
			脱内层手套方法正确，无污染	3	2	1	0		
			流动水手卫生方法正确	3	2	1	0		
			手卫生及摘口罩方法正确，无污染	4	3	2	1		
			手卫生及摘圆帽方法正确，无污染	5	3	2	1		
			手卫生及戴一次性外科口罩正确，无污染	3	2	1	0		
			医疗废物处理符合要求，无污染	2	1	0	0		
操作评价		10	操作轻、稳、准，无污染、无暴露	4	3	2	1		
			操作规范，符合医院感染控制要求	4	3	2	1		
			操作时间不超过 15min	2	1	0	0		
关键缺陷			操作不规范、不按操作流程、口罩及防护服密合性差、严重污染等均不及格						
总分		100							

技能 2 咽拭子标本采集

1. 操作流程

操作程序	简要流程	操作要点
护士准备	素质要求	着装整洁、表达清晰、动作轻柔
	核对签名	核对检验单及采集条形码，签名
操作评估	病人病情	意识状态、心理状态、对采集咽拭子标本的认知和合作程度
	治疗情况	疾病诊断及治疗情况
	进食情况	进餐时间（空腹或餐后 2h），采集前 30min 有无吸烟、喝酒、饮热水、咀嚼口香糖等

操作程序	简要流程	操作要点
操作准备	病人准备	了解操作目的、方法、操作中可能出现的不适及配合要点,愿意合作
	环境准备	布局合理、整洁安静、宽敞明亮、安全通风、温湿度及光线适宜
	护士准备	已穿好防护服
	用物准备	无菌咽拭子、采样管、压舌板、检验单及采集条形码、手电筒、75%乙醇、标本袋等
操作过程	核对解释	核对病人及采集条形码,解释并取得合作,确认病人空腹或餐后2h,取合适体位
	采集标本	口咽拭子标本: ①病人头微仰、嘴张大、发"啊"音(勿呼气),充分暴露两侧扁桃体,将拭子越过舌根(勿触及舌、悬雍垂、口腔黏膜和唾液)(图1-7),同时查看口咽部有无红肿、化脓等情况 ②用拭子头端在两侧扁桃体稍用力来回擦拭每侧至少3次,在咽后壁上下擦拭至少3次 ③缓缓取出拭子,将其浸入含2~3ml保存液的采样管中折断拭子头端,旋紧管盖 鼻咽拭子标本: ①嘱病人头向后仰,查看鼻腔有无鼻中隔偏曲和黏膜出血等情况 ②测量鼻孔至耳郭前距离,该距离约等于拭子头进入鼻道触及咽后壁的长度(图1-8) ③嘱病人头向后仰并保持固定,一手执拭子紧贴鼻孔、沿下鼻道底部向里向后缓缓深入,从侧面看拭子柄与病人面部垂直(图1-9),不可用力过猛以免损伤鼻道,待拭子顶端达鼻咽腔后壁时轻轻旋转1周。如遇反射性咳嗽应停留片刻 ④缓慢取出拭子,将其浸入含2~3ml保存液的采样管中折断拭子头端,旋紧管盖
	整理记录	协助病人取舒适体位,观察病人反应,询问病人感受;再次核对,手消毒,记录采集标本项目、时间,签名;及时送检标本
操作评价	病人感受	安全,无特殊不适
	操作效果	严格查对制度、无菌技术操作原则,指导病人配合有效,采集标本方法正确、无污染

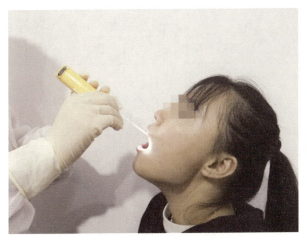

图1-7 口咽拭子标本采集

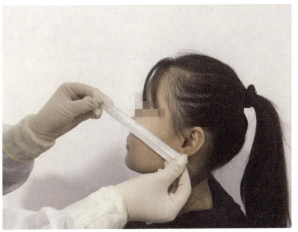

图1-8 测量鼻咽拭子插入长度

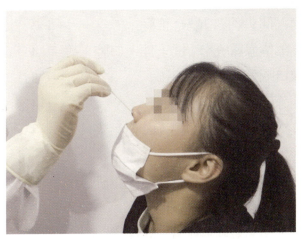

图1-9 鼻咽拭子标本采集

2. 操作关键点

（1）咽拭子采集部位准确、方法正确，以免造成假阴性结果。熟练掌握口鼻咽部解剖结构及口咽拭子、鼻咽拭子的采集方法，以提高检测结果的准确性。

（2）严格遵守无菌技术操作原则，及时送检标本，避免标本被污染。

（3）在空腹或餐后2h采集咽拭子标本，拭子头端勿触及悬雍垂，以免发生呕吐。

3. 操作测评标准

项目	分值	考核评价要点	评分等级				得分	存在问题
			I	II	III	IV		
护士准备	4	着装整洁、表达清晰、动作轻柔	2	1	0	0		
		核对检验单及采集条形码、签名正确	2	1	0	0		
操作评估	6	了解病人病情充分	2	1	0	0		
		询问治疗及用药情况正确	2	1	0	0		
		询问进食、饮水等情况充分	2	1	0	0		

项目		分值	考核评价要点	评分等级				得分	存在问题
				I	II	III	IV		
操作准备	病人	2	知情、同意、配合	2	1	0	0		
	环境	2	符合操作要求	2	1	0	0		
	护士	3	已穿好防护服	3	2	1	0		
	用物	3	准备齐全、放置合理	3	2	1	0		
操作过程	核对解释	6	核对正确,解释清楚并取得合作	4	3	2	1		
			病人空腹或餐后2h,体位合适	2	1	0	0		
	采集标本	54	口咽拭子标本:						
			嘱病人仰头、张口配合正确	3	2	1	0		
			采集部位暴露充分,拭子伸入口腔正确	4	3	2	1		
			留取口咽分泌物方法正确	9	7	5	3		
			口咽分泌物未被污染	4	3	2	1		
			采集标本后保存方法正确,无污染	4	3	2	1		
			鼻咽拭子标本:						
			嘱病人头后仰、查看鼻腔情况正确	3	2	1	0		
			测量鼻孔至耳郭前距离正确	3	2	1	0		
			拭子顶端达鼻咽腔后壁方法正确	7	5	3	1		
			留取鼻咽分泌物方法正确	9	7	5	3		
			鼻咽分泌物未被污染	4	3	2	1		
			采集标本后保存方法正确,无污染	4	3	2	1		
	整理记录	10	病人体位舒适	2	1	0	0		
			观察病人反应、询问病人感受正确	2	1	0	0		
			再次核对、手消毒、记录、签名正确	4	3	2	1		
			送检标本及时	2	1	0	0		
操作评价		10	关爱病人、沟通有效、指导正确	3	2	1	0		
			无菌观念强,无污染	3	2	1	0		
			操作熟练、准确、轻柔,时间不超过5min	4	3	2	1		
关键缺陷			无人文关怀、无沟通,采集标本方法错误、标本严重污染等均不及格						
总分		100							

技能 3　暂空床准备

1. 操作流程

操作程序	简要流程	操作要点
护士准备	素质要求	着装整洁,动作轻稳、敏捷、准确
操作评估	病人病情	疾病诊断、自理程度,是否需加铺橡胶单及中单
	床上用品	有无铺好备用床,床铺是否整洁、平、紧
	操作环境	有无病人正在治疗或进餐,病房门的位置
操作准备	环境准备	整洁安静、温湿度和光线适宜,病房无人进餐或治疗
	护士准备	洗手,戴口罩
	用物准备	已铺好的备用床、手消毒凝胶,按需备橡胶单和中单
操作过程	用物放置	用物放在便于操作处
	移椅放枕	移开床尾椅至合适位置,将枕头放于椅上
	折叠盖被	将备用床盖被的上端向内折 1/4,再扇形三折于床尾,各层边缘对齐(图 1-10)
	按需铺单	根据病情需要,铺橡胶单于床中部,上缘距床头 45～50cm(图 1-11);铺中单于橡胶单上,两单中线和床中线对齐,将边缘下垂部分同时拉紧平整地塞入床垫下。转至对侧,同法铺好
	放枕移椅	枕头开口处背门放回床头正中,床尾椅移回原位(图 1-12)
	洗手整理	洗手,摘口罩
操作评价	操作过程	操作熟练,省时、节力
	操作效果	床铺实用、耐用、舒适、安全、美观,大单、被套平、整、紧

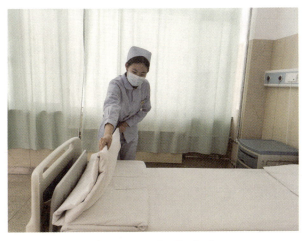

图 1-10　折叠盖被

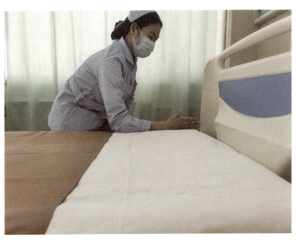

图 1-11　加铺橡胶单

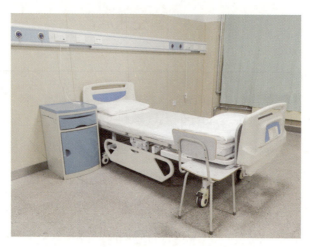

图 1-12　暂空床

2. 操作关键点

（1）根据病情加铺橡胶单和中单，位置正确。

（2）遵循省时、节力原则，床铺平、整、紧，实用、耐用。

3. 操作测评标准

项目		分值	考核评价要点	评分等级				得分	存在问题
				I	II	III	IV		
护士准备		3	着装整洁，动作轻、稳、准	3	2	1	0		
操作评估		7	了解病人病情全面	3	2	1	0		
			有铺好备用床，床铺整洁、平、紧	2	1	0	0		
			评估病房环境正确	2	1	0	0		
操作准备	环境	3	符合铺床要求，病房无人进餐或治疗	3	2	1	0		
	护士	3	洗手、戴口罩正确	3	2	1	0		
	用物	2	准备齐全、放置合理	2	1	0	0		
操作过程	用物放置	3	用物放置位置合适	3	2	1	0		
	移椅放枕	4	移床尾椅位置合适	2	1	0	0		
			枕头放床尾椅正确	2	1	0	0		
	折叠盖被	25	折叠盖被方法正确	9	7	5	3		
			盖被四折均匀平整	9	7	5	3		
			各层边缘对齐	7	5	3	1		
	按需铺单	24	根据病情加铺橡胶单和中单位置正确	6	4	2	1		
			橡胶单和中单中线与床中线对齐	6	4	2	1		
			铺橡胶单和中单手法正确	8	6	4	2		
			橡胶单和中单平、紧	4	3	2	1		

项目		分值	考核评价要点	评分等级				得分	存在问题
				I	II	III	IV		
操作过程	放枕移椅	12	枕头放置正确,开口背门	8	6	4	2		
			床尾椅还原正确,移动时未发出声响	4	3	2	1		
	洗手整理	4	洗手、摘口罩正确	4	3	2	1		
操作评价		10	床铺实用、耐用、舒适、安全、美观	4	3	2	1		
			大单、被套、枕套平、整、紧	3	2	1	0		
			操作熟练、省时、节力,时间不超过3min	3	2	1	0		
关键缺陷			盖被折叠错误、加铺橡胶单和中单位置与病情不符、操作费时费力等均不及格						
总分		100							

二、入院时护理

(一)情景与任务

1. 情景导入　病人被诊断为"高功能甲状腺腺瘤",拟择期手术治疗收住普外科。神志清楚,T 37.2℃,P 100次/min,R 20次/min。住院处护士于11:20护送病人进入普外科病区,病区护士与住院处护士交接并接待新入院病人。

2. 工作任务　住院处护士护送病人至病区,病区护士接待新入院病人。

(二)操作评估

1. 病人病情　被诊断为"高功能甲状腺腺瘤"入院,拟择期手术治疗。神志清楚,T 37.2℃,P 100次/min,R 20次/min。

2. 操作目的　护送病人安全到病区;使病人入院后尽快熟悉住院环境及要求,建立良好护患关系。

3. 项目分析

(1)入院方式:根据病人病情合理选择护送病人至病区的方式,病情较轻、能行走者步行护送入院,能坐起但不能行走者轮椅运送入院,不能起床者平车运送入院。

(2)病人入病区后的初步护理:一般病人入病区后护理流程为迎接并安置病人、通知医生、测量生命体征及体重、入院介绍、建立病历、执行医嘱、进行入院首次护理评估等;急危重症病人入病区后应立即送入重症病房或抢救室、通知医生、做好交接、配合抢救,入院手续于抢救结束后办理;传染性疾病病人按传染病管理制度接待病人。

(3)生命体征测量:在病人安静状态下测量,若病人有剧烈运动或情绪激动等应休息20~30min后测量。体温测量常用部位有腋温、口温和肛温,成人清醒者一般测量腋温;凡消瘦不能夹紧体温计、腋下出汗较多及腋下有炎症、创伤或手术者,不宜测量腋温。

（三）操作计划

1. 病区护士在病人到达前准备好病人入院所需物品，以及入院登记、生命体征及体重测量、入院首次护理评估等操作所需物品。

2. 住院处护士步行护送病人入病区，并与病区护士做好交接。

3. 该病人为非急危重症病人，按一般病人入病区后护理流程。因病人有甲亢症状，应较集中完成入院护理工作，以减少对病人刺激，有利于休息。

4. 病人步行入院，休息 20~30min 后测量生命体征。病人为成年人、神志清楚，腋下无炎症、创伤及手术等情况，选择测量腋温。

（四）操作流程与测评标准

技能 4　病人入院护理

1. 操作流程

操作程序	简要流程	操作要点
护士准备	素质要求	着装整洁、表达清晰、温柔礼貌
操作评估	病人病情	性别、年龄、意识状态、自理能力、活动能力、心理状态、对疾病的认知和合作程度
	病房情况	病房床位数，同病房病人情况
	急救物品	是否需备急救物品及药物
操作准备	环境准备	整洁安静、温湿度及光线适宜，病房已备好暂空床
	护士准备	洗手，按需戴口罩
	用物准备	①病人用品：脸盆、水杯、药杯、便盆及尿、粪便、痰标本容器 ②护士站备物：病历、入院登记本、床尾卡、一览表卡、体重计 ③治疗车上层：体温计及容器、纱布、弯盘、血压计、听诊器、秒表、入院首次护理评估单、记录单、笔、手消毒凝胶 治疗车下层：医疗废物桶、生活垃圾桶、体温计回收盒
操作过程	迎接病人	护士起身迎接病人（图1-13）并做自我介绍，测量病人体重后将其带至已备好床位
	介绍安置	向病人介绍主管医生及同室病友（图1-14），协助病人卧床休息
	通知医生	通知主管医生，必要时协助诊察
	首次测量	向病人解释并取得合作，测量生命体征（图1-15）
	介绍指导	向病人及家属介绍病区环境、有关规章制度、相关设施的使用方法，指导尿、粪便、痰常规标本的留取方法、时间及注意事项

操作程序	简要流程	操作要点
操作过程	建立病历	填写病历眉栏；在体温单40～42℃横线之间相应时间栏内纵行填写入院时间（图1-16），绘制体温、脉搏，记录呼吸、血压、体重；填写入院登记本、一览表卡、床尾卡等
	执行医嘱	正确执行医嘱，通知准备膳食和饮食指导
	入院评估	完成入院首次护理评估，填写评估单
操作评价	病人感受	安全、舒适、温暖、被重视
	操作效果	操作规范、熟练，人文关怀到位，入院流程正确，入院介绍与指导清晰，各项填写正确

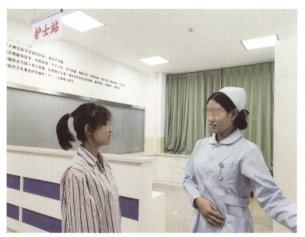

图 1-13　迎接病人

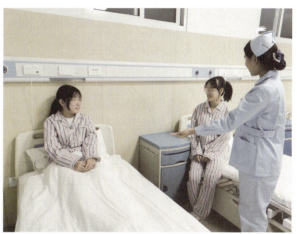

图 1-14　介绍病友

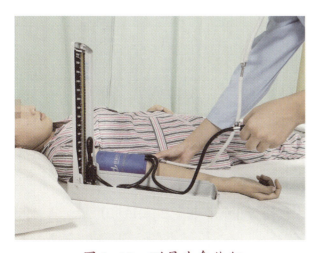

图 1-15　测量生命体征

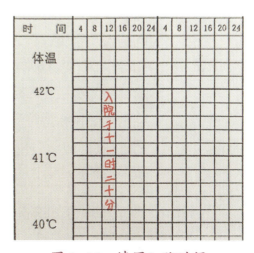

图 1-16　填写入院时间

2. 操作关键点

（1）入院方式符合病情，入院流程方便病人。注意一般病人、急危重症病人和传染性疾病病人入院流程的区别。

（2）生命体征及体重测量数值准确，体温单绘制、记录正确。

3. 操作测评标准

项目		分值	考核评价要点	评分等级				得分	存在问题
				Ⅰ	Ⅱ	Ⅲ	Ⅳ		
护士准备		3	着装整洁、表达清晰、温柔礼貌	3	2	1	0		
操作评估		8	了解病人病情充分	4	3	2	1		
			了解病房及同室病人情况全面	3	2	1	0		
			评估是否需备急救物品正确	1	0	0	0		
操作准备	环境	3	符合要求，已备好暂空床	3	2	1			
	护士	2	洗手、按需戴口罩正确	2	1	0	0		
	用物	4	准备齐全、放置合理	4	3	2	1		
操作过程	迎接病人	9	迎接病人热情，自我介绍自然	4	3	2	1		
			测量体重数值准确	4	3	2	1		
			将病人带至已备好床位	1	0	0	0		
	介绍安置	6	介绍主管医生及同室病友正确	4	3	2	1		
			协助病人卧床休息	2	1	0	0		
	通知医生	3	通知主管医生及时，必要时协助诊察	3	2	1	0		
	首次测量	14	解释清楚并取得合作	2	1	0	0		
			测量生命体征方法正确	9	6	3	1		
			数值准确	3	2	1	0		
	介绍指导	14	向病人及家属进行入院介绍全面	6	4	2	1		
			指导尿、粪便、痰常规标本留取正确	8	6	4	2		
	建立病历	19	填写病历眉栏及入院时间正确	3	2	1	0		
			绘制体温和脉搏符号、位置正确	7	5	3	1		
			记录呼吸、血压、体重正确	6	4	2	1		
			填写各种表格、卡片正确	3	2	1	0		
	执行医嘱	3	执行医嘱、通知准备膳食、饮食指导正确	3	2	1	0		
	入院评估	2	完成入院首次护理评估及记录正确	2	1	0	0		

项目	分值	考核评价要点	评分等级				得分	存在问题
			I	II	III	IV		
操作评价	10	注重人文关怀,表达清晰,指导正确	3	2	1	0		
		入院流程正确,测量数据准确,填写正确	4	3	2	1		
		操作规范、熟练,时间不超过10min	3	2	1	0		
关键缺陷		无人文关怀、无沟通,介绍、指导不到位,测量数据不准确、填写错误等均不及格						
总分	100							

技能 5 生命体征测量及记录

1. 操作流程

操作程序	简要流程	操作要点
护士准备	素质要求	着装整洁、表达清晰、动作轻柔
操作评估	病人病情	意识状态;是否存在影响测量值的因素,如30min内有无剧烈运动或情绪激动、紧张、兴奋等;自理能力及合作程度
	测量部位	常用测量部位是否有损伤,能否测量
操作准备	环境准备	整洁安静,温湿度及光线适宜
	护士准备	洗手,按需戴口罩
	用物准备	治疗车上层:治疗盘、消毒体温计及容器、纱布、听诊器、血压计、弯盘、记录单、笔、秒表、手消毒凝胶 治疗车下层备:医疗废物桶、生活垃圾桶、体温计回收盒
操作过程	核对解释	核对病人,解释并取得合作,确认无影响测量值的因素
	安置体位	根据病情,协助病人安置平卧位或坐位
	测量体温、脉搏、呼吸	①选择合适测量部位。腋温测量法:擦干腋下,检查体温计水银在35℃以下;将体温计水银端放入腋窝深处(图1-17),屈臂过胸夹紧体温计,保持10min ②示指、中指和无名指指端稍用力按压于桡动脉上,测量脉搏(图1-18),计数30s乘以2为1min脉搏数。如有异常应测量1min ③保持测脉搏姿势,观察胸部或腹部起伏、一起一伏为1次呼吸,计数30s乘以2为1min呼吸数。如有异常应测量1min ④洗手,记录所测脉搏、呼吸结果

操作程序	简要流程	操作要点
操作过程	测量血压	①协助病人脱去一侧衣袖,露出上臂,手掌向上,肘部伸直;打开血压计盒盖,开启水银槽开关,取出袖带;将袖带平整地缠于上臂中部、下缘距肘窝2~3cm,松紧以能插入一指为宜(图1-19) ②触摸肱动脉搏动,一手固定听诊器胸件于肱动脉搏动最明显处,另一手握加压气球,关气门,挤压气球充气至肱动脉搏动消失、继续充气至水银柱再上升20~30mmHg ③开气门缓慢放气,速度以水银柱下降4mmHg/s为宜(图1-20),当听诊器中出现第一声搏动声,此时水银柱所指刻度为收缩压,当搏动音突然变弱或消失,此时水银柱所指刻度为舒张压 ④取下袖带,排尽袖带内余气,关气门,整理袖带放入血压计盒内,将血压计盒盖右倾45°,使水银全部流回槽内(图1-21),关水银槽开关,盖好盒盖,撤血压计,洗手,记录测量结果 ⑤取出体温计,用纱布擦净,读取数值,将体温计放入回收盒内,洗手,记录测量结果
	告知整理	告知病人测量结果,给予解释,协助病人取舒适体位,整理病床单位,清理用物
	洗手记录	洗手,将所测数值绘制或记录在体温单上
操作评价	病人感受	安全,无不适
	操作效果	操作熟练,沟通有效,人文关怀到位,测量方法正确、测量数值准确,体温单记录正确

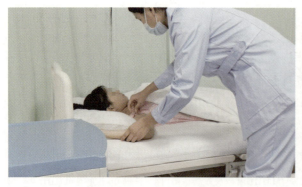

图1-17　测量腋温

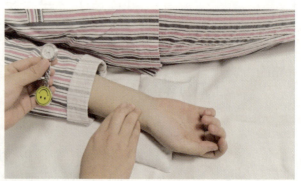

图1-18　测量脉搏

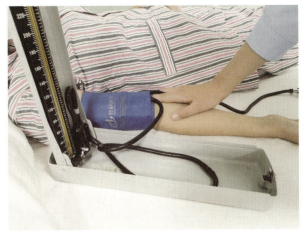

图 1-19　缠绕袖带

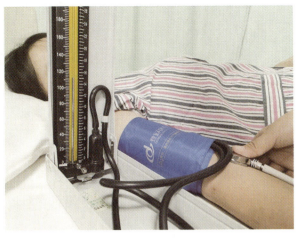

图 1-20　测量血压

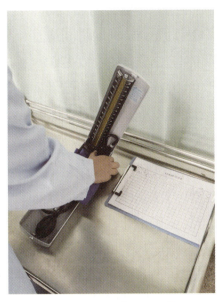

图 1-21　关血压计

2. 操作关键点

（1）确保体温计水银端放于腋窝深处并夹紧，以保证测得体温数值准确。

（2）测量脉搏时，不可用拇指诊脉。

（3）测量血压时，血压计"0"点与心脏、肱动脉在同一水平位上。

3. 操作测评标准

项目	分值	考核评价要点	评分等级				得分	存在问题
			I	II	III	IV		
护士准备	4	着装整洁，表达清晰、动作轻柔	4	3	2	1		
操作评估	6	了解病情充分，无影响测量值的因素	4	3	2	1		
		选择、观察测量部位正确	2	1	0	0		

项目		分值	考核评价要点	评分等级				得分	存在问题
				I	II	III	IV		
操作准备	环境	3	符合操作要求	3	2	1	0		
	护士	3	洗手、按需戴口罩正确	3	2	1	0		
	用物	4	准备齐全、放置合理	4	3	2	1		
操作过程	核对解释	4	核对正确，解释清楚并取得合作	2	1	0	0		
			确认无影响测量值的因素	2	1	0	0		
	安置体位	2	病人体位合适、舒适	2	1	0	0		
	测量体温、脉搏、呼吸	30	测量体温部位合适，体温计符合要求	4	3	2	1		
			放置、夹紧体温计正确，测量时间适宜	6	4	2	1		
			测量脉搏部位、方法正确，计数准确	9	7	5	3		
			测量呼吸部位、方法正确，计数准确	9	7	5	3		
			洗手并记录脉搏、呼吸测量数值正确	2	1	0	0		
	测量血压	26	协助病人脱衣袖、露出测量部位正确	2	1	0	0		
			打开血压计及水银槽开关正确	3	2	1	0		
			缠绕袖带部位、方法正确，松紧适宜	4	3	2	1		
			充气、放气方法正确，速度均匀	4	3	2	1		
			判断收缩压、舒张压数值准确	6	4	2	1		
			整理袖带、关血压计盒盖方法正确	3	2	1	0		
			洗手并记录血压测量数值正确	2	1	0	0		
			洗手并读取、记录体温测量数值正确	2	1	0	0		
	告知整理	4	告知病人测量结果正确，病人体位舒适	2	1	0	0		
			整理病床单位、清理用物正确	2	1	0	0		
	洗手记录	4	洗手、在体温单上绘制或记录结果正确	4	3	2	1		
操作评价		10	注重人文关怀，沟通有效，指导正确	3	2	1	0		
			测量结果准确，绘制或记录方法正确	3	2	1	0		
			操作熟练、准确，时间不超过10min	4	3	2	1		
关键缺陷			无人文关怀、无沟通，测量及记录方法不正确、测量数值严重偏差等均不及格						
总分		100							

三、入院后护理

（一）情景与任务

1. 情景导入　病人入院后遵医嘱给予丙硫脲嘧啶加用碘剂治疗。用药第十一日，病人自诉睡眠良好、情绪稳定、大便成形，P 80 次 /min，基础代谢率 + 9%，促甲状腺激素 0.5mU/ml，甲亢症状控制良好，符合手术指征。医嘱：明日 8：30 在全身麻醉下行"左甲状腺次全切除术"。术前护士遵医嘱协助完成各项检查，进行手术皮肤准备，并告知病人禁食、禁水等。次日 8：00 护送病人至手术室。病人手术过程顺利，术后送返病房。

2. 工作任务　护士术前轮椅运送病人至手术室，将病床改铺麻醉床。术后平车运送病人返回病房，将病人从平车搬运至病床，安置舒适卧位，并做好交接。

（二）操作评估

1. 病人病情　术前甲亢症状控制良好，符合手术指征，能积极配合完善术前各项检查。在全身麻醉下行"左甲状腺次全切除术"，手术过程顺利。术后送返病房，神志清楚、生命体征平稳，颈部切口敷料清洁、干燥，引流管固定通畅。

2. 操作目的　轮椅运送病人至手术室，减少活动维持基础代谢率稳定，利于手术；铺麻醉床便于接收术后病人，防止术后并发症发生。术后平稳运送及搬运病人，保证病人安全。

3. 项目分析

（1）高功能甲状腺腺瘤病人，术前要求基础代谢率低于 + 20%，脉搏稳定在 90 次 /min 以下，为减少外界因素影响，术前宜使用轮椅运送至手术室。全身麻醉术后病人意识未完全清醒、生命体征未平稳，术后应使用平车运送病人返回病房。

（2）铺麻醉床应根据病人手术部位和麻醉方式，加铺橡胶单和中单。颈、胸部手术或全身麻醉手术者，铺于床头；腹部手术、留置腹腔引流管或导尿管者，铺于床中部；下肢手术者铺于床尾；非全身麻醉手术者铺于手术部位对应床铺位置。

（3）根据病人病情及体重采用不同方法搬运病人：挪动法适用于病情许可，能在床上配合者；单人搬运法适用于儿科病人或体重较轻者；两人或三人搬运法适用于不能自行活动或体重较重者；四人搬运法适用于颈、腰椎骨折或病情较重者。

（三）操作计划

1. 选用轮椅运送病人至手术室，评估室外温度，按需准备外衣或毛毯保暖。病区护士与手术室人员做好交接。

2. 撤除病人病床单位的床单、被套、枕套等，更换清洁被单、铺麻醉床备用，床边准备麻醉护理盘、抢救用物、输液架等。

3. 术后平车运送病人返回病房，采用三人搬运法将病人从平车搬运至病床，安置去枕平卧位、头侧向一边，妥善处理切口敷料、各引流管和静脉置管。病区护士与手术室人员做好交接。

4. 密切观察病人意识、生命体征和切口敷料、引流管、静脉置管等情况。

5. 告知病人家属保持去枕平卧位的重要性,生命体征平稳后改为半坐卧位。

(四)操作流程与测评标准

技能6　轮椅运送

1. 操作流程

操作程序	简要流程	操作要点
护士准备	素质要求	着装整洁、表达清晰、动作轻柔
操作评估	病人病情	意识状态、体重、活动能力、合作程度
	轮椅情况	性能是否良好(图1-22)
	操作环境	季节及室外温度
操作准备	病人准备	了解轮椅使用目的、注意事项及配合要点
	环境准备	地面整洁、平坦,通道宽敞,无障碍物
	护士准备	洗手,按需戴口罩
	用物准备	轮椅、根据室外温度准备外衣或毛毯
操作过程	核对解释	核对病人,解释并取得配合
	放置轮椅	将椅背与床尾平齐、面向床头,固定车闸,翻起脚踏板(图1-23)
	协助上椅	①协助病人下肢屈曲并移近护士侧床沿,再将臀部移近床沿,扶病人坐起,双腿下垂 ②面向病人并协助其双脚分开接触地面;双手抱住病人腰部,嘱病人双手交叉于护士肩颈部,协助病人站起、站稳(图1-24);必要时用右膝部内侧顶住病人左膝部外侧,协助病人转身移向轮椅并坐入轮椅内;告知病人紧贴轮椅靠背、手握轮椅扶手、坐稳;翻下脚踏板,将病人双脚放于脚踏板上 ③按需加穿外衣或用毛毯包裹身体保暖
	整理病床	整理病床单位,铺暂空床
	推送病人	嘱病人握紧扶手、身体紧靠椅背,不可前倾或自行下轮椅;松开车闸,推送病人至目的地(图1-25)
	协助下椅	检查毕,推轮椅至病床尾;将椅背与床尾平齐、面向床头,固定车闸,翻起脚踏板;协助病人站起、转身,慢慢坐于床沿,脱鞋
	整理记录	协助病人取舒适卧位;询问病人感受,征询病人意见;整理病床单位,轮椅推回原处,必要时记录、签名
操作评价	病人感受	安全、舒适
	操作效果	操作熟练、安全,省时、节力,沟通有效

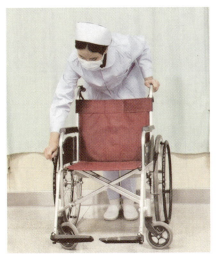

图 1-22　检查轮椅

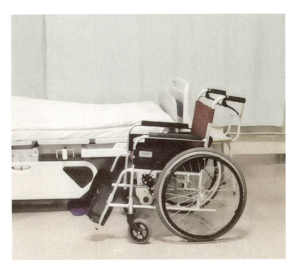

图 1-23　轮椅放置位置

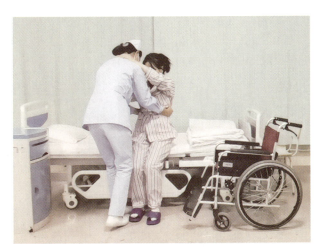

图 1-24　协助病人站起

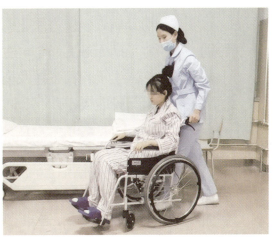

图 1-25　推送病人

2. 操作关键点

（1）使用轮椅前须检查轮椅性能良好，以确保病人安全。

（2）扶病人站起转移时，须防止膝关节不自主弯曲而跌倒，保持重心稳定与身体平衡。

（3）推轮椅速度平稳，下坡时速度要慢，以免发生意外。

3. 操作测评标准

项目	分值	考核评价要点	评分等级				得分	存在问题
			I	II	III	IV		
护士准备	3	着装整洁、表达清晰、动作轻柔	3	2	1	0		
操作评估	8	了解病人病情充分	3	2	1	0		
		检查轮椅方法正确，轮椅性能良好	4	3	2	1		
		了解季节和室外温度正确	1	0	0	0		

项目		分值	考核评价要点	评分等级				得分	存在问题
				I	II	III	IV		
操作准备	病人	2	知情、同意、配合	2	1	0	0		
	环境	2	符合操作要求	2	1	0	0		
	护士	2	洗手、按需戴口罩正确	2	1	0	0		
	用物	3	准备齐全、放置合理	3	2	1	0		
操作过程	核对解释	4	核对正确	2	1	0	0		
			解释清楚并取得合作	2	1	0	0		
	放置轮椅	8	轮椅放置位置正确	4	3	2	1		
			固定车闸、翻起脚踏板正确	4	3	2	1		
	协助上椅	20	协助病人坐起方法正确	4	3	2	1		
			协助病人站立、转身坐入轮椅方法正确	8	6	4	2		
			病人坐于轮椅位置及姿势正确	4	3	2	1		
			翻下脚踏板、病人双脚放于脚踏板上正确	4	3	2	1		
	整理病床	4	整理病床单位、铺暂空床正确	4	3	2	1		
	推送病人	10	推送过程中病人坐姿正确	5	3	2	1		
			推行速度平稳,告知、观察正确	5	3	2	1		
	协助下椅	16	轮椅放置位置正确	4	3	2	1		
			固定车闸、翻起脚踏板正确	4	3	2	1		
			协助病人站立、转身坐于床沿方法正确	6	4	2	1		
			协助病人脱鞋正确	2	1	0	0		
	整理记录	8	病人卧位舒适,询问、征询意见正确	4	3	2	1		
			整理病床单位、轮椅归原正确	2	1	0	0		
			必要时记录、签名正确	2	1	0	0		
操作评价		10	注重人文关怀,沟通有效	3	2	1	0		
			病人安全、舒适	3	2	1	0		
			操作熟练,时间不超过5min	4	3	2	1		
关键缺陷			轮椅放置位置不正确、车闸未固定,移动病人动作不协调、发生跌倒等均不及格						
总分		100							

技能 7　麻醉床准备

1. 操作流程

操作程序	简要流程	操作要点
护士准备	素质要求	着装整洁，动作轻稳、敏捷、准确
操作评估	病人病情	疾病诊断、手术部位、麻醉方式
	病床情况	病床设施是否完好
	操作环境	病房是否整洁、通风，有无病人正在治疗或进餐，病房门的位置
操作准备	环境准备	整洁安静、温湿度及光线适宜，病房无人进餐或治疗
	护士准备	洗手，戴口罩
	用物准备	治疗车上层：大单、被套、枕套、按需备橡胶单和中单、手消毒凝胶（图 1-26） 治疗车下层：医疗废物桶、生活垃圾桶、污物回收桶、床扫及布套 另备：麻醉护理盘（内置压舌板、开口器、舌钳、牙垫、治疗碗、镊子、通气导管、输氧导管、吸痰导管和纱布数块）、输液架，必要时备负压吸引器、氧气装置、胃肠减压器等，冬季按需备热水袋及布套、毛毯
操作过程	用物放置	用物放在便于操作处
	撤除原物	拆除原有枕套、被套、大单等放入污物袋，洗手
	移开桌椅	移开床旁桌距床头约 20cm，移开床尾椅至合适位置
	铺大单、橡胶单和中单	①大单平铺于床上，中线与床中线对齐，分别铺近侧床头、床尾、床中部 ②根据病情和手术部位加铺橡胶单和中单：铺于床中部，上缘距床头 45～50cm；铺于床头，上缘齐床头（图 1-27）。铺好近侧橡胶单和中单 ③转至对侧，同法铺好大单、橡胶单和中单
	套铺盖被	①展开被套、中线与床中线对齐，被套头端齐床头，平铺于床面；打开被套开口端上层约 1/3 部分，将 S 形折叠好的棉胎置于开口处，手握棉胎上缘向床头牵拉至被套头端、与被套封口平齐，将棉胎向两侧展开平铺于被套内，先套好对侧再套好近侧；系好系带 ②将盖被两边向内折成被筒，被尾向内折叠与床尾齐；将盖被纵向三折于一侧床边（图 1-28），开口向门

操作程序	简要流程	操作要点
操作过程	套枕立放	套好枕套,将枕头横立于床头,开口背门
	移桌置椅	移回床旁桌,床尾椅置于盖被折叠侧(图1-29)
	妥善置物	将麻醉护理盘置于床旁桌上,输液架和其他用物按需妥善放置
	整理洗手	清理用物,洗手,摘口罩
操作评价	操作过程	操作熟练,省时、节力
	操作效果	床铺平、整、紧,实用、耐用、舒适、安全、美观

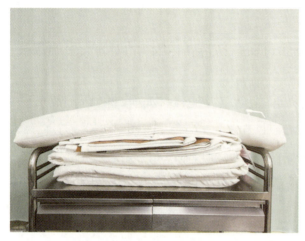

图1-26 铺麻醉床用物

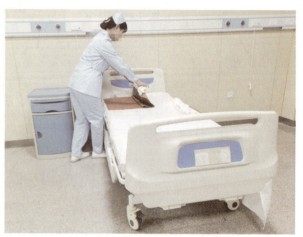

图1-27 铺橡胶单、中单

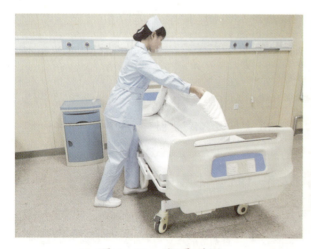

图1-28 折叠盖被

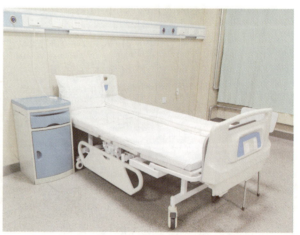

图1-29 麻醉床

2. 操作关键点

(1)备齐用物、摆放有序,以提高效率。

(2)床尾椅置于盖被折叠同一侧,以便于搬运病人。

(3)枕头横立于床头正中位置,防止病人躁动时碰伤头部。

3. 操作测评标准

项目		分值	考核评价要点	评分等级				得分	存在问题
				I	II	III	IV		
护士准备		2	着装整洁,动作轻、稳、准	2	1	0	0		
操作评估		7	了解病人病情充分	3	2	1	0		
			检查病床正确,病床性能良好	2	1	0	0		
			评估病房环境正确	2	1	0	0		
操作准备	环境	3	符合操作要求,病房无人进餐或治疗	3	2	1	0		
	护士	3	洗手、戴口罩正确	3	2	1	0		
	用物	4	准备齐全、放置合理	4	3	2	1		
操作过程	用物放置	2	用物放置位置合理	2	1	0	0		
	撤除原物	6	拆除各层单方法正确,无污染	4	3	2	1		
			洗手正确	2	1	0	0		
	移开桌椅	3	移开床旁桌、床尾椅正确,位置合适	3	2	1	0		
	铺大单、橡胶单和中单	28	铺大单方法、顺序正确,平、紧	8	6	4	2		
			大单中线与床中线对齐	6	4	2	1		
			铺橡胶单和中单方法、位置正确,平、紧	8	6	4	2		
			橡胶单和中单中线与床中线对齐	6	4	2	1		
	套铺盖被	20	套棉胎方法正确	8	6	4	2		
			棉胎上缘与被套头端封口平齐	2	1	0	0		
			被套中线与床中线对齐	2	1	0	0		
			被套头端齐床头,盖被平整	3	2	1	0		
			盖被折成被筒方法正确,被尾与床尾齐	3	2	1	0		
			盖被折叠于一侧床边正确,开口向门	2	1	0	0		
	套枕立放	5	套枕套方法正确	3	2	1	0		
			枕头放置位置、开口朝向正确	2	1	0	0		
	移桌置椅	3	床旁桌、床尾椅放置正确	2	1	0	0		
			移动时未发出声响	1	0	0	0		
	妥善置物	2	麻醉护理盘、输液架和抢救用品放置妥当	2	1	0	0		
	整理洗手	2	清理用物、洗手、摘口罩正确	2	1	0	0		

项目	分值	考核评价要点	评分等级				得分	存在问题
			I	II	III	IV		
操作评价	10	床铺平、整、紧,实用、耐用	3	2	1	0		
		盖被折叠、床尾椅放置便于搬运病人	3	2	1	0		
		操作熟练、省时、节力,时间不超过8min	4	3	2	1		
关键缺陷		大单松散,不平、紧,盖被不平整、折叠不符合要求,铺橡胶单和中单位置与病情不符,操作费时、费力等均不及格						
总分	100							

技能8 平车运送

1. 操作流程

操作程序	简要流程	操作要点
护士准备	素质要求	着装整洁、表达清晰、动作轻柔
操作评估	病人病情	疾病诊断、手术部位、麻醉方式、体重
	病房情况	盖被折叠的方向,病房门的位置
	操作环境	平车活动范围是否足够、进入病房的方向
操作准备	病人准备	清醒病人了解平车运送目的、注意事项及配合要点
	环境准备	整洁安静、温湿度和光线适宜,已铺好麻醉床
	护士准备	洗手,按需戴口罩
	用物准备	平车、中单
操作过程	核对交接	与手术室人员核对病人,做好交接
	移床旁桌	移开床旁桌,方便搬运
	放置平车	将平车推至床旁,固定车闸,三人搬运时平车头端与床尾成钝角(图1-30),四人搬运时平车与病床纵向紧靠
	搬移病人	三人搬运法: ①三人站于平车的同一侧,将病人双手置于胸腹部 ②护士甲一手托住病人的头、颈、肩部,另一手托住背部;护士乙一手托住病人的腰部,另一手托住臀部;护士丙一手托住病人的腘窝部,另一手托住双小腿 ③由一人喊口令,三人同时用力抬起病人(图1-31),使病人身体向护士侧倾斜,平稳移步将病人平放于病床中央

操作程序	简要流程	操作要点
操作过程	搬移病人	四人搬运法： ①在病人腰部和臀部下铺中单 ②护士甲站于平车头部，托住病人的头、颈、肩部；护士乙站于平车尾部，托住病人双腿；护士丙、丁分别站于病床和平车两侧，紧握中单 ③由一人喊口令，四人同时用力抬起病人（图1-32），将病人轻轻移放于病床中央
	安置检查	妥善安置输液管及引流管道；检查手术切口有无出血，敷料是否清洁、干燥
	整理归原	协助病人取合适卧位；移回床旁桌、床尾椅；平车推回原处，洗手，按需摘口罩，记录、签名
操作评价	病人感受	安全、舒适
	操作效果	操作熟练，省时、节力，动作协调一致、平稳搬运

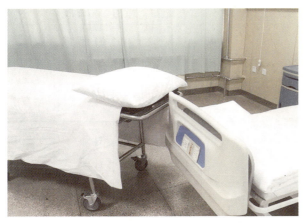

图1-30　平车头端与床尾成钝角

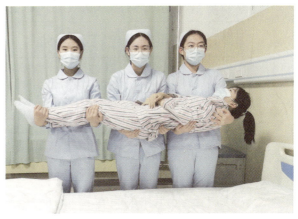

图1-31　三人搬运

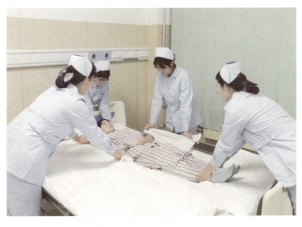

图1-32　四人搬运

2. 操作关键点

（1）平车放置位置合适，方便搬运。

（2）搬移病人时动作协调一致，保证病人安全。

（3）术后病人应根据病情及麻醉方式安置卧位，注意保暖。

3. 操作测评标准

项目		分值	考核评价要点	评分等级				得分	存在问题
				I	II	III	IV		
护士准备		2	着装整洁、表达清晰、动作轻柔	2	1	0	0		
操作评估		8	了解病人病情充分	3	2	1	0		
			了解病房情况正确	2	1	0	0		
			评估平车进入病房活动范围足够	3	2	1	0		
操作准备	病人	3	清醒者理解、配合	3	2	1	0		
	环境	3	符合操作要求，已铺好麻醉床	3	2	1	0		
	护士	2	洗手、按需戴口罩正确	2	1	0	0		
	用物	2	准备齐全、放置合理	2	1	0	0		
操作过程	核对交接	4	核对、交接病人正确	4	3	2	1		
	移床旁桌	3	移开床旁桌正确	2	1	0	0		
			移动时未发出声响	1	0	0	0		
	放置平车	8	平车放置位置正确	6	4	2	1		
			车闸固定	2	1	0	0		
	搬移病人	30	护士站位正确	6	4	2	1		
			托运病人部位正确	9	7	5	3		
			动作协调一致、移动平稳	9	7	5	3		
			放置病人轻稳	6	4	2	1		
	安置检查	16	安置、检查输液管及引流管道正确	8	6	4	2		
			检查手术切口及敷料正确	8	6	4	2		
	整理归原	9	病人卧位合适、舒适	3	2	1	0		
			床旁桌、床尾椅移回原位,平车放回原处	4	3	2	1		
			洗手、按需摘口罩、记录、签名正确	2	1	0	0		

项目	分值	考核评价要点	评分等级				得分	存在问题
			I	II	III	IV		
操作评价	10	平车与病床角度合适,车闸固定	3	2	1	0		
		动作协调一致,移动、放置病人平稳	4	3	2	1		
						0		
		操作熟练,省时、节力,时间不超过4min	3	2	1	0		
关键缺陷		平车放置位置错误、车闸未固定,搬运时平车移动、动作不协调,病人不平稳或受到撞击等均不及格						
总分	100							

四、出院护理

(一)情景与任务

1. 情景导入 病人术后第五日,神志清楚,精神好,饮食正常,未诉特殊不适,已于术后第二日拔除切口引流管,切口愈合良好已拆线。临时医嘱:明日出院。

2. 工作任务 护士遵医嘱为病人做好出院护理,病人出院后病床单位终末消毒处理,将病床铺成备用床。

(二)操作评估

1. 病人病情 行"左甲状腺次全切除术"后第五日,切口愈合良好,已拆线,无不适,拟明日出院。

2. 操作目的 做好病人出院指导,帮助病人安全满意出院;铺备用床准备迎接新病人,保持病房整洁、美观。

3. 项目分析

(1)病人年轻,术后恢复良好,痊愈出院,可步行出院,不需工具运送。

(2)病人患非传染性疾病,病房按一般病人出院后终末消毒处理。

(三)操作计划

1. 接到出院医嘱后,通知病人及家属做好出院准备,评估病人身心需要,进行健康教育,征询病人及家属意见。

2. 次日协助病人办理出院手续,按要求处理相关文件,遵医嘱领取病人出院后需继续服用的药物并指导正确用药。

3. 护送病人出院。

4. 病人出院后,对病床单位进行终末消毒处理,将病床铺成备用床。

（四）操作流程与测评标准

技能 9　病人出院护理

1. 操作流程

操作程序	简要流程	操作要点
护士准备	素质要求	着装整洁、表达清晰、温柔礼貌
操作评估	病人病情	出院性质（痊愈、好转、转院、自动出院），是否需轮椅或平车护送
	出院医嘱	有无出院带药
操作准备	护士准备	通知病人及家属出院时间
	病人准备	接出院通知后整理私人物品，准备出院
	环境准备	整洁安静、温湿度及光线适宜
	用物准备	健康教育单、征询意见单、出院带药、病人一览表及诊断卡、病历、各种卡片、出院登记本，必要时备轮椅或平车
操作过程	病人护理	在病室完成： ①核对病人，询问是否做好出院准备，取下床尾卡 ②指导病人出院后在饮食、服药、休息、功能锻炼和定期复查等方面的注意事项（图1-33），将健康宣教资料交给病人 ③鼓励、安慰病人，减轻病人的恐惧和焦虑，增强病人战胜疾病的信心 ④征询病人及家属意见，填写征询意见单
	文件处理	在护士站完成： ①执行医嘱，注销各种卡片，如服药卡、注射卡、饮食卡、翻身卡、吸氧卡等，取下"病人一览表"上诊断卡（图1-34） ②填写体温单上出院时间和出院登记本，书写出院护理记录，按出院病历顺序整理病历，送出院处
	护送出院	①协助病人及家属整理私人物品，收回借用物品，后续进行消毒处理 ②根据病人病情选择合适出院方式（步行、轮椅或平车运送），护送病人出院
	终末处理	①撤去病床上的污被服，放入污衣袋 ②用消毒液擦拭病床、床旁桌及床尾椅（图1-35），紫外线灯消毒病房及床上物品 ③开窗通风，准备铺备用床
操作评价	病人感受	热情周到，舒适安全
	操作效果	操作熟练，注重人文关怀，出院指导和健康教育正确、详细

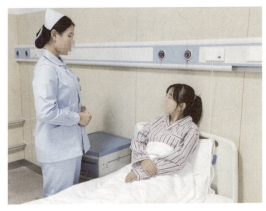

图1-33　健康教育

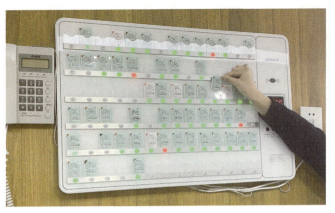

图1-34　撤去诊断卡

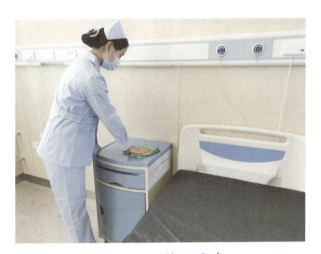

图1-35　擦拭消毒

2. 操作关键点

（1）出院流程合理、顺畅，方便病人及家属。

（2）健康教育内容与病情相符。

3. 操作测评标准

项目		分值	考核评价要点	评分等级				得分	存在问题
				I	II	III	IV		
护士准备		3	着装整洁、表达清晰、温柔礼貌	3	2	1	0		
操作评估		7	了解病人病情充分	4	3	2	1		
			查看出院医嘱全面	3	2	1	0		
操作准备	护士	3	告知病人及家属正确	3	2	1	0		
	病人	2	出院准备充分	2	1	0	0		
	环境	2	符合操作要求	2	1	0	0		
	用物	3	准备齐全、放置合理	3	2	1	0		

项目		分值	考核评价要点	评分等级				得分	存在问题
				I	II	III	IV		
操作过程	病人护理	28	核对正确,询问适宜,床尾卡已撤	7	5	3	1		
			健康教育内容正确、全面,表达清晰	9	6	3	1		
			宣教资料内容正确	3	2	1	0		
			心理护理到位,征询意见正确	9	6	3	1		
	文件处理	22	执行出院医嘱正确	2	1	0	0		
			注销、撤去各种卡片正确	8	6	4	2		
			填写出院时间和出院登记本正确	5	3	2	1		
			书写出院护理记录正确	3	2	1	0		
			整理病历顺序正确,送至出院处及时	4	3	2	1		
	护送出院	6	协助病人及家属整理私人物品正确	2	1	0	0		
			收回借用物品、后续进行处理正确	1	0	0	0		
			护送病人出院正确	3	2	1	0		
	终末处理	14	撤污被服正确,无污染	6	4	2	1		
			终末消毒处理正确,无漏项	6	4	2	1		
			开窗通风、准备铺备用床正确	2	1	0	0		
操作评价		10	注重人文关怀,沟通有效,病人满意	3	2	1	0		
			出院指导和健康教育正确,与病情相符	4	3	2	1		
			出院流程流畅,时间不超过10min	3	2	1	0		
关键缺陷			出院流程不合理,无人文关怀、无沟通,出院指导和健康教育内容与病情不符等均不及格						
总分		100							

技能10 备用床准备

1. 操作流程

操作程序	简要流程	操作要点
护士准备	素质要求	着装整洁,动作轻稳、敏捷、准确
操作评估	病房情况	是否已终末消毒处理
	病床情况	是否洁净、性能完好
	操作环境	是否整洁、通风,病房门的位置,病房是否有病人正在治疗或进餐

操作程序	简要流程	操作要点
操作准备	环境准备	整洁安静、温湿度及光线适宜,病房无人进餐或治疗
	护士准备	洗手,戴口罩
	用物准备	治疗车上层:床褥、大单、被套、棉胎、枕芯、枕套、手消毒凝胶(图1-36) 治疗车下层:污物回收桶、床扫及布套
操作过程	用物放置	用物放在便于操作处
	移开桌椅	移开床旁桌距床头约20cm,移开床尾椅至合适位置
	翻垫铺单	①按需翻转床垫 ②将床褥从床头至床尾平铺于床上,与床沿平齐(图1-37) ③将大单平铺于床上,中线与床中线对齐,按床头、床尾、床中部顺序铺好近侧大单(图1-38);同法铺好对侧大单
	套铺盖被	①铺盖被方法同麻醉床准备 ②将套好铺平的盖被两边向内折成被筒,被尾向内折叠与床尾齐
	套枕平放	套好枕套,将枕头平放于床头,开口背门
	桌椅归位	移回床旁桌、床尾椅,铺成备用床(图1-39)
	整理洗手	清理用物,洗手,摘口罩
操作评价	操作过程	操作熟练、准确,省时、节力
	操作效果	床铺平、整、紧,实用、耐用、舒适、安全、美观

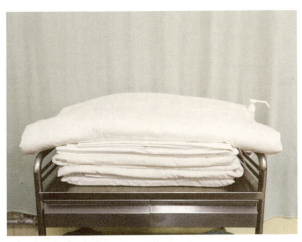

图1-36 备用床用物

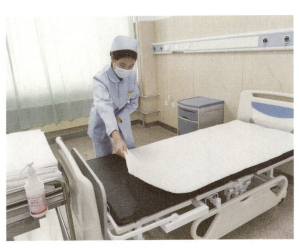

图1-37 铺床褥

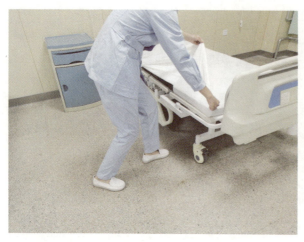

图1-38　折床角

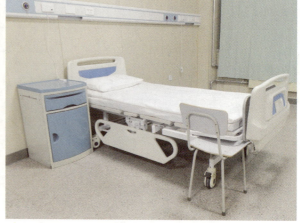

图1-39　备用床

2. 操作关键点

（1）操作前备齐用物、摆放有序，操作中减少来回走动，以省时节力。

（2）铺床时运用力学原理，防止职业损伤。

3. 操作测评标准

项目		分值	考核评价要点	评分等级				得分	存在问题
				I	II	III	IV		
护士准备		3	着装整洁，动作轻、稳、准	3	2	1	0		
操作评估		7	了解病房终末消毒情况正确	2	1	0	0		
			评估病床情况正确	2	1	0	0		
			评估操作环境正确	3	2	1	0		
操作准备	环境	3	符合操作要求，病房无人进餐或治疗	3	2	1	0		
	护士	3	洗手、戴口罩正确	3	2	1	0		
	用物	4	准备齐全、放置合理	4	3	2	1		
操作过程	用物放置	2	用物放置合理	2	1	0	0		
	移开桌椅	6	移开床旁桌、床尾椅位置合适	4	3	2	1		
			移动时未发出声响	2	1	0	0		
	翻垫铺单	24	翻转床垫方法正确	2	1	0	0		
			铺床褥方法正确，床褥平齐床沿	3	2	1	0		
			铺大单方法正确	9	7	5	3		
			铺大单顺序正确，四角平、紧、美观	8	6	4	2		
			大单中线与床中线对齐	2	1	0	0		

项目		分值	考核评价要点	评分等级				得分	存在问题
				I	II	III	IV		
操作过程	套铺盖被	24	套棉胎方法正确	9	7	5	3		
			棉胎上缘与被套头端封口平齐	4	3	2	1		
			被套中线与床中线对齐	2	1	0	0		
			被套头端齐床头,盖被平整	3	2	1	0		
			盖被折成被筒正确,两边平齐床沿	4	3	2	1		
			被尾折叠正确,平齐床尾	2	1	0	0		
	套枕平放	6	套枕套方法正确	3	2	1	0		
			放置枕头位置、开口朝向正确	3	2	1	0		
	桌椅归位	6	床旁桌、床尾椅放置位置正确	4	3	2	1		
			移动时未发出声响	2	1	0	0		
	整理洗手	2	洗手、摘口罩正确	2	1	0	0		
操作评价		10	操作熟练、准确,动作轻稳	3	2	1	0		
			床铺平、整、紧,实用、耐用	4	3	2	1		
			操作省时、节力,时间不超过6min	3	2	1	0		
关键缺陷			大单松散,不平、紧,盖被不充实、折叠错误,操作费时费力等均不及格						
总分		100							

【评价】

（一）术前

1. 病人营养状况有无改善,体重有无增加。

2. 病人活动能力有无改善,活动时有无不适。

3. 病人是否了解所患疾病及预后,能否有效控制焦虑。

4. 病人有无发生并发症或出现并发症能否及时被发现和治疗。

（二）术后

1. 病人疼痛是否逐渐缓解。

2. 病人有无发生术后并发症或出现并发症能否及时被发现和治疗。

案例

病人，男，32岁。病人1h前被汽车撞伤头部，当即意识丧失，头部多处软组织挫裂伤、渗血，由"120"急救车送至医院急诊科。运送途中病人短暂清醒并与家人对答，自诉头痛剧烈，呕吐胃内容物2次，量约150ml，随后进入昏迷状态。急诊查体：T 36.3℃、P 62次/min、R 16次/min、BP 168/80mmHg，呼之不应、对疼痛刺激反应存在，左侧瞳孔4mm、右侧瞳孔2.5mm，双侧瞳孔对光反射迟钝。急诊CT检查：左侧额颞叶硬膜外血肿约10ml，脑挫裂伤。病人被诊断为"左颞部硬脑膜外血肿，左颞骨骨折"。由急诊送至手术室，在全身麻醉下行"左颞顶部硬脑膜外血肿清除术"。手术过程顺利，术后收住神经外科。

入院后查体：T 37℃、P 80次/min、R 20次/min、BP 152/70mmHg，双侧瞳孔等大等圆、直径2.5mm、对光反射迟钝，左颈内静脉置管固定通畅，留置导尿管固定通畅，头部伤口敷料包扎固定、清洁、干燥，创腔引流管固定通畅、引流出血性液体100ml。给予脱水、止血、抗炎、营养脑神经等治疗。

术后第十四日，病人神志清楚、精神好、生命体征平稳，自诉头部伤口疼痛不明显，切口创腔引流管已拔除，伤口愈合良好。临时医嘱：明日出院。

[情景与任务]

（一）入院前护理

1. 情景导入　病人车祸后由"120"急救车送至医院急诊科，被诊断为"左颞部硬脑膜外血肿，左颞骨骨折"。由急诊送至手术室，在全身麻醉下行"左颞顶部硬脑膜外血肿清除术"，手术期间家属到住院处为病人办理入院手续，住院处护士通知神经外科病区准备接收新病人。病区护士接到通知后，为病人做入院前准备。

2. 工作任务　急诊护士护送病人至手术室；病区护士根据病人病情，合理安排病房及床位，将已铺好的备用床改为麻醉床。

（二）入院时护理

1. 情景导入　病人在全身麻醉下行"左颞顶部硬脑膜外血肿清除术"，手术过程顺利，术后送入神经外科病区。病人麻醉未清醒，左颈内静脉置管固定通畅，留置导尿管固定通畅，头部伤口敷料包扎固定、清洁、干燥，创腔引流管固定通畅。病区护士与手术室人员将病人从平车移至病床，并做好交接。

2. 工作任务　病人术后，手术室人员平车运送病人至病区；病区护士接收新入院病人，并做好交接。

（三）入院后护理

1. 情景导入　病人入院后查体：T 37℃、P 80次/min、R 20次/min、BP 152/70mmHg，麻醉未清醒，双侧瞳孔等大等圆、直径2.5mm、对光反射迟钝。左颈内静脉置管固定通畅，留置导尿管固定通畅，头部伤口敷料包扎固定、清洁、干燥，创腔引流管固定通畅、引流出血性液体100ml。

2. 工作任务　护士为病人做好颅脑术后护理。

（四）出院护理

1. 情景导入　病人术后第十四日，神志清楚、精神好、生命体征平稳，自诉头部伤口疼痛不明显，切口创腔引流管已拔除，伤口愈合良好，敷料清洁、干燥。临时医嘱：明日出院。

2. 工作任务　护士接到医嘱后，为病人做好出院护理。病人出院后病床单位终末消毒处理，病床铺成备用床。

［分析与实践］

（一）分析指引

1. 病人车祸致"左颞部硬脑膜外血肿，左颞骨骨折"，病情急、危重，需立即送手术室，在全身麻醉下行"左颞顶部硬脑膜外血肿清除术"，急诊科护士应为病人做好手术前准备，如急查血常规和血液生化、交叉配血、备皮等。按急诊病人入院流程，先行手术再补办入院手续。

2. 病人病情急、危重，从急诊科送至手术室或从手术室送至病房均应使用平车运送，运送时注意保持平车平稳，减少头部的颠簸，以免加重病情。

3. 病区护士接到病人入院通知后，根据病人病情准备重症病房或抢救室及床位，将铺好的备用床改为麻醉床，并备好麻醉护理盘、抢救设备和物品。病人在全身麻醉下行头部手术，术后带有切口创腔引流管和留置导尿管，故铺麻醉床时应分别在床中部、床头加铺橡胶单和中单，以免呕吐物、引流液污染床单被套。

4. 病人颅脑术后，送至病房时麻醉未清醒，身上带有切口创腔引流管、导尿管、吸氧管、静脉置管等多条管道，将病人从平车移至病床应采用四人搬运法，搬运时注意保护头部，勿剧烈翻动，以免引发脑疝。为病人安置平卧位、头偏一侧，清醒后安置15°～30°头高足低斜坡位。妥善安置各种管道，保持固定通畅。

5. 病人入院后，护士执行术后医嘱，做好颅脑术后护理。如遵医嘱给予脱水、止血、抗炎等药物治疗，实施一级护理、禁食禁水、低流量吸氧、严密心电监护和每30min观察意识、瞳孔、生命体征变化，定期进行切口创腔管引流护理等。

6. 颅脑术后康复需要较长时间，病人出院后在社区或在家继续康复治疗。病人出院前护士应做好饮食、活动、休息、用药、功能锻炼、复查等出院指导，出院时选择轮椅护送病人出院。病人出院后，护士对病房进行非传染性疾病终末消毒处理，病床铺成备用床。

（二）分组实践

1. 将全班学生分成若干小组，各小组针对上述案例、情景与任务，进行小组讨论分析，要求书面列出该病人的主要护理诊断/合作性问题，并初步制订护理计划。

2. 各小组成员分配任务，分别扮演护士、病人、家属、医生等不同角色，进行角色扮演、模拟综合实训。

（赵秀娟）

项目二 | 外伤病人的护理

02项目 数字内容

学习目标

1. 具有严格的无菌观念和查对意识；具有严谨的工作态度；具有观察、分析、解决问题的能力和团队合作精神；关心爱护病人，急病人所急、想病人所想，全心全意为病人服务。

2. 熟练掌握卫生洗手、无菌技术基本操作、隔离技术基本操作、破伤风抗毒素过敏试验及脱敏注射（皮内注射、肌内注射）和伤口换药等技能。

3. 学会基本止血与包扎技能。

 案例

病人，女，14岁，学生。30min 前右足不慎被自行车轮条绞伤，当即出血、疼痛，自行包扎后即来医院就诊。查体：一般情况良好，头颈（-），胸腹（-），心肺（-）；右足踝关节足背处见一纵行伤口，创面约 3cm×1cm×0.5cm，创缘不整齐，伤口较深，有污染，出血较多；右足踝关节活动时疼痛加剧，触温觉正常，甲床血运良好。X 线检查：右踝关节未见骨折脱位征象。病人被诊断为"右踝关节皮肤撕裂伤"。病人神情紧张，无手术及药物过敏史。给予局部麻醉下右踝关节清创缝合术，破伤风抗毒素（tetanus antitoxin，TAT）皮试，抗炎，TAT 1 500U 肌内注射（i.m.）等处理。伤口每 2d 换药 1 次，2 周后拆线；按病情变化随诊。

【护理评估】

1. 病人右足不慎被自行车轮条绞伤出血，伴有明显疼痛。

2. 病人右足踝关节足背处见约 3cm×1cm×0.5cm 纵行裂伤，创缘不整齐，伤口较深，自行车轮条上的油污污染伤口，有可能发生伤口感染。

3. 病人受伤后剧烈的疼痛限制了右足的活动,导致行动能力受限。

4. 病人受伤后因出血和疼痛引起情绪紧张、焦虑等症状。

【护理诊断/合作性问题】

1. 疼痛　与足部外伤有关。

2. 有感染的危险　与皮肤破损、伤口污染有关。

3. 躯体移动障碍　与外伤后足部活动受限和治疗限制有关。

4. 焦虑　与外伤出血、疼痛有关。

【护理计划】

1. 护理目标

(1)病人清创手术后 2d 疼痛逐渐缓解。

(2)病人伤口未发生感染。

(3)1 周内病人能在家属帮助下拄拐杖行走;病人及家属了解功能锻炼的重要性、步骤与方法,未出现足部功能障碍。

(4)病人情绪稳定,积极配合治疗。

2. 护理措施

(1)清创缝合术后加压包扎,注意观察绷带包扎的松紧度和足部皮肤的颜色、温度、感知觉。患肢抬高制动,注意保暖,以利静脉回流,防止和减轻肿胀。足部尽快消肿,可减少新生纤维组织的形成,防止关节活动受限。

(2)做好健康教育,提高病人对病情及疼痛的认知,增强对疼痛的耐受,可让其听轻松的音乐、广播等,转移注意力,放松心情,必要时可遵医嘱应用止痛剂。

(3)及时应用破伤风抗毒素和广谱抗生素预防感染,用药前注意询问病人有无药物过敏史。及时更换被渗血污染的敷料,保持敷料清洁干燥,以防细菌滋生引起伤口感染。勤修剪趾甲,保持伤口周围皮肤清洁。

(4)指导家属协助病人完成日常行走活动。告知病人及家属术后疼痛、肿胀减轻后,用弹力绷带一端包扎受伤足部踝关节,另一端固定在桌腿上,足部对抗弹力进行内翻、外翻、背屈、跖屈等动作;在拆除缝线后,进一步加大活动幅度,进行患足的平衡和稳定性训练,如单脚站立练习。

(5)病人受伤后,因出血多、疼痛剧烈而情绪焦虑,护士应与其亲切沟通,及时进行心理疏导,鼓励病人,增强信心,以良好的心态积极配合治疗。

【实施】

一、门诊手术治疗

(一)情景与任务

1. 情景导入　病人受伤后于门诊就诊,医生检查后开出术前各项检查单,并给予局部麻醉下清创缝合。检查结果出来后,由家属推轮椅送病人入门诊处置室,护士接到处置单后为病人做好手术准备。

2. 工作任务　处置室护士接到处置单后，备好清创缝合所需无菌物品，术中配合医生手术，术后为病人止血包扎并做好职业防护。

（二）操作评估

1. 病人病情　右足踝关节足背处皮肤撕裂伤，伤口出血、有污染。受伤处无损伤大动脉和神经，无骨折。神志清楚，紧张焦虑。

2. 操作目的　通过卫生洗手、无菌和隔离基本技术操作达到减少病原微生物数量，防止无菌物品、无菌区域被污染，有效控制感染和交叉感染的发生，保护病人和医护人员。止血包扎可防止病人失血过多，避免伤口再污染和损伤。

3. 项目分析

（1）操作时环境要清洁、宽敞，特别注意无菌物品和无菌区域的管理，严格遵守无菌技术操作原则。

（2）遇到下列情况需进行卫生洗手：接触病人前后、无菌操作前、接触病人周边环境后、接触病人体液后，可采用流动水七步洗手或快速手消毒凝胶七步洗手。

（3）手术中接触病人的血液，可能会发生病人血液飞溅到皮肤或衣服上，根据标准防护要求应戴圆帽、外科口罩，穿隔离衣，戴手套，按隔离要求处理医疗废物，做好职业防护。

（4）根据病人的损伤部位、受伤情况和出血量正确选择止血包扎方法。加压包扎止血适用于小动脉、中小静脉或毛细血管出血，可用卷轴绷带包扎或三角巾快速包扎。环形绷带包扎法适用于四肢、额部、胸腹部等粗细相等的部位。螺旋形绷带包扎法适用于上臂、大腿、躯干、手指等径围相近的部位。螺旋反折形绷带包扎法适用于周径不相同的前臂、小腿等部位。8字形绷带包扎法适用于屈曲的关节或直径不一致的部位。回返形绷带包扎法适用于头部、指端或截肢残端伤口的包扎。

（三）操作计划

1. 按手术及标准防护要求，操作前后严格卫生洗手；操作时戴圆帽、外科口罩，穿隔离衣，戴手套，准备好无菌物品。

2. 配合医生实施清创缝合术。操作中注意无菌物品摆放合理、有序，配合方法正确，无菌观念强。

3. 术后给予加压包扎。采用加压包扎固定，包括环形、8字形绷带包扎法。

4. 操作后按规定进行垃圾分类处理。感染性废物用黄色带盖医疗废物桶，套专用黄色医疗废物袋收集；用过的针头、锐器放入防水、防刺并有明显标识的锐器盒内，当容器3/4满时，垃圾袋封口并贴专用标识；被伤口分泌物污染的物品、器械须严格按"消毒－清洁－再消毒"的流程处理。

（四）操作流程与测评标准

技能 1　卫生洗手

1. 操作流程

操作程序	简要流程	操作要点
护士准备	素质要求	着装整洁、动作轻柔
操作评估	病人病情	疾病种类、有无传染性、手术名称
	伤口情况	伤口局部状况、有无出血和污染
操作准备	环境准备	整洁安静，洗手设施设备齐全
	护士准备	戴口罩，手部皮肤无破损，修剪指甲
	用物准备	洗手液或肥皂液、纸巾或毛巾或干手机、流动水及水池设备、污物桶，或快速手消毒凝胶，必要时备护手霜
操作过程	润湿双手	取下手表，在流动水下润湿双手
	取洗手液	取适量洗手液或肥皂液于掌心
	揉搓双手	七步洗手法：每一步骤重复搓洗 3～5 次，时间不少于 15s ①洗手掌：掌心相对，手指并拢相互揉搓（图 2-1） ②洗手背及背侧指缝：掌心对手背沿指缝相互揉搓（图 2-2），双手交换进行 ③洗掌侧指缝：掌心相对，双手交叉沿指缝相互揉搓（图 2-3） ④洗指背：弯曲手指使关节于另一手掌心旋转揉搓（图 2-4），双手交换进行 ⑤洗拇指：一手握另一手大拇指旋转揉搓（图 2-5），双手交换进行 ⑥洗指尖：五个手指尖合拢在另一手掌心旋转揉搓（图 2-6），双手交换进行 ⑦洗手腕：握住手腕回旋揉搓（图 2-7），双手交换进行
	流水冲洗	打开水龙头，让流动水自腕部流向指尖进行冲洗，洗净后关闭水龙头
	擦干双手	用纸巾或毛巾擦干双手或用干手机烘干，必要时涂护手霜
操作评价	操作效果	洗手方法、步骤正确，清洗彻底、无遗漏，力度足够、时间适宜

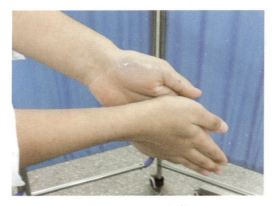

图 2-1　洗手掌

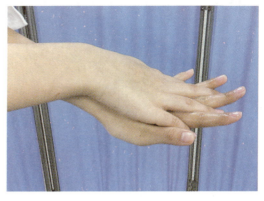

图 2-2　洗手背及背侧指缝

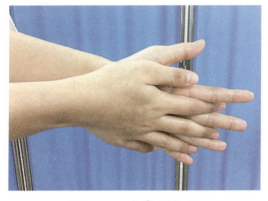

图 2-3　洗掌侧指缝

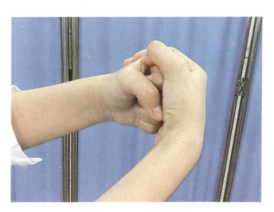

图 2-4　洗指背

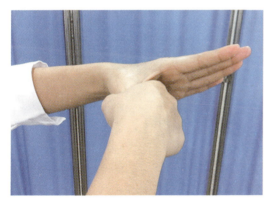

图 2-5　洗拇指

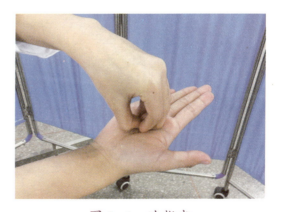

图 2-6　洗指尖

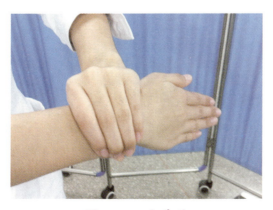

图 2-7　洗手腕

2. 操作关键点

（1）洗手时手部不佩戴戒指等饰物，认真清洗指尖、指缝和指关节等易藏污垢部位，身体勿靠近水池以免隔离衣污染水池边缘或溅湿工作服。

（2）流动水下彻底冲洗，冲洗双手时注意指尖向下。

（3）使用一次性纸巾或干净小毛巾擦干双手，毛巾应一用一消毒。

（4）当手部有血液或体液等肉眼可见污染时，应用流动水七步洗手；当手部无肉眼可见污染时，可用快速手消毒凝胶七步洗手，揉搓方法相同。

3. 操作测评标准

项目		分值	考核评价要点	评分等级				得分	存在问题
				I	II	III	IV		
护士准备		2	着装整洁、动作轻巧	2	1	0	0		
操作评估		8	了解病人疾病及手术情况正确	4	3	2	1		
			观察局部伤口状况正确	4	3	2	1		
操作准备	环境	4	整洁安静，洗手设施设备齐全	4	3	2	1		
	护士	4	戴口罩正确，手部皮肤无破损、指甲已修剪	4	3	2	1		
	用物	4	准备齐全、放置合理	4	3	2	1		
操作过程	润湿双手	6	取下手表、流动水润湿双手正确	6	4	2	1		
	取洗手液	6	取洗手液于掌心方法正确，量适中	6	4	2	1		
	揉搓双手	40	七步洗手方法正确	9	7	5	3		
			七步洗手步骤正确	9	7	5	3		
			揉搓力度足够、时间适宜	9	7	5	3		
			双手交替完成正确	6	4	2	1		
			揉搓彻底、无遗漏	7	5	3	1		
	流水冲洗	10	流动水自腕部流向指尖冲洗正确、彻底	8	6	4	2		
			开关水龙头方法正确	2	1	0	0		
	擦干双手	6	擦干双手方法正确	4	2	1	0		
			双手擦干	2	1	0	0		
操作评价		10	操作规范、熟练、准确，无污染	6	4	2	1		
			操作时间不超过2min	4	3	2	1		
关键缺陷			评估不全面、洗手不认真、揉搓不仔细、揉搓时间不足等均不及格						
总分		100							

技能 2 隔离技术基本操作

1. 操作流程

操作程序	简要流程	操作要点
护士准备	素质要求	着装整洁、动作轻巧
操作评估	病人病情	疾病诊断、隔离种类、意识状态、心理状态、对隔离措施的认知和合作程度
	伤口情况	局部伤口大小、深度、出血量、污染程度
操作准备	环境准备	整洁、宽敞,隔离单位设施设备符合要求
	护士准备	戴圆帽,洗手
	用物准备	口罩、隔离衣及挂衣架,手刷、消毒液或肥皂液,洗手设施、纸巾或毛巾,手套
操作过程	佩戴口罩	展平口罩,双手将口罩带子挂于耳后,使口罩完全覆盖口鼻和下颌,双手捏住鼻夹,使口罩与面部更好贴合
	取表卷袖	取下手表,卷袖过肘
	穿隔离衣	①取隔离衣:手持衣领取下隔离衣,衣领两端向外对折,对齐肩缝(图2-8) ②穿衣袖:一手持衣领,另一手伸入衣袖内向上轻抖、露出手部(图2-9);换手持衣领,另一手伸入衣袖内,同法穿好对侧衣袖 ③扣领扣:两手持衣领中央沿边缘向后将衣领扣好(图2-10) ④扣袖扣:对齐边缘扣好袖扣 ⑤系腰带:从腰部自一侧衣缝向下5cm处将隔离衣后身向前拉,见到衣边则捏住,同法将另一侧衣边捏住,手不可触及隔离衣内面(图2-11);两侧边缘对齐,在身后向一侧折叠(图2-12);腰带在身后交叉后回到身前打一活结。按需戴手套,进行护理
	脱隔离衣	①解腰带:松开腰带,在身前打一活结 ②解袖扣:解开袖扣,将衣袖向上拉,塞于上臂衣袖内,衣袖外面勿触及手臂皮肤 ③手消毒:用手刷蘸消毒液或肥皂液刷手,顺序为前臂、腕部、手背、手掌、手指、指缝、指甲,每只手刷洗30s,用流动水冲净,冲洗时指尖向下;重复刷洗一遍,共刷洗2min。亦可用0.2%过氧乙酸浸泡消毒双手2min。纸巾或毛巾擦干双手 ④解领扣:双手由领子中央顺边缘向后将领扣解开 ⑤脱衣袖:一手伸入另一侧袖口内,拉下衣袖过手,再用衣袖遮住的手在袖外拉下另一衣袖,双臂逐渐退出(图2-13)

操作程序	简要流程	操作要点
操作过程	整理挂衣	将衣领直立、隔离衣两边对齐,清洁面向外挂于衣架上备用。如需更换,则将脱下的隔离衣清洁面向外,卷好投入污衣袋内
	摘下口罩	双手握住口罩的两侧带子摘下口罩,将口罩污染面向内折叠弃于医疗废物内,手不可接触污染面
操作评价	操作效果	保持清洁区域和清洁物品未被污染,隔离观念强,操作规范、熟练,用物处理妥当

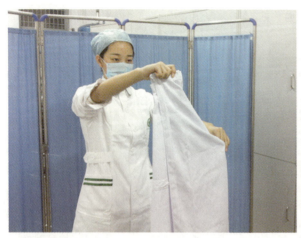

图 2-8　取隔离衣

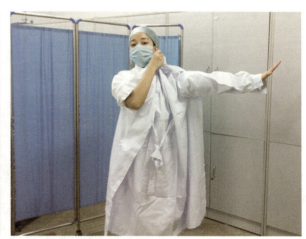

图 2-9　穿衣袖

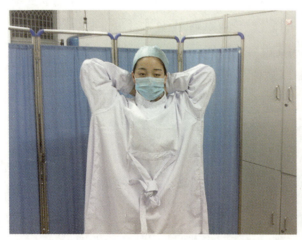

图 2-10　扣领扣

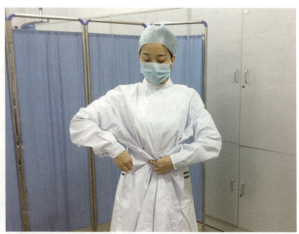

图 2-11　捏衣边

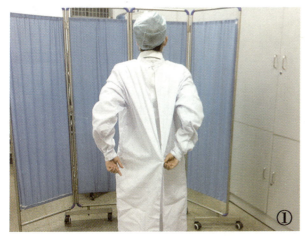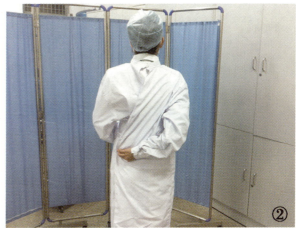

图 2-12　对齐衣边、身后折叠

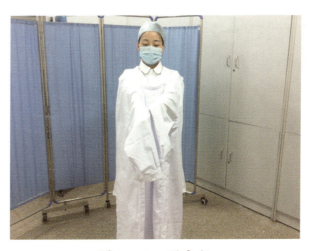

图 2-13　脱衣袖

2. 操作关键点

（1）严格遵循消毒隔离原则：操作前备齐用物，穿隔离衣后不得进入清洁区。

（2）一次性口罩使用时间不超过 4h。

（3）隔离衣长短适宜，须盖住全部工作服。穿脱隔离衣过程中，避免污染面部、隔离衣衣领和清洁面。脱下的隔离衣挂在半污染区应清洁面向外，挂在污染区应污染面向外。

3. 操作测评标准

项目		分值	考核评价要点	评分等级				得分	存在问题
				I	II	III	IV		
护士准备		3	着装整洁、动作轻巧	3	2	1	0		
操作评估		6	了解病人病情充分	3	2	1	0		
			观察伤口情况正确	3	2	1	0		
操作准备	环境	2	符合操作要求	2	1	0	0		
	护士	3	戴圆帽、洗手正确	3	2	1	0		
	用物	4	准备齐全、放置合理，隔离衣长短适宜	4	3	2	1		

项目		分值	考核评价要点	评分等级				得分	存在问题
				I	II	III	IV		
操作过程	佩戴口罩	4	戴口罩正确,遮住口鼻和下颌	4	3	2	1		
	取表卷袖	2	已取下手表,卷袖过肘正确	2	1	0	0		
	穿隔离衣	30	取隔离衣方法正确,清洁面朝向护士	4	3	2	1		
			穿衣袖方法正确,无污染	6	4	2	1		
			扣领扣方法正确,无污染	6	4	2	1		
			扣袖口方法正确,无污染	6	4	2	1		
			隔离衣身后两侧衣边对齐、折叠正确	6	4	2	1		
			系腰带方法正确	2	1	0	0		
	脱隔离衣	26	解腰带方法正确,在身前系活结正确	4	2	1	0		
			解袖扣、塞衣袖方法正确,无污染	4	2	1	0		
			手消毒方法正确,时间适宜	8	6	4	2		
			解领扣方法正确,无污染	4	2	1	0		
			脱衣袖方法正确,动作轻、准,无污染	6	4	2	1		
	整理挂衣	6	挂隔离衣方法正确,清洁面朝向正确	4	2	1	0		
			用物处理妥当	2	1	0	0		
	摘下口罩	4	摘口罩方法正确,无污染	4	2	1	0		
操作评价		10	隔离观念强,清洁区和清洁物品未被污染	4	3	2	1		
			用物处理妥当	2	1	0	0		
			操作规范、熟练、准确,时间不超过5min	4	3	2	1		
关键缺陷			违反消毒隔离原则、严重污染等均不合格						
总分		100							

技能 3 基本止血与包扎技术

1. 操作流程

操作程序	简要流程	操作要点
护士准备	素质要求	着装整洁、表达清晰、动作轻柔
	核对签名	核对医嘱及执行单,签名

操作程序	简要流程	操作要点
操作评估	病人病情	年龄、意识状态、自理能力、心理状态、对治疗的认知和合作程度
	伤口局部	伤口大小、深度、出血量及污染程度,有无神经和血管损伤、有无骨折
操作准备	病人准备	了解操作目的、方法、注意事项及配合要点,愿意合作;体位舒适,伤口已清创缝合
	环境准备	整洁安静,光线充足,温湿度适宜,符合无菌技术操作要求
	护士准备	洗手,戴口罩
	用物准备	治疗车上层:治疗盘、弯盘、无菌纱布、无菌棉球、安尔碘、0.9%氯化钠注射液、无菌手套、无菌持物镊、剪刀、胶布、手消毒凝胶,必要时备动脉止血带、夹板、三角巾等 治疗车下层:医疗废物桶、生活垃圾桶、锐器盒
操作过程	核对解释	核对病人,解释并取得合作
	止血包扎	协助病人取舒适体位,暴露伤口,托扶受伤肢体;戴手套,取无菌纱布数块覆盖于足部损伤处(图 2-14);取绷带自患肢足背至足弓环形缠绕两圈,第一圈应斜形缠绕,第二圈作环形缠绕时,后一圈完全覆盖前一圈,将第一圈斜出圈外的绷带角折回圈内压住(图 2-15);经足背 – 足踝骨内侧、外侧 – 足背 – 足弓行 8 字形缠绕,如此再重复缠绕三次,每一圈覆盖前一圈 1/2～2/3(图 2-16);于足踝骨上方、足腕部环绕两圈(勿压住足踝骨),固定好绷带(图 2-17)。包扎时须露出趾端、足跟,便于观察
	清理摆位	清理伤口周围皮肤,抬高患肢制动、促进血液回流,脱手套
	观察告知	再次核对,检查伤口包扎是否牢固、松紧是否适宜、有无再出血、伤肢血运是否良好;询问病人感受,交代注意事项
	整理记录	协助病人取舒适体位,清理用物,垃圾分类处理,洗手、摘口罩,记录、签名
操作评价	病人感受	体位舒适,无特殊不适
	操作效果	止血包扎方法正确、包扎及时有效,绷带包扎外观符合要求、缠绕平整,沟通有效,告知正确

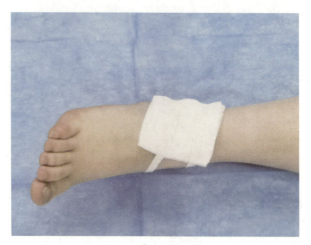

图2-14 覆盖伤口

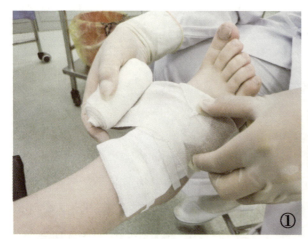①

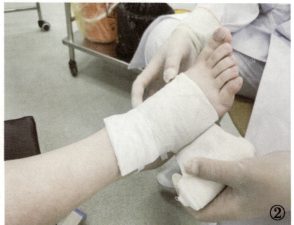②

图2-15 环形包扎

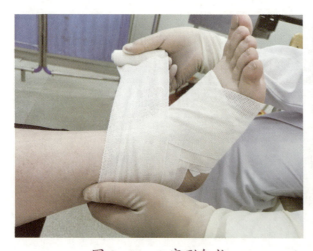

图2-16 8字形包扎

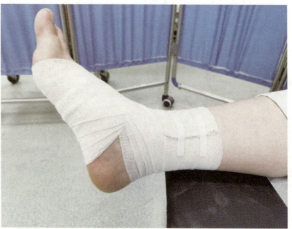

图2-17 固定

2. 操作关键点

（1）严格执行查对制度、无菌技术操作和消毒隔离原则，做好职业防护。

（2）包扎前应先清创，在伤口上覆盖无菌敷料后再包扎。包扎时保持病人体位舒适，被包扎肢体处于功能位;包扎手法轻柔,松紧适宜,避免触及伤口;四肢包扎时应露出指(趾)端,便于观察末梢血液循环。包扎后抬高患肢以促进静脉回流。

(3)指导正确:①告知病人保持伤口无菌及伤口周围皮肤清洁的重要性。②指导病人加压包扎时观察患肢血运情况。③指导病人进行患肢适当的功能训练。

3. 操作测评标准

项目		分值	考核评价要点	评分等级				得分	存在问题
				I	II	III	IV		
护士准备		4	着装整洁、表达清晰、动作轻柔	2	1	0	0		
			核对医嘱及执行单、签名正确	2	1	0	0		
操作评估		6	了解病人病情充分	3	2	1	0		
			观察伤口情况正确	3	2	1	0		
操作准备	病人	3	理解、配合,体位适宜,伤口已清创缝合	3	2	1	0		
	环境	2	符合无菌技术操作要求	2	1	0	0		
	护士	3	洗手、戴口罩正确	3	2	1	0		
	用物	4	准备齐全、放置合理	4	3	2	1		
操作过程	核对解释	4	核对正确	2	1	0	0		
			解释清楚并取得合作	2	1	0	0		
	止血包扎	42	病人体位适宜、舒适	2	1	0	0		
			暴露伤口、托扶受伤肢体正确	4	3	2	1		
			戴口罩、覆盖无菌敷料正确	2	1	0	0		
			遵循先止血、后包扎、再固定原则	4	3	2	1		
			选择止血包扎方法适宜	4	3	2	1		
			包扎方法正确	9	7	5	3		
			绷带缠绕方法、方向正确,松紧适宜	9	7	5	3		
			指(趾)端露出	4	3	2	1		
			固定方法、位置正确	4	3	2	1		
	清理摆位	6	清理伤口周围皮肤正确、及时	3	2	1	0		
			抬高患肢、脱手套正确	3	2	1	0		
	观察告知	8	再次核对正确	2	1	0	0		
			观察、告知正确	6	4	2	0		
	整理记录	8	病人体位舒适	2	1	0	0		
			清理用物正确,垃圾分类处理符合要求	3	2	1	0		
			洗手、摘口罩、记录、签名正确	3	2	1	0		

项目	分值	考核评价要点	评分等级				得分	存在问题
			I	II	III	IV		
操作评价	10	沟通有效,指导正确	3	2	1	0		
		绷带包扎部位、方法正确,外观符合要求	4	3	2	1		
		操作规范、熟练、准确,时间不超过8min	3	2	1	0		
关键缺陷		无人文关怀、无沟通,无安全意识、查对不严,严重污染等均不及格						
总分	100							

二、门诊破伤风抗毒素注射

(一)情景与任务

1. 情景导入 护士协助医生完成门诊清创缝合手术。术后医生开出医嘱:TAT 1 500U i.m. 立即(st.),TAT皮试( )。护士遵医嘱为病人进行TAT过敏试验,20min后观察结果为阳性。

2. 工作任务 治疗室护士为病人进行TAT过敏试验,并采用脱敏注射法为病人注射TAT。

(二)操作评估

1. 病人病情 右足踝关节足背处皮肤撕裂伤,创缘不整齐,伤口较深、有污染,清创缝合、止血包扎术后,TAT过敏试验结果阳性。

2. 操作目的 注射TAT预防发生破伤风。

3. 项目分析 TAT是一种免疫马血清,具有抗原性,对人体是异种蛋白,注射后可引起过敏反应,故注射前须做过敏试验。试验结果阴性者一次肌内注射所需剂量,试验结果阳性者可采用脱敏注射法或注射人破伤风免疫球蛋白,注射过程须密切观察病人反应,一旦发现异常,立即采取有效的处理措施。

(三)操作计划

1. 注射TAT前,先进行过敏试验。操作前详细询问病人有无TAT用药史、过敏史、家族史,是否空腹。

2. 病人TAT皮试结果阳性,须采取脱敏注射法,即小剂量多次注射,要求每隔20min肌内注射一次,直至完成1 500U总注射剂量。

(1)破伤风抗毒素脱敏注射法

次数	TAT/ml	加0.9%氯化钠注射液/ml	注射法
1	0.1	0.9	肌内注射
2	0.2	0.8	肌内注射

次数	TAT/ml	加0.9%氯化钠注射液/ml	注射法
3	0.3	0.7	肌内注射
4	0.4（余量）	稀释至1ml	肌内注射

（2）因需多次注射，应选择两侧臀大肌外上部交替注射。每次注射后密切观察病人反应，如出现面色苍白、发绀、荨麻疹及头晕、心慌或过敏性休克时，立即停止注射并配合医生进行抢救；如过敏反应轻微，可待症状消退后，酌情减少剂量、增加注射次数，以完成总注射剂量。

（四）操作流程与测评标准

技能4　皮内注射

1. 操作流程

操作程序	简要流程	操作要点
护士准备	素质要求	着装整洁、表达清晰、动作轻柔
	双人核对	医嘱及注射单，签名
操作评估	病人病情	年龄、意识状态、自理能力、心理状态、对皮试的认知和合作程度，进食情况
	治疗情况	用药史、过敏史、家族史
	注射部位	局部皮肤无感染、硬结、瘢痕、出血点
操作准备	病人准备	了解皮试目的、方法、注意事项及配合要点，愿意合作；体位舒适，已排大小便
	环境准备	整洁安静、温湿度及光线适宜
	护士准备	洗手，戴口罩
	用物准备	治疗车上层：治疗盘、安尔碘、75%乙醇、棉签、砂轮、一次性注射器（1ml、2ml）、0.9%氯化钠注射液（10ml）、TAT（1 500U），0.1%盐酸肾上腺素1支，红、蓝笔，注射单，无菌盘、小标签、手消毒凝胶 治疗车下层：医疗废物桶、生活垃圾桶、锐器盒（图2-18）
操作过程	配皮试液	双人核对注射单、药物，检查药物，启开药瓶；用1ml注射器抽取TAT 0.1ml，加0.9%氯化钠注射液至1ml，摇匀（图2-19），排气；将注明皮试液名称、配液时间的小标签贴于注射器上，放入无菌盘内；再次核对药物
	核对解释	核对病人，解释并取得合作

操作程序	简要流程	操作要点
操作过程	定位消毒	协助病人取舒适体位。选择注射部位：前臂掌侧下段，75%乙醇消毒皮肤（图2-20），待干
	进针推药	再次核对，确认排尽空气；左手绷紧注射部位皮肤，右手持注射器，针头斜面向上、与皮肤呈5°进针（图2-21），待针头斜面完全进入皮内后，放平注射器；左手拇指固定针栓、右手轻轻推注药液，缓慢注入0.1ml，使局部皮肤隆起呈半球状皮丘、皮肤变白、毛孔变大（图2-22）
	快速拔针	注射毕，快速拔针，勿按压皮丘（图2-23）
	观察告知	告知病人勿按压皮丘，再次核对病人及药物；观察皮丘（图2-24）及病人反应，嘱病人留观20min，交代注意事项（在室内休息，若出现呼吸困难、出冷汗、头晕等不适及时告知护士）
	整理记录	协助病人取舒适体位，询问病人感受，清理用物，垃圾分类处理；洗手、摘口罩，记录、签名
	结果判断	20min后判断结果并告知病人，洗手，记录、签名
操作评价	病人感受	安全、无不良反应
	操作效果	严格查对制度、无菌技术操作原则，皮试液浓度、剂量准确，注射部位、方法正确，皮丘符合要求，结果判断准确、及时，沟通有效、指导正确

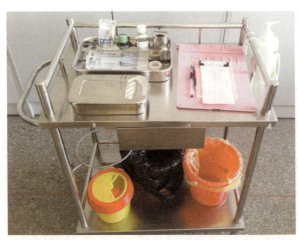

图2-18 皮内注射用物

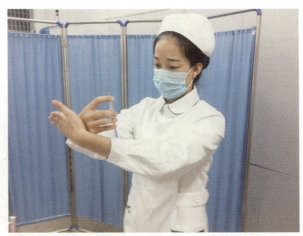

图2-19 摇匀

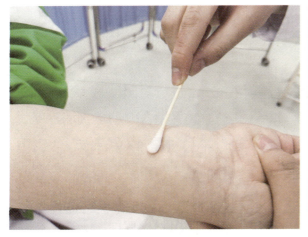

图 2-20　定位消毒

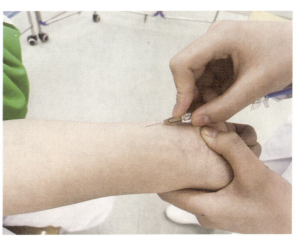

图 2-21　进针

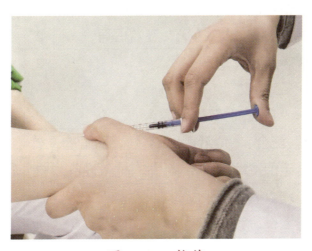

图 2-22　推药

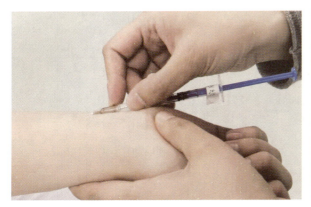

图 2-23　拔针

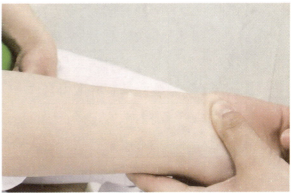

图 2-24　观察皮丘

2. 操作关键点

（1）严格查对制度、无菌技术操作和消毒隔离原则。

（2）保证用药安全：①操作前须询问病人过敏史、用药史、家族史，做过敏试验时不宜空腹，防止低血糖反应与过敏反应混淆。②试验前备好 0.1% 盐酸肾上腺素及注射器，抢救设备处于备用状态。③正确判断皮试结果。阴性：皮丘大小无改变，周围无红肿、无红晕、无自觉症状。阳性：局部皮丘隆起增大，直径＞1.5cm，出现红晕硬块，红晕＞4cm，可出现伪足、痒感，严重时有头晕、心慌、恶心，甚至发生过敏性休克。若结果为可疑阳性，可在对侧前臂相应部位皮内注射0.9%氯化钠注射液0.1ml进行对照试验。

（3）正确操作：①皮试液须现配现用，浓度与剂量准确。②忌用含碘消毒剂消毒皮肤，以防影响局部反应的判断。③进针角度不宜超过5°，进针不可过深，以免药液注入皮下，影响皮试结果。

3. 操作测评标准

项目		分值	考核评价要点	评分等级				得分	存在问题
				I	II	III	IV		
护士准备		4	着装整洁，表达清晰、动作轻柔	2	1	0	0		
			双人核对医嘱及注射单、签名正确	2	1	0	0		
操作评估		7	了解病人病情充分	2	1	0	0		
			询问三史及进食情况正确	3	2	1	0		
			选择、观察注射部位正确	2	1	0	0		
操作准备	病人	2	理解、配合，体位舒适，无空腹，已排便	2	1	0	0		
	环境	2	符合无菌技术操作要求，备有抢救设备	2	1	0	0		
	护士	2	洗手、戴口罩正确	2	1	0	0		
	用物	4	准备齐全、放置合理	4	3	2	1		
操作过程	配皮试液	12	双人核对医嘱及药物、检查药物质量正确	4	3	2	1		
			抽吸药液方法正确，无漏液、无污染	4	3	2	1		
			稀释、摇匀药液方法正确	2	1	0	0		
			再次核对、粘贴标签正确	2	1	0	0		
	核对解释	3	双人核对病人及药物正确	2	1	0	0		
			解释清楚并取得合作	1	0	0	0		
	定位消毒	4	注射部位选择正确	2	1	0	0		
			消毒皮肤方法、范围正确	2	1	0	0		
	进针推药	24	再次核对、排尽空气方法正确	3	2	1	0		
			绷紧皮肤及持注射器进针手法正确	3	2	1	0		
			进针角度、深度适宜	6	4	2	1		
			固定针栓、推药手法正确	6	4	2	1		
			注射剂量准确，皮丘符合要求	6	4	2	1		
	快速拔针	3	拔针方法正确，无按压皮丘	3	2	1	0		

项目		分值	考核评价要点	评分等级				得分	存在问题
				I	II	III	IV		
操作过程	观察告知	8	告知病人勿按压皮丘、再次核对正确	3	2	1	0		
			观察、告知正确	5	3	2	1		
	整理记录	7	病人体位舒适	2	1	0	0		
			清理用物正确,垃圾分类处理符合要求	2	1	0	0		
			洗手、摘口罩、记录、签名正确	3	2	1	0		
	结果判断	8	判断皮试结果时间适宜	1	0	0	0		
			皮试结果判断准确、告知病人正确	4	3	2	1		
			洗手、记录、签名正确	3	2	1	0		
操作评价		10	沟通有效,指导正确	3	2	1	0		
			皮试液剂量准确,结果判断及记录正确	3	2	1	0		
			无菌观念强,操作熟练、准确,时间不超过10min	4	3	2	1		
关键缺陷			无人文关怀、无沟通,无安全意识、查对不严、皮试前无询问过敏史,严重污染等均不及格						
总分		100							

技能 5　肌内注射

1. 操作流程

操作程序	简要流程	操作要点
护士准备	素质要求	着装整洁、表达清晰、动作轻柔
	双人核对	医嘱及注射单、签名
操作评估	病人病情	年龄、意识状态、自理能力、心理状态,对用药的认识及合作程度
	治疗情况	用药史、过敏史及目前用药情况
	注射部位	皮肤完整性,局部有无硬结、瘢痕、感染,肢体活动能力
操作准备	病人准备	了解操作目的、方法、注意事项及配合要点,愿意合作;体位舒适,已排大小便
	环境准备	整洁安静、温湿度及光线适宜
	护士准备	洗手、戴口罩
	用物准备	治疗车上层:治疗盘、安尔碘、棉签、砂轮、注射器(2ml或5ml)、按医嘱备药,注射单、无菌盘、手消毒凝胶 治疗车下层:医疗废物桶、生活垃圾桶、锐器盒(图2-25)

操作程序	简要流程	操作要点
操作过程	抽吸药物	双人核对注射单及药物,检查药物,将安瓿颈部药液弹至体部,在安瓿颈部划一锯痕,消毒后折断安瓿;检查注射器包装及有效期,取出并检查注射器和针头,抽吸药液(图2-26),排气;再次核对,放入无菌盘内
	核对解释	核对病人,解释并取得合作
	定位消毒	协助病人取侧卧位或坐位,充分暴露注射部位。准确定位:臀大肌注射用"十字法"或"连线法"定位(图2-27)。安尔碘消毒局部皮肤2次(图2-28),待干
	进针推药	再次核对药液,确认排尽空气;左手绷紧注射部位皮肤,右手持注射器垂直、快速刺入肌内,进针深度为刺入针梗1/2~2/3;右手固定针栓及注射器,左手抽动活塞、无回血,缓慢均匀注入药液(图2-29)
	快速拔针	注射毕,快速拔针(图2-30),用干棉签按压穿刺点1~2min至不出血止
	观察告知	再次核对病人及药物,观察病人反应,询问病人感受,交代注意事项,给予健康指导
	整理记录	协助病人取舒适体位,清理用物,垃圾分类处理;洗手,摘口罩,记录、签名
操作评价	病人感受	安全、无不良反应
	操作效果	严格查对制度、无菌技术操作原则,注射部位、方法正确,注射剂量准确,沟通有效,指导正确

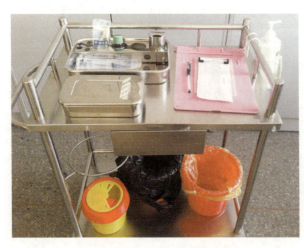

图2-25 肌内注射用物

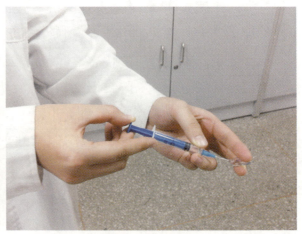

图2-26 抽药

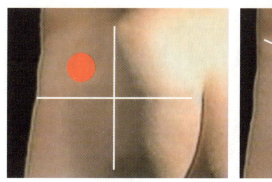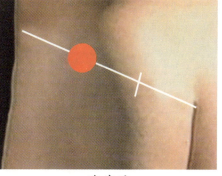

十字法　　　　　　　　　　　　　连线法

图 2-27　臀大肌定位

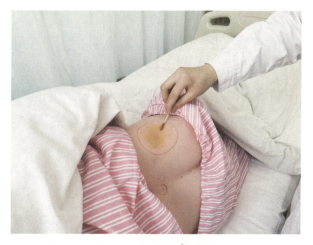

图 2-28　消毒皮肤

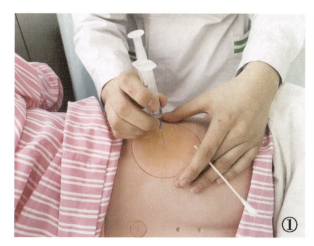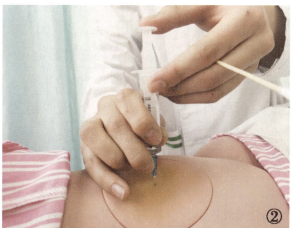

图 2-29　进针、推药

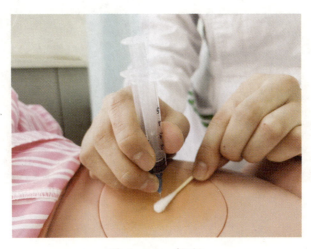

图 2-30　拔针

2. 操作关键点

（1）严格查对制度、无菌技术操作和消毒隔离原则。

（2）肌内注射常用部位有臀大肌、臀中肌、臀小肌、上臂三角肌和大腿外侧，注射时定位要准确。如需长期肌内注射者，应有计划交替使用注射部位，选用细长针头，以避免或减少发生硬结；如因长期多次注射引起局部发生硬结，可局部热敷。

（3）注射时体位舒适，肌肉放松。选用臀大肌注射，安置侧卧位时上腿伸直、下腿屈曲。

（4）注射时针梗切勿全部刺入，以防针梗从根部衔接处折断。

3. 操作测评标准

项目		分值	考核评价要点	评分等级				得分	存在问题
				I	II	III	IV		
护士准备		4	着装整洁、表达清晰、动作轻柔	2	1	0	0		
			双人核对医嘱及注射单、签名正确	2	1	0	0		
操作评估		6	了解病人病情充分	2	1	0	0		
			询问用药史、过敏史及目前用药情况正确	2	1	0	0		
			选择、观察注射部位正确	2	1	0	0		
操作准备	病人	2	理解、配合，体位舒适，已排大小便	2	1	0	0		
	环境	2	符合无菌技术操作要求	2	1	0	0		
	护士	2	洗手、戴口罩正确	2	1	0	0		
	用物	4	准备齐全、放置合理	4	3	2	1		
操作过程	抽吸药物	15	双人核对医嘱及药物、检查药物质量正确	4	3	2	1		
			启开安瓿方法正确	3	2	1	0		
			取出、检查注射器和针头正确	2	1	0	0		
			抽吸药液方法正确，无浪费药液、无污染	6	4	2	1		

项目		分值	考核评价要点	评分等级				得分	存在问题
				I	II	III	IV		
操作过程	核对解释	3	核对病人及药物正确	2	1	0	0		
			解释清楚并取得合作	1	0	0	0		
	定位消毒	12	病人体位正确,舒适、放松	2	2	1	0		
			注射部位定位准确	6	4	2	1		
			消毒皮肤方法、范围正确	4	3	2	1		
	进针推药	22	再次核对、排尽空气方法正确	3	2	1	0		
			绷紧皮肤方法正确,皮肤绷紧	2	1	0	0		
			进针手法、角度正确,深度适宜	9	7	5	3		
			固定针栓方法正确	2	1	0	0		
			抽回血、推药手法正确,推药速度均匀	6	4	2	1		
	快速拔针	4	拔针方法正确	2	1	0	0		
			按压手法正确,时间适宜	2	1	0	0		
	观察告知	6	再次核对病人及药物正确	2	1	0	0		
			观察、询问、告知、指导正确	4	3	2	1		
	整理记录	8	病人体位舒适	2	1	0	0		
			清理用物正确,垃圾分类处理符合要求	2	1	0	0		
			洗手、摘口罩、记录、签名正确	4	3	2	1		
操作评价		10	沟通有效,指导正确	3	2	1	0		
			无菌观念强,注射方法、剂量准确	3	2	1	0		
			操作熟练、准确,时间不超过 8min	4	3	2	1		
关键缺陷			无人文关怀、无沟通,无安全意识、查对不严、严重污染等均不及格						
总分		100							

三、门诊伤口护理

(一)情景与任务

1. 情景导入　病人术后第二日,至外科普通门诊复查。医生检查:伤口愈合良好,无感染。医嘱:伤口换药,继续观察。

2. 工作任务　换药室护士为病人进行伤口换药。

(二)操作评估

1. 病人病情　右足踝关节足背处皮肤撕裂伤,清创缝合术后第二日,伤口愈合良好、无红肿热痛、无分泌物等感染迹象。

2. 操作目的　消毒伤口、更换伤口敷料,保持伤口清洁,预防感染,促进愈合。

3. 项目分析　缝合伤口换药次数:一般手术切口、无明显感染的外伤缝合伤口,术后每 2～3d 换药一次;有引流的伤口或分泌物多、严重感染的伤口需每日换药。操作时严格遵循无菌技术操作和消毒隔离原则。

(三)操作计划

1. 仔细观察伤口,准确判断伤口愈合情况。

2. 病人术后伤口为无明显感染的外伤缝合伤口,按清洁伤口处置,术后每 2d 换药一次。

3. 操作前按伤口换药要求准备无菌物品:铺好无菌盘,盘内放置无菌换药碗、无菌纱布、无菌棉球、碘伏棉球、无菌镊,另备 0.9% 氯化钠溶液、无菌手套等用物。

4. 操作中注意无菌物品摆放合理、有序,无菌观念强。

5. 更换敷料后,绷带包扎固定。

(四)操作流程与测评标准

技能 6　无菌技术基本操作

1. 操作流程

操作程序	简要流程	操作要点
护士准备	素质要求	着装整洁、动作轻巧
操作评估	病人病情	疾病种类、有无传染性、手术名称
	伤口情况	局部伤口大小、深度、出血量,有无污染
	操作环境	操作前有无清扫、操作台是否清洁
操作准备	环境准备	整洁、宽敞、明亮,操作前 30min 停止清扫工作,减少人员走动,操作台清洁干燥
	护士准备	洗手,戴口罩
	用物准备	治疗车上层:无菌持物钳及容器、无菌持物镊及容器、无菌治疗巾包、无菌治疗碗包、无菌换药镊及容器、无菌纱布及罐、碘伏棉球及罐、无菌棉球及罐、0.9% 氯化钠溶液、无菌手套、安尔碘、棉签,手消毒凝胶 治疗车下层:医疗废物桶、生活垃圾桶
操作过程	开包取巾	检查无菌治疗巾包外标签完好、包布无潮湿无破损、化学指示胶带已变黑色,核对无菌包名称、有效期,将无菌包放在清洁、干燥、平坦的操作台面上,按顺序逐层打开无菌包外角、左右两角、内角(图 2-31),检查包内化学指示卡已变黑色,用无菌持物钳取出一块无菌治疗巾放于清洁治疗盘内。如包内物品未用完,按原折痕包好,注明开包日期及时间,有效期 24h

操作程序	简要流程	操作要点
操作过程	铺无菌盘	将无菌治疗巾对折铺于治疗盘上,上层向远端折成扇形,开口边缘向外,露出无菌面(图2-32)
	取无菌治疗碗	检查无菌治疗碗包外标签完好、包布无潮湿无破损、化学指示胶带已变黑色,核对无菌包名称、有效期;一手托无菌包,另一手逐层打开无菌包布,将包布无菌面朝外包裹托治疗碗的手,将无菌治疗碗(2个)放入无菌盘内
	取无菌棉球、碘伏棉球及无菌纱布	核对无菌棉球、无菌纱布容器名称、有效期,检查化学指示胶带已变黑色;打开容器盖,内面向上放于桌面上或内面向下拿在手中(图2-33);打开无菌持物镊容器盖,手持持物镊上1/2部分,将尖端闭合朝下垂直取出,不可触及容器口缘及容器内壁(图2-34①);用无菌持物镊夹取无菌棉球和碘伏棉球分别放入2个无菌治疗碗中,再夹取无菌纱布放入无菌盘内;使用持物镊时保持尖端向下,不可倒转向上,在腰部以上视线范围内活动;将尖端闭合朝下垂直放回容器内;立即盖严无菌容器
	取无菌换药镊	同上法打开无菌换药镊容器盖;打开无菌持物钳容器盖,手持持物钳轴节上2~3cm部分,将钳端闭合朝下垂直取出,不可触及容器口缘及容器内壁(图2-34②);夹取无菌换药镊,放入无菌盘内,使用注意事项同无菌持物镊;立即盖严无菌容器
	取无菌溶液	核对0.9%氯化钠溶液瓶签上的药名、剂量、浓度和有效期,检查瓶盖无松动、瓶身无裂纹,对光检查溶液无沉淀、浑浊、变色、絮状物(图2-35);启开瓶盖,消毒内层瓶盖及瓶口侧面边缘;垫无菌纱布打开瓶盖(图2-36①),瓶签贴手掌倒出少量溶液至弯盘以冲洗瓶口,再由此处倒出所需溶液至盛无菌棉球的治疗碗中(图2-36②);剩余溶液如需再用,盖紧瓶盖,在瓶签上注明开瓶日期及时间,有效期24h
	封无菌盘	将无菌治疗巾上层盖上、上下层边缘对齐,将开口处向上折两次,两侧边缘分别向下折一次;注明铺盘日期及时间,有效期4h
	取戴手套	核对无菌手套外包装袋上的号码、有效期;检查无潮湿、无破损;打开手套外包装袋,取出内袋平放于清洁、干燥的操作台面上并展开露出手套,手持手套的翻折部分(手套内面外翻)取出手套(图2-37①);一手伸入手套内戴好后,再插入另一手套的翻折面(手套外面),戴好另一手套(图2-37②);将手套翻折处套在工作服衣袖外面,调整手套位置

操作程序	简要流程	操作要点
操作过程	脱手套	进行伤口换药操作；操作毕，洗净手套上污物，一手捏住另一手套腕部外面、翻转脱下，再将脱下手套的手插入另一手套内、翻转脱下；将手套弃于医疗废物桶内
	整理归原	整理操作台，清理用物，垃圾分类处理；洗手，摘口罩，记录、签名
操作评价	操作效果	无菌观念强，用物摆放合理，操作有序、无污染、无跨越无菌区，记录时间、内容正确

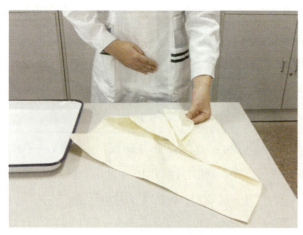

图 2-31　打开无菌包

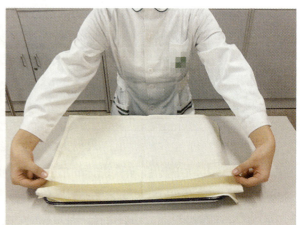

图 2-32　铺无菌盘

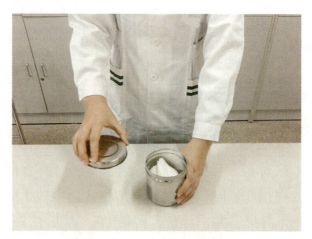

图 2-33　打开无菌容器

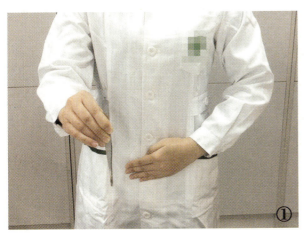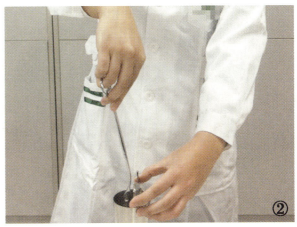

图 2-34　使用无菌持物钳（镊）

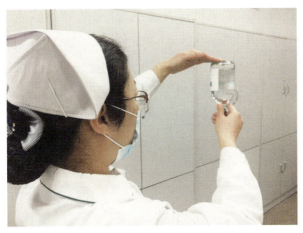

图 2-35　检查无菌溶液

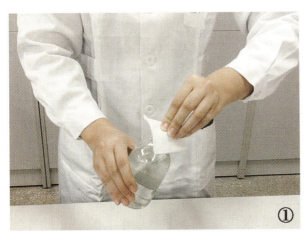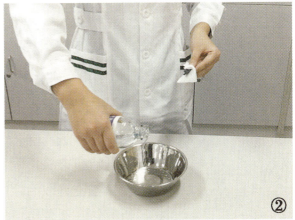

图 2-36　倒无菌溶液

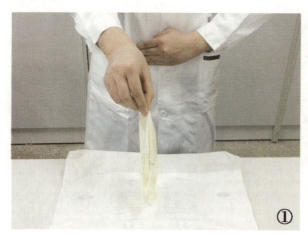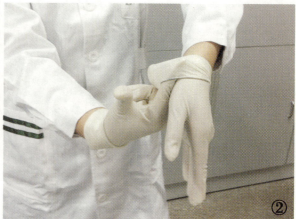

图 2-37　戴无菌手套

2. 操作关键点

（1）严格遵循无菌技术操作原则。

（2）正确使用无菌物品：①无菌物品与非无菌物品分开放置、摆放合理。②使用无菌持物钳到远处取物时，应将无菌容器一同移至无菌物品旁使用。③不能在无菌容器上方翻转容器盖，防止污染容器内物品。④无菌物品一经取出，即使未使用，亦不可放回容器内。⑤打开无菌包，手不能触及无菌包布内面，不可跨越无菌区。⑥倒无菌溶液时，瓶口勿接触容器口边缘。⑦戴脱无菌手套时不可强拉，发现手套污染或有破损应立即更换。

3. 操作测评标准

项目		分值	考核评价要点	评分等级				得分	存在问题
				I	II	III	IV		
护士准备		2	着装整洁、动作轻巧	2	1	0	0		
操作评估		4	了解病人病情充分	1	0	0	0		
			观察伤口情况正确	2	1	0	0		
			评估操作环境正确	1	0	0	0		
操作准备	环境	3	符合无菌技术操作要求	3	2	1	0		
	护士	3	洗手、戴口罩正确	3	2	1	0		
	用物	4	准备齐全、放置合理、均在有效期内	4	3	2	1		
操作过程	开包取巾	10	检查无菌包方法正确，无遗漏	2	1	0	0		
			逐层打开包布方法正确，无污染	2	1	0	0		
			用无菌持物钳夹取治疗巾方法正确	2	1	0	0		
			按原折痕包好无菌包正确，无污染	2	1	0	0		
			注明开包日期及时间正确	2	1	0	0		

项目		分值	考核评价要点	评分等级				得分	存在问题
				I	II	III	IV		
操作过程	铺无菌盘	5	治疗盘放置合理	1	0	0	0		
			打开治疗巾方法正确，无污染	2	1	0	0		
			扇形折叠治疗巾正确，无跨越无菌区	2	1	0	0		
	取无菌治疗碗	6	检查无菌包方法正确，无遗漏	2	1	0	0		
			逐层打开包布方法正确，无污染	2	1	0	0		
			无菌治疗碗放入无菌盘正确、无污染	2	1	0	0		
	取无菌棉球、碘伏棉球及无菌纱布	12	核对无菌物品名称、有效期正确	2	1	0	0		
			取放无菌持物镊方法正确，无污染	2	1	0	0		
			使用无菌持物镊方法正确，无污染	2	1	0	0		
			打开无菌容器盖方法正确，无污染	2	1	0	0		
			夹取无菌棉球、无菌纱布方法正确，无污染，无跨越无菌区	3	2	1	0		
			盖严容器及时	1	0	0	0		
	取无菌换药镊	10	打开无菌换药镊容器盖正确，无污染	2	1	0	0		
			取放无菌持物钳方法正确，无污染	2	1	0	0		
			使用无菌持物钳方法正确，无污染	2	1	0	0		
			夹取无菌换药镊方法正确，无污染，无跨越无菌区	3	2	1	0		
			盖严容器及时	1	0	0	0		
	取无菌溶液	13	核对、检查无菌溶液正确，无遗漏	2	1	0	0		
			启开瓶盖、消毒瓶口方法正确	2	1	0	0		
			打开无菌溶液瓶盖正确，无污染	1	0	0	0		
			冲瓶口、倒取无菌溶液正确，无污染	3	2	1	0		
			倒取溶液量合适，无外流	2	1	0	0		
			盖瓶盖方法正确，无污染	1	0	0	0		
			注明开瓶日期及时间正确	2	1	0	0		
	封无菌盘	6	无菌物品放置合理，无污染	2	1	0	0		
			盖治疗巾、反折边缘正确，美观	2	1	0	0		
			注明铺盘日期及时间正确	2	1	0	0		
	取戴手套	6	核对、检查无菌手套正确，无遗漏	2	1	0	0		
			取无菌手套正确	1	0	0	0		
			戴无菌手套方法正确，无污染	3	2	1	0		

项目		分值	考核评价要点	评分等级				得分	存在问题
				I	II	III	IV		
操作过程	脱手套	2	脱手套方法正确,无污染	2	1	0	0		
	整理归原	4	清理用物正确、垃圾分类处理符合要求	2	1	0	0		
			洗手、摘口罩、记录、签名正确	2	1	0	0		
操作评价		10	物品摆放合理、操作有序	3	2	1	0		
			无菌观念强,无污染、无跨越无菌区	4	3	2	1		
			操作轻、稳、准,时间不超过8min	3	2	1	0		
关键缺陷			查对不严、无菌观念差、严重污染等均不及格						
总分		100							

技能7 伤口换药

1. 操作流程

操作程序	简要流程	操作要点
护士准备	素质要求	着装整洁、表达清晰、动作轻柔
	核对签名	核对医嘱及执行单、签名
操作评估	病人病情	年龄、受伤时间、意识状态、自理能力、心理状态,对换药的认识及合作程度
	治疗情况	手术后日数,用药情况
	伤口局部	伤口大小、深度,有无出血、分泌物或坏死组织
操作准备	病人准备	了解换药目的、方法、注意事项及配合要点,愿意合作,体位舒适
	环境准备	整洁安静、温湿度适宜、光线充足,必要时拉帘或屏风遮挡
	护士准备	洗手,戴口罩
	用物准备	治疗车上层:无菌治疗盘内放无菌治疗碗2个,无菌换药镊3把、0.9%氯化钠棉球、碘伏棉球、无菌纱布,治疗盘外放0.9%氯化钠溶液、胶布、绷带、治疗巾、无菌手套、弯盘 治疗车下层:医疗废物桶、生活垃圾桶、锐器盒,必要时备无菌凡士林纱布、拆线剪等
操作过程	核对解释	核对病人,解释并取得合作
	安置体位	协助病人取舒适体位,患肢下铺治疗巾(图2-38),充分暴露伤口,冬季注意保暖

操作程序	简要流程	操作要点
操作过程	揭除敷料	戴手套,解开绷带,用手朝伤口方向揭去皮肤上胶布(图2-39),取下外层敷料,将污染面向上放于弯盘内;用第一把无菌换药镊取下伤口内层敷料(图2-40);观察伤口愈合情况,有无分泌物及肿胀、疼痛,必要时留取标本
	清理伤口	左手持第二把换药镊夹取碘伏棉球传递给右手的第一把换药镊,由创缘向外擦拭伤口周围皮肤2~3次,范围距伤口不小于5cm,勿使消毒液流入创口,以免引起疼痛和损伤组织;将第一把换药镊置于弯盘中,右手拿第三把换药镊同上法夹取0.9%氯化钠棉球,由内向外清洗伤口2~3次并观察伤口,用碘伏棉球擦净伤口周围皮肤的分泌物
	更换敷料	用无菌纱布覆盖伤口(图2-41);必要时覆盖无菌凡士林纱布、放置引流物,加盖纱布;用胶布或绷带包扎固定(图2-42);脱手套
	观察告知	再次核对,观察病人反应,协助病人取舒适体位,告知伤口情况及注意事项,给予健康指导
	整理记录	清理用物,垃圾分类处理;洗手,摘口罩,记录换药时间、伤口情况,签名
操作评价	病人感受	安全、无特殊不适
	操作效果	严格查对制度、无菌技术操作原则,无菌纱布覆盖伤口正确、包扎牢固,沟通有效,指导正确

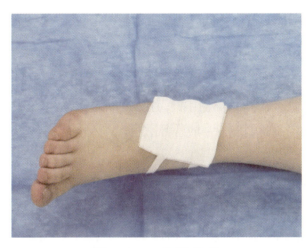

图 2-38　安置体位

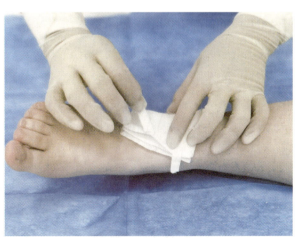

图 2-39　揭去胶布

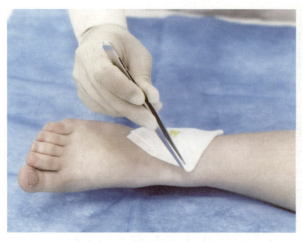

图 2-40　揭去内层敷料

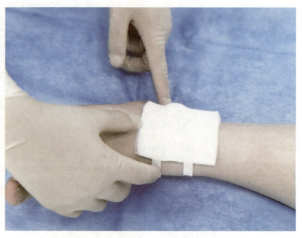

图 2-41　更换敷料

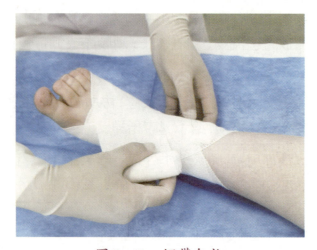

图 2-42　绷带包扎

2. 操作关键点

（1）严格查对制度、无菌技术操作和消毒隔离原则。

（2）夹取无菌敷料的镊子与接触伤口的镊子应分开，不可交叉使用。

（3）感染伤口清理：用碘伏消毒伤口皮肤，消毒范围距伤口不小于 10cm；用 3% 过氧化氢溶液冲洗伤口，去除脓性分泌物；用剪刀去除伤口坏死组织；用 0.9% 氯化钠溶液由外向内冲洗伤口；再次用碘伏由外向内消毒伤口周围皮肤；放置引流条。必要时留取标本做细菌培养。

（4）揭去内层敷料方向与伤口纵行方向平行，以减轻疼痛。敷料与伤口粘连时应用 0.9% 氯化钠溶液浸湿后取下，不可撕拽，以免引起创面出血。

（5）胶布固定应顺躯体横轴固定，与躯体肌肉运动呈相反方向。

3. 操作测评标准

项目		分值	考核评价要点	评分等级				得分	存在问题
				I	II	III	IV		
护士准备		4	着装整洁、表达清晰、动作轻柔	2	1	0	0		
			核对医嘱及执行单、签名正确	2	1	0	0		
操作评估		6	了解病人病情充分	2	1	0	0		
			询问手术后日数、用药情况正确	2	1	0	0		
			观察伤口正确	2	1	0	0		
操作准备	病人	2	理解、配合,体位舒适	2	1	0	0		
	环境	2	符合操作要求	2	1	0	0		
	护士	2	洗手、戴口罩正确	2	1	0	0		
	用物	4	准备齐全、放置合理	4	3	2	1		
操作过程	核对解释	4	核对正确	2	1	0	0		
			解释清楚并取得合作	2	1	0	0		
	安置体位	4	病人体位舒适、适宜	2	1	0	0		
			伤口暴露充分	2	2	0	0		
	揭除敷料	12	戴手套、揭除胶布及外层敷料方法正确	3	2	1	0		
			揭去内层敷料方法正确	4	3	2	1		
			观察病人反应正确,病人无不适	2	1	0	0		
			判断伤口愈合情况正确	3	2	1	0		
	清理伤口	20	消毒伤口周围皮肤方法正确	6	4	2	1		
			0.9%氯化钠棉球清洁伤口正确	8	6	4	2		
			清理伤口时,两镊无交叉	6	4	2	1		
	更换敷料	18	伤口覆盖敷料方法正确,纱布完全覆盖创面	9	6	3	1		
			按需放置引流物正确	2	1	0	0		
			固定敷料方法正确,固定牢固	5	4	2	1		
			脱手套方法正确	2	1	0	0		
	观察告知	6	再次核对正确	2	1	0	0		
			观察、询问、告知、指导正确	4	3	2	1		
	整理记录	6	病人体位舒适	2	1	0	0		
			清理用物正确、垃圾分类处理符合要求	2	1	0	0		
			洗手、摘口罩、记录、签名正确	2	1	0	0		

项目	分值	考核评价要点	评分等级 I	II	III	IV	得分	存在问题
操作评价	10	沟通有效,指导正确	3	2	1	0		
		无菌观念强,换药方法正确、固定牢固	3	2	1	0		
		操作规范、熟练,时间不超过12min	4	3	2	1		
关键缺陷		无人文关怀、无沟通,无安全意识、查对不严,严重污染等均不及格						
总分	100							

【评价】

1. 病人清创手术后2d疼痛是否逐渐缓解。

2. 病人术后伤口有无感染。

3. 病人1周内能否在家属帮助下拄拐杖行走;病人及家属是否了解功能锻炼的重要性、步骤与方法,病人有无出现足部功能障碍。

4. 病人情绪是否稳定,能否积极配合治疗。

【拓展训练】

 案例

病人,男,35岁。5d前在训练中不慎划伤左小腿中部,自行包扎后未到医院进一步处理。昨晚开始体温升高,今晨在家测得体温38.3℃,由家属送至医院就诊。查体:T 38.2℃、P 90次/min、R 18次/min、BP 126/76mmHg,左小腿中部见5cm×1cm×0.5cm伤口,创面红肿、疼痛、有黄色渗出液。神志清楚,营养中等,查体合作。病人被诊断为"左小腿皮肤软组织损伤"。自述于5年前患有慢性乙型肝炎,无手术及药物过敏史。术前常规检查后,给予局部麻醉下清创缝合术,TAT皮试,消炎、止痛,TAT 1 500U i.m. st.等处理。伤口每日换药1次,2周后拆线。

[情景与任务]

(一)手术治疗

1. 情景导入　病人外科门诊就诊后,医生开出术前各项检查单,并给予局部麻醉下清创缝合。检查结果出来后,提示患有乙型肝炎。病人由家属轮椅送至处置室,护士接到医嘱,安排病人手术。

2. 工作任务　处置室护士接到手术处置单后,立即做好术前准备,配合医生进行手术,术后给予止血包扎处理。

（二）破伤风抗毒素注射

1. 情景导入　病人清创缝合手术后。医嘱：TAT 1 500U i.m. st., TAT 皮试（　　）。护士为病人进行 TAT 过敏试验，20min 后观察结果为阴性。

2. 工作任务　治疗室护士为病人进行 TAT 过敏试验，并肌内注射 TAT。

（三）伤口护理

1. 情景导入　病人术后 1d 回医院复诊，检查伤口有脓性渗出物。医嘱：伤口换药。

2. 工作任务　换药室护士为病人实施伤口换药。

[分析与实践]

（一）分析指引

1. 病人就诊时体温 38.2℃，在传染性疾病流行期间，须按规定进行相关检查，根据检查结果和流行病学史确定就诊流程。如属非传染性疾病引起的发热，病人可到普通门诊外科诊室就诊。

2. 病人伤口感染并有黄色渗出液，于 5 年前患有慢性乙型肝炎，护士为病人执行各项护理措施，如清创、换药等接触渗出液，应严格遵循血液 – 体液隔离原则，戴外科口罩、穿隔离衣、戴手套、手消毒等，做好职业防护。

3. 病人左小腿锐器伤数日，伤口行清创缝合术后，采用加压包扎固定，采用环形、螺旋反折形绷带包扎法。

4. 病人 TAT 过敏试验为阴性，一次肌内注射 TAT 1 500U。

5. 病人伤口为感染伤口，需每日换药 1 次。换药时，若伤口有脓性渗出物，需由外向内清洗伤口。

6. 病人患有慢性乙型肝炎，用过的棉球、纱布等属于感染性废物，应用双层黄色医疗废物袋密闭包装，并贴专用标识，焚烧处理；用过的针头等锐器放入防水、防刺并有明显标识的锐器盒内，集中焚毁处理；被伤口分泌物污染的物品、器械须严格按"消毒 – 清洁 – 再消毒"的流程处理；接触病人或污染物品后、护理下一位病人前须进行手消毒。

（二）分组实践

1. 将全班学生分成若干小组，各小组针对上述案例、情景与任务，开展小组讨论分析，要求书面列出该病人的主要护理诊断 / 合作性问题，并初步制订护理计划。

2. 各小组成员分配任务，分别扮演护士、病人、家属、医生等不同角色，进行角色扮演、模拟综合技能实训。

（周雅馨）

项目三 │ 长期卧床病人的护理

项目03

03项目 数字内容

1. 具有关心、爱护病人的思想意识；尊重病人，保护病人的隐私；具有观察、分析、解决问题的能力和团队合作精神，能与病人建立良好的护患关系。
2. 熟练掌握卧位安置、协助病人翻身、压疮预防、床上洗发、床上擦浴、卧有病人床更换床单等技能。
3. 学会被动性关节活动度练习技能。

 案例

　　病人，男，71岁。3h前无明显诱因突发左侧肢体乏力，左上肢抬举困难、握物力差，右下肢站立不稳、行走拖步，伴头晕、呕吐，无头痛、无意识障碍、无抽搐、无发热、无心悸、无气促，由家人送至医院就诊。门诊以"脑梗死"收住神经内科。

　　入院后查体：T 37.6℃、P 84次/min、R 24次/min、BP 148/90mmHg，体型消瘦，神志清楚，构音障碍、不能对答，双侧瞳孔等大等圆、对光反射灵敏，鼻唇沟无变浅，伸舌不能配合，颈软、无抵抗，两肺呼吸音粗、闻及少量湿啰音，心界不大、心律齐，腹软、无压痛，双下肢无水肿，右侧肢体肌力0级、左侧肢体肌力3级，四肢肌张力正常。发病以来，病人精神、食欲、睡眠、大小便正常，体重无明显改变。既往有脑梗死（遗留右侧肢体偏瘫）、脑出血等病史，否认高血压、糖尿病病史。入院后完善相关检查，进行洼田饮水试验，结果为2级，吞咽功能正常。病人被确诊为"脑梗死、肺炎"。给予改善循环、营养神经、扩张脑血管、调脂、调控血压、护胃等对症治疗与处理。

【护理评估】

1. 病人脑梗死后遗留右侧肢体偏瘫。3h前突发左侧肢体乏力，左上肢抬举困难、握物力差,右下肢站立不稳、行走拖步。入院后查体:右侧肢体肌力0级、左侧肢体肌力3级。提示病人存在躯体移动障碍。

2. 病人右侧肢体偏瘫,左侧肢体活动障碍。提示病人存在自理能力缺陷,而无法独立完成洗漱、进餐、如厕等日常活动。

3. 病人构音障碍、不能对答,提示病人与他人语言沟通出现障碍。

4. 病人71岁,体型消瘦,右侧肢体肌力0级、左侧肢体肌力3级,长期卧床且不能自主更换卧位。年老体弱、消瘦、活动障碍、长期卧床等均为压疮的诱发因素。

5. 病人右侧肢体偏瘫、左侧肢体活动障碍,需长期卧床,肢体肌肉、肌腱、关节等长期处于活动受限状态会导致肌肉萎缩、肌张力增强而引发关节挛缩等废用综合征。

【护理诊断/合作性问题】

1. 躯体移动障碍　与脑缺血、缺氧所致运动功能受损有关。

2. 自理能力缺陷　与右侧肢体瘫痪、左侧肢体活动障碍有关。

3. 语言沟通障碍　与脑缺血导致语言功能受损有关。

4. 有皮肤完整性受损的危险　与年老体弱、消瘦、活动障碍、长期卧床及皮肤抵抗力下降有关。

5. 有废用综合征的危险　与肢体活动障碍、长期卧床而导致肌肉萎缩、关节挛缩等有关。

【护理计划】

1. 护理目标

(1)病人能掌握肢体功能锻炼的方法并主动配合康复训练,躯体活动能力逐渐增强。

(2)病人在护士及家属的帮助下,能保持身体清洁卫生,洗漱、进餐、如厕等生活需要能得到及时满足。

(3)病人能保持有效的语言沟通能力,能采取有效的沟通方式表达自己的需要。

(4)病人住院期间皮肤完好、无破损。

(5)病人肢体未发生废用综合征。

2. 护理措施

(1)将病人肢体置于功能位置,防止肢体痉挛和预防继发性损害。定期给予肢体被动活动,指导并督促病人或家属协助进行肢体功能康复训练。在日常生活护理中,多与病人交谈或操作时站于病人患侧,将常用物品放于病人患侧或用提醒、示范等方法让病人注意患侧肢体,增加病人对患侧肢体的关注。指导家属经常触摸或按摩病人患侧肢体,增加患侧肢体的感觉输入。

(2)每2h为病人翻身、叩背,促进排痰,防止痰液在呼吸道聚积,保持呼吸道通畅。如病人出现呕吐,应将其头部偏向一侧,以防发生误吸。

(3)做好安全防护,应配置有保护性床挡的病床,呼叫器和经常使用的物品置于床头或病人伸手可及处,防止发生坠床。

（4）帮助病人安置舒适卧位，协助病人完成洗漱、进餐、如厕和穿脱衣服等日常活动，保持病人口腔、头发、皮肤清洁。

（5）根据病人的吞咽能力选择流质、半流质或软质饮食，少量多餐。病人进餐时安置半坐卧位，协助病人缓慢进食，如出现呛咳则暂停进食或遵医嘱给予鼻饲饮食。指导病人家属正确喂食的方法。

（6）鼓励病人采取各种方式向医护人员和家属表达自己的需要，可借助实物、表情、图片或手势等提供简单而有效的双向沟通。应多与病人交流，及早进行语言训练，并注意循序渐进。

（7）做好皮肤护理，保持病人皮肤清洁、干爽。及时更换污衣被，保持床铺清洁、平整、无碎屑。定时更换卧位，并给予全身及局部皮肤按摩，促进血液循环。

（8）向病人及家属讲解脑梗死的相关知识，提高其对疾病的认识。多关心爱护病人，鼓励病人表达自己的感受，对病人的配合与进步及时给予肯定和表扬，帮助病人树立战胜疾病的信心。

【实施】

一、卧位安置与压疮预防

（一）情景与任务

1. 情景导入　病人入院后，长期卧床。护士巡视病房，发现病人家属正在协助病人进食，由于体位安置不当及喂食速度过快，病人发生呛咳。

2. 工作任务　护士协助病人安置合适卧位、正确进餐，并给予定期翻身、全背部及受压局部皮肤清洁、按摩以预防压疮。

（二）操作评估

1. 病人病情　71岁，长期卧床，洼田饮水试验结果为2级，右侧肢体肌力0级、左侧肢体肌力3级。

2. 操作目的　防止进餐时发生呛咳、误吸；协助病人翻身、更换卧位，促进舒适；保持皮肤清洁，促进皮肤血液循环；预防压疮及坠积性肺炎等并发症。

3. 项目分析

（1）洼田饮水试验：是评定病人吞咽功能障碍程度的方法。病人端坐，饮温开水30ml，观察所需时间和呛咳情况。试验结果判断如下：

1级（优）：能顺利地1次将水咽下。

2级（良）：能分2次以上、无呛咳地将水咽下。

3级（中）：能1次将水咽下，但有呛咳。

4级（可）：能分2次以上将水咽下，但有呛咳。

5级（差）：频繁呛咳，不能全部将水咽下。

（2）压疮：是由于局部组织长期受压，血液循环障碍，持续缺血、缺氧、营养不良而致组织溃烂坏死。定期翻身、更换卧位以避免局部组织长期受压，保持皮肤、床铺清洁干燥以避免潮湿、摩擦、排泄物等对皮肤的刺激，进行全背部及受压局部皮肤按摩以促进血液循环，给予高蛋白、高维素饮食以改善营养状况等是预防压疮的主要措施。

（三）操作计划

1. 协助病人进餐。进餐前为病人安置半坐卧位，进餐时协助或指导家属将食物送至病人口腔健侧近舌根处以利于吞咽，缓慢喂食，进餐后维持半坐卧位 30min，进餐 30min 后为病人恢复平卧位。

2. 每 2h 为病人翻身、更换卧位，并给予全背部及受压局部皮肤清洁、按摩，可为病人交替安置平卧位和侧卧位。翻身侧卧时角度不宜过大，以侧卧 30° 为宜，可于病人身下垫软枕支撑。

3. 向病人及家属讲解压疮的发生原因、易发部位和预防措施，强调更换卧位的重要性，教会家属协助病人正确翻身、更换卧位和按摩促进血液循环的方法。

（四）操作流程与测评标准

技能 1　卧位安置

1. 操作流程

操作程序	简要流程	操作要点
护士准备	素质要求	着装整洁、表达清晰、动作轻柔
操作评估	病人病情	意识状态、体重、躯体活动能力、合作程度
	病床单位	病床种类、床垫软硬度，整洁、干燥情况
	治疗情况	有无输液管、吸氧管及引流管等
操作准备	病人准备	了解操作目的、方法及配合要点，愿意合作
	环境准备	整洁安静、温湿度及光线适宜
	护士准备	洗手，戴口罩
	用物准备	软枕数个、记录本、笔、手消毒凝胶
操作过程	核对解释	核对病人，解释并取得合作（图 3-1）
	安置卧位	病人平卧，先摇起床头支架使病人上半身抬高 30°～50°，再摇起膝下支架以防病人下滑；床尾置一软枕、垫于病人足底，防止发生足下垂（图 3-2）
	维持卧位	协助病人缓慢进餐，进餐后维持半坐卧位 30min，告知病人及家属维持该卧位的目的
	恢复卧位	进餐 30min 后，评估病人无不适，病人及家属理解配合；先摇平膝下支架，再摇平床头支架恢复平卧位，病人肢体处于功能位
	整理归原	整理病床单位，洗手，摘口罩，记录、签名

操作程序	简要流程	操作要点
操作评价	病人感受	安全平稳、体位舒适
	操作效果	病人上身抬高角度正确、膝下支架与床尾软枕放置正确,沟通有效

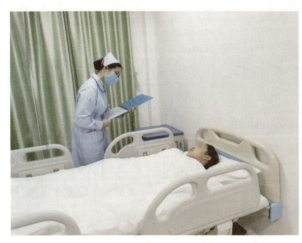 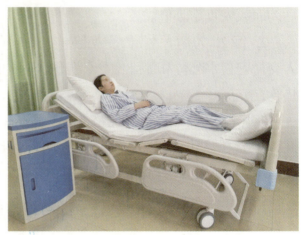

图 3-1　核对解释　　　　　　　　　　　图 3-2　半坐卧位

2. 操作关键点

（1）操作中遵循节力原则。

（2）安置半坐卧位时先摇起床头支架,再摇起膝下支架,恢复平卧位时先摇平膝下支架,再摇平床头支架,以免病人不适。

（3）病人肢体处于功能位。

3. 操作测评标准

项目		分值	考核评价要点	评分等级				得分	存在问题
				I	II	III	IV		
护士准备		4	着装整洁、表达清晰、动作轻柔	4	3	2	1		
操作评估		6	了解病人病情充分	2	1	0	0		
			检查病床单位情况全面	2	1	0	0		
			检查各种管道安置情况正确	2	1	0	0		
操作准备	病人	3	理解、配合	3	2	1	0		
	环境	2	符合操作要求	2	1	0	0		
	护士	2	洗手、戴口罩正确	2	1	0	0		
	用物	3	准备齐全、放置合理	3	2	1	0		

项目		分值	考核评价要点	评分等级				得分	存在问题
				I	II	III	IV		
操作过程	核对解释	5	核对正确	2	1	0	0		
			解释清楚并取得合作	3	2	1	0		
	安置卧位	22	摇起床头角度正确	9	7	5	3		
			摇起床头与膝下支架方法、顺序正确	9	7	5	3		
			床尾软枕放置正确	4	3	2	1		
	维持卧位	15	协助病人进餐方法正确,速度适宜	4	3	2	1		
			告知维持体位目的正确	5	4	3	2		
			维持体位时间适宜	6	4	2	1		
	恢复卧位	22	评估病人正确,病人及家属理解、配合	4	3	2	1		
			摇平膝下与床头支架方法、顺序正确	9	7	5	3		
			安置平卧位正确,病人肢体处于功能位	9	7	5	3		
	整理归原	6	病床单位平整、舒适	2	1	0	0		
			洗手、摘口罩、记录、签名正确	4	3	2	1		
操作评价		10	关爱病人、沟通有效	3	2	1	0		
			安置卧位方法正确,病人感觉舒适	3	2	1	0		
			操作熟练、平稳,时间不超过 5min	4	3	2	1		
关键缺陷			无人文关怀、无沟通,床头抬高角度错误,摇起、放平床头与膝下支架顺序错误等均不及格						
总分		100							

技能 2 协助病人翻身

1. 操作流程

操作程序	简要流程	操作要点
护士准备	素质要求	着装整洁、表达清晰、动作轻柔
操作评估	病人病情	意识状态、体重、躯体活动能力、合作程度
	病床单位	病床种类、床垫软硬度,整洁、干燥情况
	治疗情况	有无输液管、吸氧管及引流管
操作准备	病人准备	了解操作目的、方法及配合要点,愿意合作
	环境准备	整洁安静、温湿度及光线适宜
	护士准备	洗手,戴口罩
	用物准备	软枕数个、翻身卡、笔、手消毒凝胶

操作程序	简要流程	操作要点
操作过程	核对解释	核对病人,解释并取得合作
	固定安置	固定病床脚轮,将各种导管及输液装置安置妥当,拉起对侧床挡,必要时将盖被折叠至床尾或对侧,协助病人平卧、两手放于腹部
	协助翻身	①一人协助病人翻身侧卧法:依次将病人肩部、臀部及双下肢移近护士侧床沿,协助病人屈膝(图3-3),如下肢膝关节活动受限或疼痛,可只弯曲健侧下肢;护士一手托肩、一手扶膝将病人翻身侧卧 ②二人协助病人翻身侧卧法:两名护士站于病床的同一侧,一人托住病人颈肩部和腰部,另一人托住臀部和腘窝部,两人同时用力将病人抬起移向近护士侧床沿,协助病人屈膝,两人分别扶住病人的肩部、腰部和臀部、膝部将病人翻身侧卧
	维持体位	用软枕将病人背部和肢体垫好。安置病人肢体各关节处于功能位置:病人侧卧后,下侧上肢屈曲放于枕边、上侧上肢放于胸前软枕上,下腿伸直、上腿弯曲放于软枕上(图3-4)。检查并保持各种管道通畅、无受压扭曲
	整理记录	整理病床单位,清理用物,洗手,摘口罩,记录翻身时间和皮肤情况、签名,做好交接
操作评价	病人感受	舒适安全,无特殊不适
	操作效果	翻身方法正确,安置卧位舒适,符合节力原则

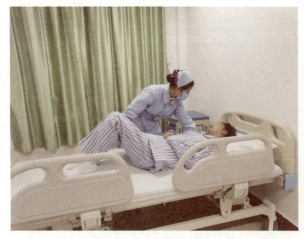

图3-3　平卧屈膝

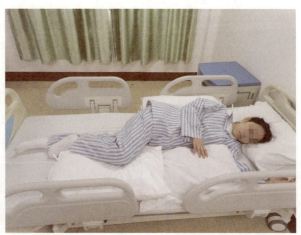

图3-4　侧卧位

2. 操作关键点

（1）操作中遵循节力原则。

（2）移动病人时动作轻稳、协调一致，不可拖、拉、推病人，应将病人身体稍抬起再行翻身，以免擦伤皮肤。

（3）根据病人病情及皮肤受压情况，确定翻身间隔时间。如发现皮肤发红或破损应及时处理，并酌情增加翻身次数。

（4）若病人身上有各种导管或输液装置时，应先将导管安置妥当，翻身后仔细检查导管是否有脱出、移位、扭曲、受压，保持导管通畅。

3. 操作测评标准

项目		分值	考核评价要点	评分等级				得分	存在问题
				I	II	III	IV		
护士准备		4	着装整洁、表达清晰、动作轻柔	4	3	2	1		
操作评估		6	了解病人病情充分	2	1	0	0		
			检查病床单位情况全面	2	1	0	0		
			检查各种管道安置情况正确	2	1	0	0		
操作准备	病人	3	理解、配合	3	2	1	0		
	环境	2	符合操作要求	2	1	0	0		
	护士	2	洗手、戴口罩正确	2	1	0	0		
	用物	3	准备齐全、放置合理	3	2	1	0		
操作过程	核对解释	5	核对正确	2	1	0	0		
			解释清楚并取得合作	3	2	1	0		
	固定安置	14	固定病床脚轮方法正确	2	1	0	0		
			各种导管及输液装置安置妥当	4	3	2	1		
			拉起床挡、折叠盖被方法正确	4	3	2	1		
			安置病人体位正确	4	3	2	1		
	协助翻身	24	将病人移向床沿方法正确	9	7	5	3		
			协助病人翻身侧卧方法正确	9	7	5	3		
			翻身动作协调一致	6	4	2	1		
	维持体位	20	软枕放置位置正确	6	4	2	1		
			肢体各关节处于功能位置	9	7	5	3		
			检查、安置各种管道正确	5	4	3	2		
	记录整理	7	整理病床单位、清理用物正确	2	1	0	0		
			洗手、摘口罩、记录、签名正确	3	2	1	0		
			做好交接	2	1	0	0		

项目	分值	考核评价要点	评分等级				得分	存在问题
			I	II	III	IV		
操作评价	10	关爱病人、沟通有效	3	2	1	0		
		翻身方法正确,病人感觉舒适	3	2	1	0		
		操作熟练、平稳,时间不超过5min	4	3	2	1		
关键缺陷		无人文关怀、无沟通,操作不符合节力原则、翻身方法错误、各关节未处于功能位置等均不及格						
总分	100							

技能 3　压疮预防

1. 操作流程

操作程序	简要流程	操作要点
护士准备	素质要求	着装整洁、表达清晰、动作轻柔
操作评估	病人病情	年龄、意识状态、躯体活动能力、合作程度、营养状况、排泄情况、心理状态
	皮肤情况	皮肤完整性、弹性、温湿度、受压情况
	治疗情况	有无输液管、吸氧管及引流管
操作准备	病人准备	了解操作目的、方法及配合要点,愿意合作
	环境准备	关门窗,调节室温24℃以上,有床帘或屏风
	护士准备	洗手,戴口罩
	用物准备	治疗车上层:治疗盘、毛巾、浴巾、50%乙醇或特定润肤液、脸盆(盛50～52℃温水)、水温计、记录本、笔、手消毒凝胶 治疗车下层:医疗废物桶、生活垃圾桶(图3-5);按需备软枕
操作过程	核对解释	核对病人,解释并取得合作,询问病人是否需用便器
	备水撤枕	移床尾椅至合适位置,将盛有温水的脸盆置于椅上,撤去病人背部软枕
	清洁背臀	暴露病人肩、背、臀部,用盖被盖好身体其他部位,用浴巾遮盖暴露部位;用毛巾浸湿温水拧干后依次擦洗病人的后颈、肩部、背部及臀部(图3-6)
	全背按摩	①两手掌蘸50%乙醇或特定润肤液,用手掌大、小鱼际肌以环形方式按摩,从骶尾部开始沿脊柱两侧向上按摩至肩部再环形向下按摩至骶尾部(图3-7);如此反复有节律地按摩数次

操作程序	简要流程	操作要点
操作过程	全背按摩	②用拇指指腹蘸 50% 乙醇或特定润肤液，由骶尾部开始沿脊柱按摩至第 7 颈椎处（图 3-8）；如此反复有节律地按摩数次；用浴巾拭干背部，撤浴巾
	局部按摩	用手掌大、小鱼际肌蘸 50% 乙醇或特定润肤液紧贴皮肤按摩身体其他易发压疮部位，作压力均匀的环形按摩，压力由轻到重、再由重到轻，每个部位按摩 3～5min
	更换卧位	按需协助病人翻身、穿好衣服，更换舒适卧位，按需放置软枕
	整理记录	整理病床单位，清理用物，洗手，摘口罩，记录翻身时间、卧位及全身皮肤情况，签名
操作评价	病人感受	舒适、安全、满意
	操作效果	按摩部位、手法、力度正确，符合节力原则，按摩部位皮肤微红温暖，卧位安置舒适安全，床铺平整、干燥

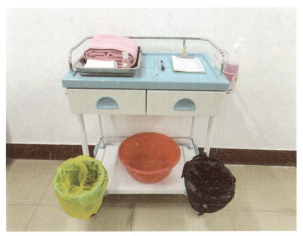

图 3-5　压疮预防用物

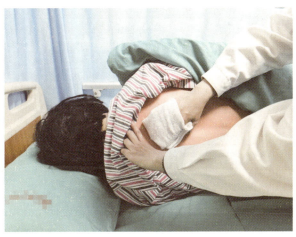

图 3-6　清洁背部

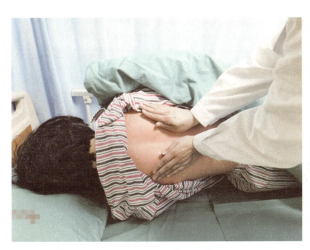

图 3-7　全背按摩

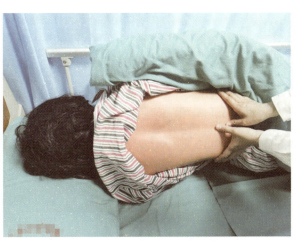

图 3-8　脊柱按摩

2. 操作关键点

（1）操作中遵循人体力学原理、符合节力原则。

（2）按摩力度适中，避免用力过大造成皮肤损伤。避免对已经发红的皮肤进行按摩以免加重皮损，可在受损部位外周用大拇指指腹以环形动作由内向外按摩。

（3）易发压疮部位：①平卧位，枕骨粗隆、肩胛部、肘部、脊椎体隆突处、骶尾部和足跟部。②侧卧位，耳郭、肩峰、肋骨、肘部、髋部、膝关节内外侧和内外踝。③俯卧位，面颊部、耳郭、肩部、女性乳房、男性生殖器、髂嵴、膝部和足尖。④坐位，坐骨结节处。

3. 操作测评标准

项目		分值	考核评价要点	评分等级				得分	存在问题
				I	II	III	IV		
护士准备		4	着装整洁、表达清晰、动作轻柔	4	3	2	1		
操作评估		6	了解病人病情充分	2	1	0	0		
			检查皮肤情况正确	2	1	0	0		
			检查各种管道安置情况正确	2	1	0	0		
操作准备	病人	2	理解、配合	2	1	0	0		
	环境	3	符合操作要求，有遮挡设备	3	2	1	0		
	护士	2	洗手、戴口罩正确	2	1	0	0		
	用物	3	准备齐全、放置合理	3	2	1	0		
操作过程	核对解释	4	核对正确	2	1	0	0		
			解释清楚并取得合作，询问正确	2	1	0	0		
	备水撤枕	5	床尾椅、脸盆放置正确，水温适宜	3	2	1	0		
			撤背部软枕正确	2	1	0	0		
	清洁背臀	13	暴露病人背部正确，保暖措施得当	4	3	2	1		
			铺浴巾方法正确	2	1	0	0		
			擦洗颈、肩、背、臀部方法及顺序正确	7	5	3	1		
	全背按摩	18	按摩部位、手法正确	6	4	2	1		
			按摩力度适宜，压力均匀	6	4	2	1		
			按摩时间适宜，局部皮肤微红温暖	4	3	2	1		
			浴巾拭干背部正确	2	1	0	0		
	局部按摩	15	按摩部位、手法正确	6	4	2	1		
			按摩力度、时间适宜，局部皮肤微红温暖	9	7	5	3		
	更换卧位	9	按需协助病人翻身、穿衣方法正确	5	3	2	1		
			更换卧位、按需放置软枕正确	4	3	2	1		
	整理记录	6	整理病床单位、清理用物正确	2	1	0	0		
			洗手、摘口罩、记录、签名正确	4	3	2	1		

项目	分值	考核评价要点	评分等级				得分	存在问题
			I	II	III	IV		
操作评价	10	关爱病人、沟通有效	3	2	1	0		
		按摩部位、手法正确,局部皮肤微红温暖	3	2	1	0		
		操作熟练、轻稳,时间不超过 15min	4	3	2	1		
关键缺陷		无人文关怀、无沟通,操作费时、费力,按摩部位和手法错误、按摩力度不当等均不及格						
总分	100							

二、功能锻炼与活动指导

(一)情景与任务

1. 情景导入　病人住院第二日,T 37℃、P 80 次 /min、R 20 次 /min、BP 140/90mmHg,护士对病人进行了住院期间护理评估,并制订了详细的肢体康复训练计划。

2. 工作任务　护士为病人实施被动性关节活动度(range of motion,ROM)练习,并指导家属正确协助病人进行肢体活动与功能锻炼。

(二)操作评估

1. 病人病情　被诊断为"脑梗死",病情稳定,T 37℃、P 80 次 /min、R 20 次 /min、BP 140/90mmHg,右侧肢体肌力 0 级、左侧肢体肌力 3 级,四肢肌张力正常。

2. 操作目的　维持双侧肢体的关节活动度,防止关节僵硬和肌肉萎缩;增强躯体的活动能力,减轻残障。

3. 项目分析　关节活动度练习因人而异,为病人进行功能锻炼前应先测量血压、心率、呼吸等指标,根据心肺功能确定活动负荷量的安全范围,并根据病人的反应及时调整活动量。

(三)操作计划

1. 保持病房安静、空气清新、温湿度适宜,锻炼前协助病人更换舒适宽松的衣服以便于活动,注意保护病人隐私。

2. 为病人进行肢体功能锻炼。病人右侧肢体肌力 0 级、左侧肢体肌力 3 级,两侧肢体均采用 ROM 练习。鼓励病人用左侧肢体协助右侧肢体活动,使之达到被动关节活动转变为主动关节活动。

3. 为病人安排每日 2～3 次功能锻炼,每个关节每次可有节律地做 5～10 次完整的 ROM 练习,锻炼时采取平卧位、全身放松,注意观察病人反应,及时调整关节活动度,避免造成疼痛或痉挛。

4. 向病人及家属介绍关节活动的重要性、鼓励其积极参与，教会家属正确协助病人进行ROM练习。

（四）操作流程与测评标准

技能4 被动性关节活动度练习

1. 操作流程

操作程序	简要流程	操作要点
护士准备	素质要求	着装整洁、表达清晰、动作轻柔
操作评估	病人病情	年龄、意识状态、心肺功能、心理状态、活动受限程度，生命体征是否稳定
	活动能力	肌力程度、关节活动度、活动耐力
	治疗情况	有无输液管、吸氧管及引流管
操作准备	病人准备	了解ROM练习目的、方法及配合要点，愿意合作，生命体征稳定
	环境准备	整洁安静，温湿度及光线适宜
	护士准备	洗手，戴口罩
	用物准备	治疗车上层：体温计、纱布、听诊器、血压计、弯盘、浴巾、治疗巾、用于维持姿势的枕头、宽松衣物、记录本、笔、手消毒凝胶 治疗车下层：医疗废物桶、生活垃圾桶
操作过程	核对解释	核对病人，解释并取得合作
	体位安置	病人平卧、全身放松，保持被活动肢体靠近护士
	关节活动	①方法与顺序：以手做成杯状或支架状支撑病人关节远端的肢体，依次对肩、肘、腕、指、髋、膝、趾关节作外展、内收、伸展、屈曲、内旋、外旋等关节活动度练习（图3-9、图3-10、图3-11和图3-12），并对比两侧肢体活动情况。视病情活动脊柱 ②节律与次数：每个关节应缓慢地、有节律地做5～10次完全的关节活动度练习
	观察指导	练习时密切观察病人反应，如肢体出现疼痛、痉挛、颤抖和持续痉挛状态，应暂停，查明原因并去除，若不能去除应停止操作；指导病人用左侧肢体帮助右侧肢体运动，如用左手抓住右手、用左腿或左脚支托右腿或右脚等；活动结束后测量生命体征
	整理记录	协助病人取舒适卧位，整理病床单位；洗手，摘口罩；记录活动关节、次数、时间和关节活动度的变化，签名
操作评价	病人感受	安全、舒适、满意
	操作效果	关节活动顺序、部位、范围、手法、力度、次数正确，符合节力原则，指导有效

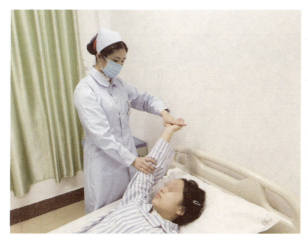

图 3-9　肩关节活动

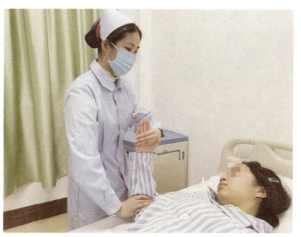

图 3-10　肘关节活动

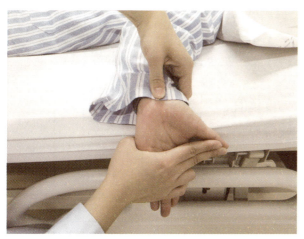

图 3-11　腕关节活动

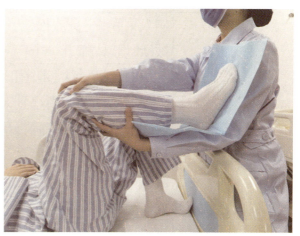

图 3-12　膝关节活动

2. 操作关键点

（1）锻炼前须全面评估病人的疾病情况、心肺功能、机体活动能力和关节现存功能等，根据病人的具体情况制订康复目标和训练计划。

（2）锻炼过程中注意观察病人对活动的反应及耐受性，有无出现关节僵硬、疼痛、痉挛等不良反应，如出现异常应及时处理。

（3）对急性关节炎、骨折、肌腱断裂、关节脱位等病人进行 ROM 练习时，应在临床医生和康复医生的指导下完成，避免出现再次损伤。

（4）对心脏病病人进行 ROM 练习时，注意观察病人有无胸痛及心律、心率、血压等异常变化，避免因剧烈活动诱发心脏病的发作。

3. 操作测评标准

项目		分值	考核评价要点	评分等级				得分	存在问题
				I	II	III	IV		
护士准备		4	着装整洁、表达清晰、动作轻柔	4	3	2	1		
操作评估		7	了解病人病情充分	3	2	1	0		
			检查活动能力正确	3	2	1	0		
			检查各种管道安置情况正确	1	0	0	0		
操作准备	病人	2	理解、配合,生命体征稳定	2	1	0	0		
	环境	2	符合操作要求	2	1	0	0		
	护士	2	洗手、戴口罩正确	2	1	0	0		
	用物	3	准备齐全、放置合理	3	2	1	0		
操作过程	核对解释	5	核对正确	2	1	0	0		
			解释清楚并取得合作	3	2	1	0		
	体位安置	5	病人平卧,全身放松	3	2	1	0		
			被活动肢体靠近护士	2	1	0	0		
	关节活动	35	各关节活动手法、范围正确	9	7	5	3		
			各关节活动幅度由小到大、力度适宜	9	7	5	3		
			各关节活动次数正确,活动缓慢有节律	9	7	5	3		
			活动时支托方法正确	3	2	1	0		
			对比两侧肢体活动情况正确	3	2	1	0		
			操作时移动重心正确,省时节力	2	1	0	0		
	观察指导	17	观察病人活动反应正确、及时	3	2	1	0		
			出现异常情况处理正确、及时	4	3	2	1		
			指导左侧肢体带动右侧肢活动正确、有效	8	6	4	2		
			活动后测量生命体征正确、及时	2	1	0	0		
	整理记录	8	病人卧位舒适,病床单位平整、紧实	4	3	2	1		
			洗手、摘口罩、记录、签名正确	4	3	2	1		
操作评价		10	关爱病人、沟通有效	3	2	1	0		
			活动方法、范围正确,力度、时间适宜	3	2	1	0		
			操作熟练、轻稳,时间不超过20min	4	3	2	1		
关键缺陷			无人文关怀、无沟通,操作费时、费力,活动方法、范围、力度、次数错误,活动时支托方法不当,造成病人疼痛或痉挛等均不及格						
总分		100							

三、清洁卫生与舒适护理

（一）情景与任务

1. 情景导入　病人住院第三日，护士巡视病房，发现病人多日未洗发、沐浴，观察病人神志清楚、言语不清、心律规整、呼吸平稳，右侧肢体偏瘫，病情允许实施清洁卫生护理。

2. 工作任务　护士为病人进行床上洗发、床上擦浴，并更换床单。

（二）操作评估

1. 病人病情　神志清楚、言语不清、心律规整、呼吸平稳，右侧肢体偏瘫，长期卧床，生活不能自理。

2. 操作目的　去除头皮屑及污物，保持头发清洁；清洁皮肤，保持床铺整洁、干燥、紧实，促进病人舒适，预防压疮。

3. 项目分析

（1）床上洗发：常用方法有洗头车法、洗头器法、马蹄形垫法、扣杯法等，应根据病人病情和医院设备条件选择合适的方法，洗发时注意安置适宜的卧位。

（2）床上擦浴：应根据病人病情及肢体活动情况，帮助病人正确穿脱衣服。一般先脱近侧再脱远侧、先穿远侧再穿近侧，如病人肢体有外伤或活动障碍则先脱健侧再脱患侧、先穿患侧再穿健侧。

（3）卧有病人床更换床单：应根据病人病情及肢体活动情况，选择正确的更换方法和顺序。如偏瘫病人，应协助病人卧于患侧、用健侧肢体紧握床挡，先更换健侧、再更换患侧；患侧卧位时，需有人扶持以维持侧卧。

（三）操作计划

1. 合理安排操作顺序，先进行床上洗发、床上擦浴，再给予更换床单。操作时关闭门窗，避免室内空气对流，以减少病人热量散失，防止受凉。注意遮挡，以保护病人隐私。

2. 选用洗头车或洗头器为病人洗发，采用斜角平卧位。

3. 采用协助病人侧卧位的方式进行更换床单，先换左侧再换右侧。如病人无法维持侧卧位可请另一名护士或家属协助扶持病人，做好安全防护，防止发生坠床。

（四）操作流程与测评标准

技能 5　床上洗发

1. 操作流程

操作程序	简要流程	操作要点
护士准备	素质要求	着装整洁、表达清晰、动作轻柔
操作评估	病人病情	年龄、意识状态、活动受限程度、肌张力
	头发情况	头发疏密、长度、清洁情况，头皮有无瘙痒、破损、病变
	环境状况	温湿度、光线是否适宜，有无遮挡设备

操作程序	简要流程	操作要点
操作准备	病人准备	了解操作目的、方法及配合要点,愿意合作
	环境准备	室温 24℃±2℃,光线适宜,已关门窗,有床帘或屏风遮挡
	护士准备	洗手,戴口罩
	用物准备	治疗车上层:治疗盘、眼罩或纱布、别针、干棉球 2 个、纸袋、洗发液或香皂、梳子、镜子、护肤霜、橡胶单、浴巾、毛巾、冲洗壶或量杯、水壶(盛 40~45℃热水)、电吹风、手消毒凝胶 治疗车下层:医疗废物桶、生活垃圾桶、污水桶 另备洗头器或洗头车(图 3-13)
操作过程	核对解释	核对病人,解释并取得合作
	移开桌椅	移开床旁桌、床尾椅,置用物于方便取用处
	安置卧位	铺橡胶单及浴巾于枕上,移枕至肩下;安置病人斜角仰卧位,解开衣领向内折,用毛巾围在颈部别针固定,置洗头器于后颈部使头部置于槽内、槽口接污水桶,或置洗头车于床头侧边、将头部枕于洗头车的头托上(图 3-14);用棉球塞住两耳、纱布遮盖双眼或嘱病人闭上眼睛
	洗净头发	先冲少量热水,询问病人水温是否合适,再用热水充分湿润头发(图 3-15);将洗发液均匀涂遍头发,用双手指腹由发际向头顶至枕后反复揉搓头发并按摩头皮(图 3-16),梳去脱落头发置于纸袋中,用热水冲净头发
	干发梳发	洗发毕,解下颈部毛巾包住头发,一手托住头部、一手撤去洗头器或洗头车,协助病人平卧于床正中,将枕头与橡胶单、浴巾一并从肩下移至头部;取下眼部纱布及耳内棉球,擦干面部,按需使用护肤品;用毛巾擦干头发,再用浴巾擦干或电吹风吹干头发(图 3-17),按病人喜好梳理头发
	整理记录	撤去用物,协助病人安置舒适卧位,询问病人感受;整理病床单位,还原床旁桌、床尾椅,清理用物;洗手,摘口罩,记录、签名
操作评价	病人感受	清洁、舒适、安全
	操作效果	头发及头皮清洁、无损伤,水未流入眼睛、耳内,未沾湿衣服、床铺

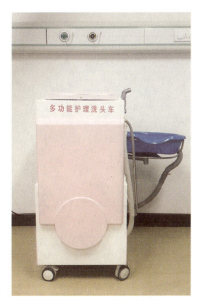

图 3-13　洗头车

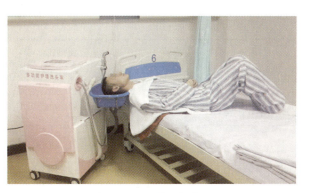

图 3-14　安置卧位

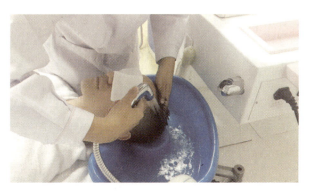

图 3-15　湿润头发

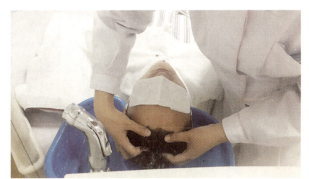

图 3-16　按摩头皮

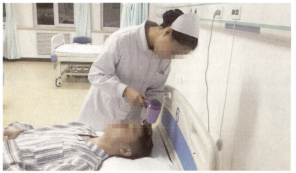

图 3-17　吹干头发

2. 操作关键点

（1）室温、水温适宜，洗发毕及时吹干头发，防止病人受凉。

（2）揉搓头发、按摩头皮力度适中，以促进头皮血液循环。避免指甲抓伤头皮，避免水流入眼睛、耳内，保护衣服、床铺不被水沾湿。

（3）随时与病人交流并观察病情变化，如病人出现面色苍白、心动过速、呼吸增快等异常情况，立即停止操作、报告医生及时处理。

3. 操作测评标准

项目		分值	考核评价要点	评分等级				得分	存在问题
				I	II	III	IV		
护士准备		4	着装整洁、表达清晰、动作轻柔	4	3	2	1		
操作评估		6	了解病人病情充分	2	1	0	0		
			检查头发情况正确	3	2	1	0		
			观察环境状况全面,有遮挡设备	1	0	0	0		
操作准备	病人	2	理解、配合	2	1	0	0		
	环境	3	符合操作要求,已关门窗、遮挡适当	3	2	1	0		
	护士	2	洗手、戴口罩正确	2	1	0	0		
	用物	3	准备齐全、放置合理	3	2	1	0		
操作过程	核对解释	4	核对正确	2	1	0	0		
			解释清楚并取得合作	2	1	0	0		
	移开桌椅	4	移开床旁桌、床尾椅正确	2	1	0	0		
			用物置于方便取用处	2	1	0	0		
	安置卧位	16	铺橡胶单及浴巾、安置体位正确,舒适	8	6	4	2		
			洗头器或洗头车放置合适,引水通畅	4	3	2	1		
			颈围毛巾、耳塞棉球、眼盖纱布正确	4	3	2	1		
	洗净头发	23	湿发和洗发顺序、方法正确,力度适宜	9	7	5	3		
			水无流入眼、耳,无沾湿衣服、床铺	5	4	3	2		
			洗发干净,病人感觉舒适	5	4	3	2		
			观察、处理特殊情况正确	4	3	2	1		
	干发梳发	15	毛巾包头发、撤洗头器或洗头车正确	4	3	2	1		
			移枕、安置卧位正确,舒适	4	3	2	1		
			撤塞耳棉球、盖眼纱布正确	2	1	0	0		
			擦干面部、吹干及梳理头发正确	5	4	3	2		
	整理记录	8	撤用物正确,安置卧位舒适	3	2	1	0		
			整理病床单位、清理用物正确	2	1	0	0		
			洗手、摘口罩、记录、签名正确	3	2	1	0		
操作评价		10	关爱病人、沟通有效	3	2	1	0		
			洗发、按摩头皮方法正确,力度适宜	3	2	1	0		
			操作熟练、轻稳,时间不超过 15min	4	3	2	0		

项目	分值	考核评价要点	评分等级				得分	存在问题
			I	II	III	IV		
关键缺陷		无人文关怀、无沟通，操作费时、费力，洗发液未冲净、眼或耳入水、衣服或床铺沾湿等均不及格						
总分	100							

技能 6　床上擦浴

1. 操作流程

操作程序	简要流程	操作要点
护士准备	素质要求	着装整洁、表达清晰、动作轻柔
操作评估	病人病情	意识状态、生命体征、活动受限程度、肌张力、心理反应及合作程度，有无乙醇过敏
	皮肤情况	皮肤完整性、颜色、温度、感觉和清洁度
	治疗情况	有无输液管、吸氧管及引流管
操作准备	病人准备	了解操作目的、方法及配合要点，愿意合作，病情稳定，已按需协助排便
	环境准备	室温 24℃±2℃，光线适宜，已关门窗，有床帘或屏风遮挡
	护士准备	洗手，戴口罩
	用物准备	治疗车上层：治疗盘、浴皂、梳子、小剪刀、50%乙醇或特定润肤液、润滑剂、清洁衣裤、毛巾2条、浴巾、橡胶单 治疗车下层：脸盆、足盆、水桶2个（分别盛50～52℃热水和污水）、医疗废物桶、生活垃圾桶 必要时备便盆及便盆巾、被套、大单
操作过程	核对解释	核对病人，解释并取得合作
	安置病人	床帘或屏风遮挡，调整病床高度，放下近侧床挡，松开床尾盖被，协助病人取平卧位，将身体移至靠近护士侧床沿，脸盆放在床尾椅上，倒入50～52℃热水至2/3满
	擦拭面部	将毛巾浸湿热水拧至不滴水，包裹在一只手上，由内眦到外眦擦洗一侧眼部，同法擦拭另一侧；依次擦洗一侧额部、颊部、鼻翼、人中（图3-18），由耳后擦至下颌部、再擦至颈部。同法擦洗另一侧

操作程序	简要流程	操作要点
操作过程	擦洗上肢	协助病人脱上衣，用盖被盖好上半身，暴露一侧上肢，铺浴巾于肢体下；由远心端向近心端擦洗：依次擦洗手背、前臂外侧、肘部、上臂外侧及颈外侧，掌心、前臂内侧、肘窝、上臂内侧；将手臂抬高，使皱褶部分展开擦洗腋窝（图3-19）。同法擦洗另一侧上肢
	泡洗双手	将脸盆放在床上浴巾上，将病人一只手浸泡在水中，护士边搓洗边按摩手掌、手背、手指及指缝，洗净擦干（图3-20）。同法泡洗、擦干另一只手
	擦洗胸腹	将浴巾盖于病人胸腹部，一手略掀起浴巾，另一手依次擦洗前胸和腹部。擦洗女性病人乳房采用环形手法自中心向外擦洗
	擦洗背部	协助病人侧卧背向护士，铺浴巾于身下，依次擦洗后颈部、背部和臀部，按需用50%乙醇或特定润肤液按摩全背部，穿好清洁上衣
	擦洗下肢	协助病人平卧，用盖被盖住上半身及病人一侧下肢，浴巾一半铺于一侧腿下、一半覆盖腿上，依次擦洗髋部、腹股沟、大腿、膝关节、小腿、踝部（图3-21）；同法擦洗另一侧下肢
	泡洗双脚	协助病人两腿屈膝，将橡胶单、浴巾铺于病人脚下，将足盆放于浴巾上，一手扶住足盆、另一手将病人双脚分别放入盆内，热水浸泡、洗净擦干（图3-22）
	擦洗会阴	铺浴巾于病人臀下，协助或指导病人擦拭会阴部，穿好清洁裤子
	整理记录	协助病人安置舒适卧位，询问并满足病人需要；整理病床单位，拉起床挡，清理用物；洗手，摘口罩，记录、签名
操作评价	病人感受	安全舒适、无受凉、无劳累感
	操作效果	皮肤清洁、无损伤，衣服、床铺、地面无沾湿，沟通有效

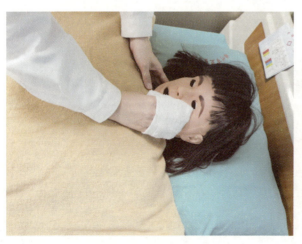

图 3-18　擦拭面部

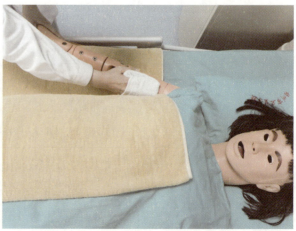

图 3-19　擦洗上肢

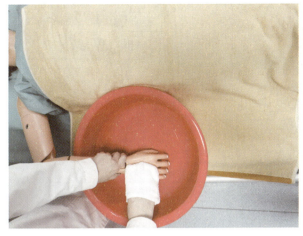
图 3-20　泡洗双手

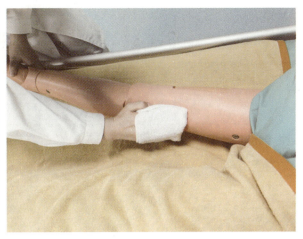
图 3-21　擦洗下肢

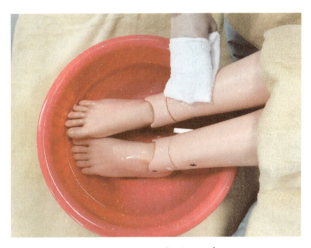
图 3-22　泡洗双脚

2. 操作关键点

（1）操作时注意省时节力，避免机体损伤。

（2）酌情更换热水、脸盆和毛巾，脸盆和足盆不可混用。

（3）操作过程中尽量减少翻动和暴露病人，防止受凉。注意保护病人的自尊和隐私。随时观察病情及皮肤情况，如病人出现寒战、面色苍白、呼吸急促等异常情况，立即停止操作、报告医生及时处理。

（4）休克、心力衰竭、心肌梗死、脑出血、脑外伤、大出血等病人禁忌擦浴。

3. 操作测评标准

项目	分值	考核评价要点	评分等级				得分	存在问题
			Ⅰ	Ⅱ	Ⅲ	Ⅳ		
护士准备	4	着装整洁、表达清晰、动作轻柔	4	3	2	1		
操作评估	6	了解病人病情充分	2	1	0	0		
		检查皮肤情况全面	2	1	0	0		
		检查各种管道安置情况正确	2	1	0	0		

项目		分值	考核评价要点	评分等级				得分	存在问题
				I	II	III	IV		
操作准备	病人	2	理解、配合,病情稳定,已排便	2	1	0	0		
	环境	3	符合操作要求,已关门窗、有遮挡设备	3	2	1	0		
	护士	2	洗手、戴口罩正确	2	1	0	0		
	用物	3	准备齐全、放置合理	3	2	1	0		
操作过程	核对解释	4	核对正确	2	1	0	0		
			解释清楚并取得合作	2	1	0	0		
	安置病人	4	病人体位舒适,遮挡、保暖措施得当	2	1	0	0		
			备热水正确,水温适宜	2	1	0	0		
	擦拭面部	5	缠绕毛巾正确	1	0	0	0		
			擦洗面部方法、顺序正确	4	3	2	1		
	擦洗上肢	10	脱衣方法正确	2	1	0	0		
			擦洗上肢方法、顺序正确,无遗漏部位	6	4	2	1		
			未沾湿床铺	2	1	0	0		
	泡洗双手	2	泡洗双手方法正确,无遗漏部位	2	1	0	0		
	擦洗胸腹	9	遮盖病人得当	1	0	0	0		
			擦洗胸腹部方法、顺序正确,无遗漏部位,未沾湿床铺	8	5	3	1		
	擦洗背部	14	协助翻身侧卧方法正确	2	1	0	0		
			擦洗背部方法、顺序正确,无遗漏部位	6	4	2	1		
			未沾湿床铺	2	1	0	0		
			按需用50%乙醇或特定润肤液按摩全背部	2	1	0	0		
			协助穿衣正确	2	1	0	0		
	擦洗下肢	10	脱裤方法正确	2	1	0	0		
			擦洗下肢方法、顺序正确,无遗漏部位	6	4	2	1		
			未沾湿床铺	2	1	0	0		
	泡洗双脚	2	泡洗双脚方法正确,无遗漏部位	2	1	0	0		
	擦洗会阴	4	协助或指导病人擦拭会阴部正确	2	1	0	0		
			协助穿裤正确	2	1	0	0		

项目		分值	考核评价要点	评分等级				得分	存在问题
				I	II	III	IV		
操作过程	整理记录	6	病人卧位舒适,询问、满足病人需求及时	2	1	0	0		
			整理病床单位、清理用物正确	2	1	0	0		
			洗手、摘口罩、记录、签名正确	2	1	0	0		
操作评价		10	关爱病人、沟通有效	3	2	1	0		
			擦浴方法、顺序正确,未沾湿衣服、床铺	3	2	1	0		
			操作熟练、轻稳,时间不超过 30min	4	3	2	1		
关键缺陷			无人文关怀、无沟通,操作费时、费力,擦浴方法、顺序错误,脱、穿衣服方法错误,衣服、床铺沾湿等均不及格						
总分		100							

技能 7 卧有病人床更换床单

1. 操作流程

操作程序	简要流程	操作要点
护士准备	素质要求	着装整洁、表达清晰、动作轻柔
操作评估	病人病情	意识状态、生命体征、活动受限程度、肌张力、合作程度
	治疗情况	有无输液管、吸氧管及引流管等
	环境状况	整洁、安全,温湿度及光线适宜,病房内无人进餐或治疗
操作准备	病人准备	了解操作目的、方法及配合要点,愿意合作,病情稳定
	环境准备	酌情关门窗,按季节调节室内温湿度
	护士准备	洗手,戴口罩
	用物准备	护理车上层:大单、中单、被套、枕套、床刷及布套 护理车下层:便盆、便盆巾(图 3-23)
操作过程	核对解释	核对病人,解释并取得合作
	安置卧位	移开床旁桌,移床尾椅至合适位置,拉起对侧床挡,放下近侧床挡;松开床尾盖被,协助病人侧卧于床对侧,将枕头移至床对侧;嘱病人健侧手握住对侧床挡,使身体靠近对侧床沿,体位舒适(图 3-24)
	卷单扫床	松开近侧各层床单,将污中单卷入病人身下,扫净橡胶单、搭在病人身上,将污大单卷入病人身下,扫净床褥上的渣屑

操作程序	简要流程	操作要点
操作过程	更换大单	将清洁大单的中线与床中线对齐、展开,将一半大单平整地铺在近侧床面上、另一半卷入病人身下,铺好近侧大单(图3-25)
	更换中单	将搭在病人身上的橡胶单拉下平铺在清洁大单上;将清洁中单对齐床中线,一半铺在橡胶单上、另一半卷入病人身下,将铺好的橡胶单和中单拉平,一并塞入床垫下(图3-26);协助病人翻身侧卧于铺好的床近侧,拉起近侧床挡
	撤出污单	转至对侧,放下床挡,松开各层床单;将污中单撤下、卷至床尾,扫净橡胶单、搭在病人身上;将污大单连同污中单一起,污染面向内卷好,放入污物袋内
	铺对侧单	扫净床褥上的渣屑,将病人身下的大单展平、拉紧铺好;同近侧法铺好橡胶单和中单;将枕头移至床头中间,协助病人平卧
	更换被套	方法一:铺清洁被套于盖被上,打开被套尾端开口,从污被套里取出棉胎(S形折叠)放于清洁被套内(图3-27),套好被套,棉胎上缘与被套封口端平齐,拉平棉胎和被套,撤出污被套 方法二:打开被套尾端开口,两手伸入被套抓住棉胎和被套上端两角,翻转取出棉胎,展平铺于污被套内面;将清洁被套内面向外、铺于棉胎上,一手伸入清洁被套内,抓住棉胎及被套上端两角,翻转清洁被套、将棉胎套入被套内,棉胎上缘与被套封口端平齐,拉平棉胎和被套,撤出污被套
	整理盖被	系好被套系带,两侧盖被向内折叠与床沿平齐(图3-28),尾端盖被向内折叠齐床尾
	更换枕套	右手托起病人头颈部、左手取出枕头,更换枕套;拍松枕头,将枕头放于病人头部左侧,用右手托起病人头颈部、左手将枕头置于病人头下,枕头开口背门
	整理记录	移回床旁桌、床尾椅,协助病人安置舒适卧位,询问并满足病人需要,清理用物,洗手,摘口罩,记录、签名
操作评价	病人感受	安全、舒适、满意
	操作效果	操作轻稳、省时节力,铺好的各层单平整、无皱褶,被头充实、内外无皱褶,枕头充实、平整、放置正确,病床单位整洁、美观

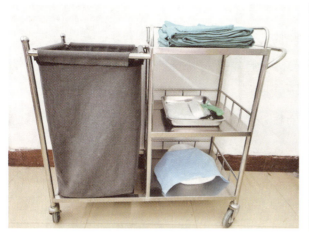

图 3-23　更换床单用物

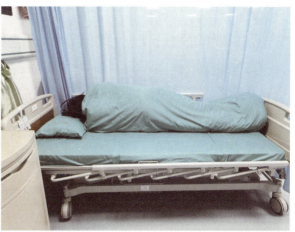

图 3-24　安置卧位

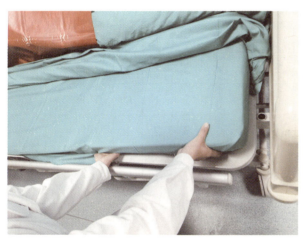

图 3-25　更换大单

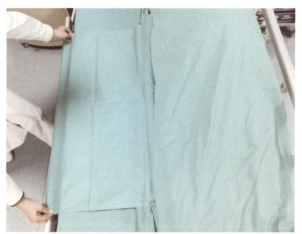

图 3-26　更换中单

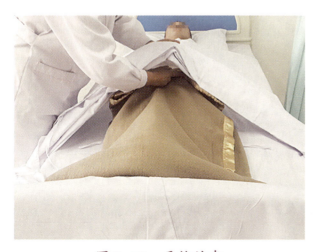

图 3-27　更换被套

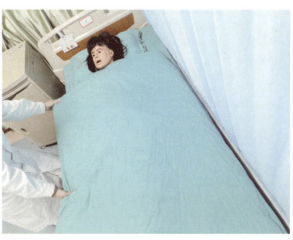

图 3-28　整理盖被

2. 操作关键点

（1）操作时遵循节力原则，若两人配合操作应动作协调。

（2）操作过程中不宜过多翻动和暴露病人，防止翻身时坠床或受凉。注意观察病情及皮肤情况，有引流管者须防止管道扭曲、受压或脱落。

（3）操作应在治疗的间歇、病人病情和情绪稳定时进行。

3. 操作测评标准

项目		分值	考核评价要点	评分等级				得分	存在问题
				I	II	III	IV		
护士准备		4	着装整洁、表达清晰、动作轻巧	4	3	2	1		
操作评估		6	了解病人病情充分	2	1	0	0		
			检查各种管道安置情况正确	2	1	0	0		
			观察环境状况全面	2	1	0	0		
操作准备	病人	2	理解、配合，病情稳定	2	1	0	0		
	环境	3	符合操作要求	3	2	1	0		
	护士	2	洗手、戴口罩正确	2	1	0	0		
	用物	3	准备齐全、放置合理	3	2	1	0		
操作过程	核对解释	2	核对正确，解释清楚并取得合作	2	1	0	0		
	安置卧位	4	移放床旁桌、床尾椅正确	2	1	0	0		
			协助病人卧于床对侧正确、安全	2	1	0	0		
	卷单扫床	6	松、卷大单和中单正确	2	1	0	0		
			扫净橡胶中单，放置正确	2	1	0	0		
			扫净近侧床褥	2	1	0	0		
	更换大单	9	大单放置、打开方法正确	3	2	1	0		
			铺大单方法正确，中线对齐	3	2	1	0		
			大单四角平、紧、美观	3	2	1	0		
	更换中单	12	中单放置、打开方法正确	3	2	1	0		
			铺橡胶单、中单方法正确，中线对齐	3	2	1	0		
			橡胶单及中单平整、紧实	3	2	1	0		
			协助病人卧于床近侧正确、安全	3	2	1	0		
	撤出污单	4	撤污单正确，未引起尘埃飞扬	2	1	0	0		
			扫净橡胶中单、放置正确	2	1	0	0		

项目		分值	考核评价要点	评分等级				得分	存在问题
				I	II	III	IV		
操作过程	铺对侧单	8	扫净对侧床褥	2	1	0	0		
			铺橡胶单、中单方法正确,中线对齐	2	1	0	0		
			橡胶单及中单平整、紧实	2	1	0	0		
			移放枕头、协助病人平卧正确	2	1	0	0		
	更换被套	12	撤、套棉胎方法正确	4	3	2	1		
			被套放置、打开方法正确,中线对齐	2	1	0	0		
			更换被套方法正确,被头充实、被套平整	5	4	3	2		
			撤污被套方法正确	1	0	0	0		
	整理盖被	3	盖被折叠正确	3	2	1	0		
	更换枕套	6	套枕套、松枕方法正确,枕头四角充实	4	3	2	1		
			枕头放置正确,开口背门	2	1	0	0		
	整理记录	4	移回床旁桌、床尾椅正确	1	0	0	0		
			病人卧位舒适,询问并满足病人需求及时	1	0	0	0		
			清理用物正确	1	0	0	0		
			洗手、摘口罩、记录、签名正确	1	0	0	0		
操作评价		10	关爱病人、沟通有效	3	2	1	0		
			更换床单方法、顺序正确,床铺紧实	3	2	1	0		
			操作熟练、轻稳,时间不超过20min	4	3	2	1		
关键缺陷			无人文关怀、无沟通,操作费时、费力,各层单中线未对齐、有皱褶、不平整,床铺四角不紧实、盖被被头空虚等均不及格						
总分		100							

【评价】

1. 病人能否掌握肢体功能锻炼的方法,是否主动配合康复训练,躯体活动能力是否逐渐增强。

2. 病人在护士及家属的帮助下,能否保持身体清洁卫生,洗漱、进餐、如厕等生活需要能否得到及时满足。

3. 病人能否保持有效的语言沟通能力,能否采取有效的沟通方式表达自己的需要。

4. 病人住院期间皮肤是否完好、无破损。

5. 病人肢体有无发生废用综合征。

【拓展训练】

 案例

病人，男，51岁。3h前家属发现病人神志不清、呼之不应、四肢软倦无力，伴呕吐胃内容物1次，约50ml，即送医院急诊。急查头颅、胸部CT："①脑桥出血，血肿量约3.6ml；②两侧基底结节区腔隙性脑梗死；③左肺上叶、两肺下叶炎症，两肺下叶实变"。请神经外科会诊：考虑暂无手术指征，建议保守治疗、定期复查头颅CT。急诊以"脑干出血，肺部感染"收住重症监护病房（intensive care unit，ICU）。

入院后查体：T 37.6℃、P 84次/min、R 24次/min、BP 202/116mmHg、格拉斯哥昏迷量表（Glasgow coma scale，GCS）评分7分，浅昏迷状态、间断躁动，双侧瞳孔等大等圆、直径2.5mm、对光反射存在，双肺呼吸音粗、呼吸稍急促、双中下肺闻及湿啰音、心律齐、各瓣膜听诊区未闻及明显杂音，腹软、无压痛及反跳痛，肠鸣音4次/min，双侧巴宾斯基征（Babinski sign）（+），四肢无水肿、肌张力正常、肌力未能配合完成。既往有高血压病史4年，不规律口服降压药物及监测血压，否认糖尿病病史、重大外伤及手术史、药物过敏史。给予脱水降颅内压，调控血压，镇静镇痛，物理降温，护胃，改善脑功能，抗感染，雾化吸入，吸痰等对症治疗和处理。

［情景与任务］

（一）卧位安置与压疮预防

1. 情景导入　病人入院后处于浅昏迷状态，需长期卧床，已遵医嘱留置胃管，需按时给予流质饮食，氧气吸入2L/min，留置导尿管。

2. 工作任务　护士协助病人安置舒适卧位；定期翻身更换卧位，给予全背部及受压局部皮肤清洁和按摩，以预防压疮；按时给予病人鼻饲流质饮食。

（二）清洁卫生与舒适护理

1. 情景导入　病人住院第五日，护士巡视病房，发现病人数日未洗发、沐浴，神志清楚，T 37.3℃、P 82次/min、R 24次/min、BP 140/90mmHg，言语不清，心律规整、呼吸平稳，病情允许实施清洁卫生护理。

2. 工作任务　护士为病人进行床上洗发、床上擦浴，并更换床单。

（三）功能锻炼与活动指导

1. 情景导入　病人住院1周复查CT：脑干出血灶及肺部感染灶较前吸收好转。病人病情稳定，遵医嘱转入神经内科康复病区继续治疗。转科后，护士对病人进行了入院护理评估，并制订了详细的肢体康复训练计划。

2. 工作任务　护士为病人实施ROM练习，并指导家属正确协助病人进行肢体活动与功能锻炼。

[分析与实践]

（一）分析指引

1. 病人发病急、病情重，应严密观察病情，如生命体征、意识、瞳孔等变化。若病人出现心率、血压、体温的突然升高或降低，意识障碍加深，瞳孔散大、对光反射消失等，均提示病情加重，应及时通知医生给予处理。

2. 病人浅昏迷，需长期卧床，应每2h帮助病人翻身、更换卧位，并进行全背部及受压局部皮肤清洁、按摩以预防压疮，可采取平卧位与侧卧位交替。安置平卧位时应将头偏向一侧，防止呕吐物流入气管引起窒息或肺部感染加重。安置侧卧位时侧卧角度不宜超过30°，身下放置软枕支撑，以维持侧卧。病人身上带有吸氧管、鼻饲管、导尿管、输液管等多种管道，翻身和安置卧位时应妥善安置各管道，避免受压、扭曲，保持各管道通畅。

3. 病人浅昏迷，无法自行进食，为了供给足够的营养与水分，已遵医嘱留置胃管，需每2h为病人鼻饲流质饮食，如牛奶、营养液等，每次量约200ml。鼻饲流质饮食时给病人安置半坐卧位、抬高床头15°～30°，鼻饲后维持该体位30min，避免引起呕吐、反流或误吸。进餐30min后为病人恢复平卧位。

4. 病人浅昏迷住院，病情较重，故卧床数日未洗发、沐浴。为保持病人清洁、舒适，在病情稳定后可在护士帮助下实施清洁卫生护理，如床上洗发、床上擦浴、卧有病人床更换床单等。操作中密切观察病人面色、生命体征及心电监护仪上各项指标的变化，必要时两名护士配合完成操作，以保证病人安全。

5. 病人长期卧床易发生肌肉萎缩、下肢静脉血栓形成、关节僵硬等并发症，病情允许应及早进行ROM练习，以维持关节活动度，预防关节僵硬、粘连和挛缩，促进血液循环。每日功能锻炼2～3次，每次每个关节缓慢有节律地做完整的ROM练习5～10次，每次锻炼20min。操作时关节应予以支托，注意观察病人反应，如出现疼痛、痉挛、疲劳或抵抗应停止操作。康复训练需持续较长时间，应教会家属正确协助病人进行肢体活动与功能锻炼。

（二）分组实践

1. 将全班学生分成若干小组，各小组针对上述案例、情景与任务，进行小组讨论分析，要求书面列出该病人的主要护理诊断/合作性问题，并初步制订护理计划。

2. 各小组成员分配任务，分别扮演护士、病人、家属、医生等不同角色，进行角色扮演、模拟综合实训。

（闭 静）

项目四 | 高热病人的护理

项目04

04项目 数字内容

学习目标

1. 具有严格的无菌观念和查对意识；具有严谨的工作态度；具有观察、分析、解决问题的能力和团队合作精神；关心爱护病人，把病人的健康放在首位。
2. 熟练掌握青霉素药物过敏试验，周围静脉输液（头皮针），常用的标本采集、温水/乙醇拭浴、热水袋及冰袋的使用、雾化吸入、鼻饲护理、口腔护理等技能。
3. 学会体位引流及拍背排痰技能。

 案例

　　病人，男，81岁。病人6年前开始反复出现咳嗽、咳痰，多为白色黏痰、偶为黄色、量中等，伴有喘息、呼吸困难等，曾多次到医院治疗，被诊断为"慢性阻塞性肺疾病"。1周前病人因受凉后再次出现咳嗽、咳痰，痰液黏稠、痰量较多，来医院就诊。门诊医生给予哌拉西林钠－他唑巴坦静脉输液抗感染治疗。病人接受2次治疗后，自觉症状减轻，自行停药。2h前家属发现病人精神差、言语减少、呼吸急促，无呕吐、抽搐，无肢体活动及感觉障碍，无大、小便失禁；在家中观察症状未见好转，即送医院急诊。病人被诊断为"慢性阻塞性肺疾病急性加重期、右肺肺炎"收住呼吸内科。

　　入院后查体：T 40℃、P 156次/min、R 44次/min、BP 190/114mmHg、脉搏血氧饱和度（pluse oxygen saturation，SpO_2）79%，神志清楚，体型消瘦，呼吸急促，不能言语，查体不配合，无遵嘱动作，轻度贫血貌，眼窝凹陷，皮肤弹性差，桶状胸，右下肺叩诊呈实音、余肺部叩诊呈过清音，右下肺呼吸音较左侧减弱，双肺闻及痰鸣音、未闻及哮鸣音，心律不齐、各瓣膜区未闻及病理性杂音，颈静脉无怒张，肝－颈静脉回流征（－），腹平软、肠鸣音正常。此次发病以来，病人睡眠、精神、胃纳差。既往有风湿性心脏病和高血压病史，病情及用药不详。入院后完善三大常规（血常规、尿常规、粪便常规）、血气分析、血培养、血液生化、痰培养、心脏彩超、胸部 CT 等检查，给予吸氧、心电血氧监护、抗感染、化痰、解痉平喘、营养补液等治疗。

【护理评估】

1. 病人 81 岁，慢性阻塞性肺疾病反复发作 6 年，突发高热，体温高达 40℃，右下肺叩诊呈实音、双肺闻及痰鸣音。考虑病人由于急性肺部感染引起高热。

2. 病人 6 年来反复出现咳嗽、咳白色或黄色黏痰，伴有喘息、呼吸困难等。入院后查体：R 44 次 /min、SpO$_2$ 79%，桶状胸，右下肺叩诊呈实音、双肺闻及痰鸣音。提示病人存在气道分泌物增多、气道阻塞和通气不足等问题。

3. 病人 1 周前受凉后出现咳嗽、咳痰，痰液黏稠、痰量较多；1 周后突发高热、呼吸急促、精神差、言语减少，右下肺叩诊呈实音、双肺闻及痰鸣音。提示病人存在排痰不畅、痰液积聚问题，而病人年老体弱、高热、疲乏会影响有效咳嗽、排痰。

4. 病人高热、心动过速、呼吸困难等症状会增加机体氧耗量，引起疲乏。入院后查体：精神差、言语减少、神志清楚但查体不配合、无遵嘱动作等，提示病人活动耐力下降。

5. 病人慢性病程，反复发作咳嗽、咳痰、喘息、呼吸困难等不适，会影响睡眠、增加机体能量消耗。此次发病以来睡眠、精神、胃纳差，外观体型消瘦、轻度贫血貌、眼窝凹陷、皮肤弹性差等。提示病人存在营养失调、脱水、抵抗力下降等问题。

6. 病人高热、心动过速、呼吸增快，为了减少氧耗量需卧床休息；同时，病人存在消瘦、脱水、抵抗力下降等问题，均为诱发压疮的高危因素。

7. 慢性阻塞性肺疾病主要累及肺脏，也可引起肺外不良效应，病情的发展可能会并发慢性呼吸衰竭、自发性气胸和慢性肺源性心脏病等。

8. 病人发病初期，在门诊接受静脉输液治疗，疗程未足，自觉症状减轻，即自行停药。提示病人遵医意识薄弱，遵医行为欠缺。

【护理诊断 / 合作性问题】

1. 体温过高：体温 40℃　与急性肺部感染有关。

2. 气体交换受损　与气道阻塞、通气不足有关。

3. 清理呼吸道无效　与气道分泌物增多、痰液黏稠、无效咳嗽有关。

4. 活动耐力下降　与高热、呼吸困难、氧供与氧耗失衡有关。

5. 营养失调：低于机体需要量　与食欲降低、摄入减少、慢性疾病机体消耗有关。

6. 有皮肤完整性受损的危险　与长期卧床、消瘦、抵抗力下降有关。

7. 潜在并发症：慢性呼吸衰竭、自发性气胸、慢性肺源性心脏病。

8. 不遵医行为。

【护理计划】

1. 护理目标

（1）病人体温逐渐恢复至正常范围。

（2）病人喘息、呼吸困难等症状减轻，血氧分压、血氧饱和度增高。

（3）病人能进行有效咳痰，咳痰后呼吸顺畅、呼吸音清。

（4）病人能进行适量活动，活动后无喘息、心悸及呼吸困难等症状。

（5）病人能自行进食，食欲良好、进食量能满足机体需要，体重有所增加。

（6）病人全身皮肤完好，未发生压疮。

（7）病人未发生并发症，或出现并发症能及时被发现和治疗。

（8）病人能说出遵照医嘱的重要性，未再出现不遵医行为。

2. 护理措施

（1）病人高热就诊，传染性疾病流行期间应先进行排查，严格遵循隔离消毒、标准预防原则。

（2）遵医嘱给予退热药或温水拭浴、冰袋冷敷等降温措施，以逐步降温为宜，防止病人发生虚脱。

（3）嘱病人卧床休息，安置半坐卧位，给予低流量持续吸氧、雾化吸入、定时翻身拍背排痰，指导病人学会有效咳痰的方法，必要时给予吸痰和体位引流。

（4）观察病情：监测并记录生命体征变化；观察咳嗽、咳痰及呼吸困难情况；观察意识变化；及时采集并送检血、痰、尿、粪便标本，监测动脉血气分析动态；床边监测心电、血氧、血压变化；观察尿量，记录24h出入液量等。

（5）遵医嘱给予药物治疗，如抗生素、支气管舒张药、祛痰药等应用，注意观察用药效果及有无药物副作用。

（6）补充营养与水分，给予高能量、高蛋白、高维生素流质或半流质饮食，少食多餐，避免进食产气食物；鼓励病人多喝水。若病人不能自行进食，给予喂食或鼻饲，必要时遵医嘱给予静脉补液。

（7）做好口腔护理，协助病人餐后漱口，必要时给予特殊口腔护理。

（8）做好皮肤护理，退热期及时擦干汗液、更换衣服，定时翻身、给予全背部及受压局部皮肤按摩，预防压疮。

（9）稳定期指导病人学会呼吸功能锻炼，如缩唇呼吸、腹式呼吸等。

（10）向病人及家属介绍其所患疾病的相关知识，说明预防疾病复发、遵医嘱用药和定期复查的重要性。教会病人及家属正确进行家庭氧疗的方法。

【实施】

一、静脉输液治疗

（一）情景与任务

1. 情景导入　病人在家属陪同下，于门诊就诊、缴费、取药后，至门诊输液室。护士接到医嘱：0.9%氯化钠注射液100ml＋哌拉西林钠－他唑巴坦4.5g静脉输液（i.v.gtt.）、青霉素皮试（　），并接到病人从药房领取到的药物。

2. 工作任务　护士为病人执行静脉输液治疗。

（二）操作评估

1. 病人病情　年老体弱，反复发作咳嗽、咳痰、喘息和呼吸困难等症状，心肺功能不良。

2. 输液目的　给予抗生素以控制呼吸道感染。

3. 项目分析

（1）哌拉西林钠-他唑巴坦的药物成分"哌拉西林钠"，为半合成青霉素类抗生素，有青霉素类药物过敏史或青霉素药物过敏试验阳性者禁用。

（2）应根据病人的病情及药物性质合理选择静脉，一般选择粗直、弹性好、易固定，避开关节、静脉瓣、输液渗漏、静脉炎和发生水肿处，年老、长期卧床、手术后等病人应尽量避免选用下肢静脉。

（3）应根据病人病情、年龄和药物性质调节输液滴速，年老体弱、心肺功能不良者输液滴速宜慢。

（三）操作计划

1. 选用周围静脉输液法(头皮针)，尽量选用双上肢静脉，如手背静脉，以利于为病人安置舒适卧位。

2. 使用哌拉西林钠前，先详细询问病人用药史、过敏史和家族史，并进行青霉素药物过敏试验，结果阴性方可用药。

3. 输液速度宜慢，滴速调节为 30~40 滴/min，输液时间控制在 40~50min，并告知病人及家属不可自行调节滴速，以免发生不良反应。

4. 输液过程中为病人安置半坐卧位，并加强巡视。注意观察病人呼吸变化、咳嗽咳痰情况、有无缺氧表现和哌拉西林钠过敏反应，注意观察针头有无堵塞、移位、脱出现象和穿刺部位有无肿胀、疼痛等，若发生药液外渗及时处理。

（四）操作流程与测评标准

技能1　青霉素药物过敏试验

1. 操作流程

操作程序	简要流程	操作要点
护士准备	素质要求	着装整洁、表达清晰、动作轻柔
	双人核对	医嘱及注射单，签名
操作评估	病人病情	年龄、生命体征、意识状态、进食情况、心理状态、对用药的认知和合作程度
	治疗情况	用药史、过敏史、家族史
	注射部位	局部皮肤无感染、硬结、瘢痕、出血点

操作程序	简要流程	操作要点
操作准备	病人准备	了解皮试目的、方法、注意事项及配合要点,愿意合作;体位舒适,已进食,已排大小便
	环境准备	整洁安静、温湿度及光线适宜,操作台、治疗车、治疗盘已用消毒液抹布擦拭,病房备有抢救休克的设备
	护士准备	洗手,戴口罩
	用物准备	治疗车上层:治疗盘、按医嘱备药、注射器(1ml、5ml)、75%乙醇、棉签、砂轮、急救药物及物品(0.1%盐酸肾上腺素、2ml注射器)、无菌治疗盘、手消毒凝胶、注射单、笔、表 治疗车下层:医疗废物桶、生活垃圾桶、锐器盒(图4-1)
操作过程	配皮试液	双人核对医嘱及药物,检查药物质量,启开瓶盖,掰开安瓿(75%乙醇消毒),用5ml注射器吸取0.9%氯化钠溶液4ml、注入青霉素(80万U)药瓶中(图4-2),摇匀(每毫升溶液含青霉素20万U)。 用1ml注射器配皮试液(图4-3): ①取上液0.1ml+0.9%氯化钠0.9ml,摇匀(每毫升溶液含青霉素2万U) ②推剩上液0.1ml+0.9%氯化钠0.9ml,摇匀(每毫升溶液含青霉素2000U) ③推剩上液0.1~0.25ml+0.9%氯化钠至1ml,摇匀(每毫升溶液含青霉素200~500U) ④皮试液置于无菌盘内(图4-4),再次核对
	核对解释	同"项目二 技能4 皮内注射"
	定位消毒	同"项目二 技能4 皮内注射"
	进针推药	同"项目二 技能4 皮内注射"
	快速拔针	同"项目二 技能4 皮内注射"
	告知观察	告知病人勿按压皮丘,观察皮丘情况及全身反应,再次核对
	置抢救盒	置抢救药物及物品于床旁(图4-5)。交代注意事项:勿移动抢救物品;在室内休息20min;若出现呼吸困难、出冷汗、头晕等不适,及时告知护士
	记录整理	洗手,记录注射及观察结果时间、签名;协助病人取舒适体位,询问病人感受;清理用物;洗手,摘口罩
	结果判断	20min后观察皮丘及全身反应(图4-6),告知病人皮试结果,洗手,记录,签名

操作程序	简要流程	操作要点
操作评价	病人感受	安全、无不良反应
	操作效果	严格查对制度、无菌技术操作原则,皮试液浓度、剂量准确,注射部位、注射方法正确,皮丘符合要求,结果判断及时、准确,沟通有效、指导正确

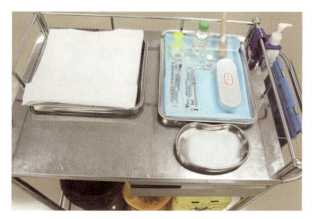

图 4-1　皮试用物

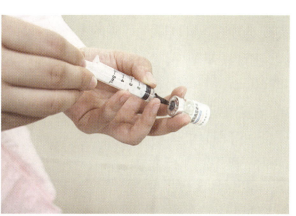

图 4-2　配皮试液 A

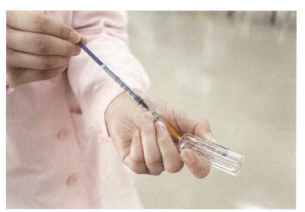

图 4-3　配皮试液 B

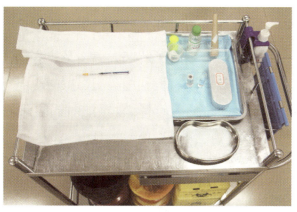

图 4-4　皮试液置于无菌盘内

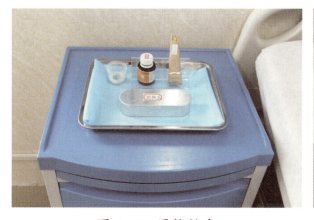

图 4-5　置抢救盒

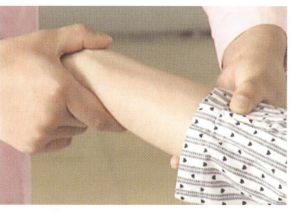

图 4-6　观察皮丘、判断结果

2. 操作关键点

（1）严格执行查对制度，严格遵循无菌技术操作、标准预防原则。

（2）保证用药安全：①操作前须询问病人用药史、过敏史和家族史，若有青霉素过敏史，禁止做过敏试验，并报告医生。②凡初次使用青霉素、使用过程中停药 3d 以上或更换不同生产批号的青霉素时，须常规做过敏试验。③做过敏试验时不宜空腹，防止低血糖反应与过敏反应混淆。④皮试液须现配现用，试验前备好 0.1% 盐酸肾上腺素及注射用物，抢救设备处于备用状态。⑤正确判断皮试结果，结果阴性者方可用药。结果阴性表现为皮丘大小无改变，周围无红肿、红晕，无自觉症状。结果阳性表现为皮丘隆起增大，出现红晕硬块，直径 > 1cm，周围有伪足，局部有痒感，可出现头晕、心慌、恶心等，严重时发生过敏性休克。⑥若病人皮试结果阳性，须立即报告医生，在病人的体温单、医嘱单、注射单、床头卡、住院病历、门诊病历上用红笔醒目注明"青霉素（＋）"，告知病人及家属禁用青霉素类药物。

3. 操作测评标准

项目		分值	考核评价要点	评分等级				得分	存在问题
				I	II	III	IV		
护士准备		4	着装整洁、表达清晰、动作轻柔	2	1	0	0		
			双人核对医嘱及注射单、签名正确	2	1	0	0		
操作评估		7	了解病人病情及进餐情况充分	2	1	0	0		
			询问用药史、过敏史、家族史正确	3	2	1	0		
			选择、观察注射部位正确	2	1	0	0		
操作准备	病人	2	知情同意，体位舒适，已进餐和排大小便	2	1	0	0		
	环境	1	符合无菌技术操作要求，备有抢救设备	1	0	0	0		
	护士	3	洗手、戴口罩正确	3	2	1	0		
	用物	4	准备齐全、放置合理	4	3	2	1		
操作过程	配皮试液	18	双人核对、检查药物质量正确	4	3	2	1		
			选择注射器和针头正确	1	0	0	0		
			抽吸药液、排气方法正确	4	3	2	1		
			稀释药液步骤、方法正确，药液摇匀	9	6	3	1		
	核对解释	3	双人核对正确	2	1	0	0		
			解释清楚并取得合作	1	0	0	0		
	定位消毒	4	注射部位选择正确	2	1	0	0		
			消毒皮肤方法、范围正确	2	1	0	0		

项目		分值	考核评价要点	评分等级				得分	存在问题
				I	II	III	IV		
操作过程	进针推药	19	再次核对、确认排尽空气正确	2	1	0	0		
			绷紧皮肤、持注射器进针手法正确	3	2	1	0		
			进针角度、深度适宜	4	3	2	1		
			固定针栓及推药手法正确	4	3	2	1		
			注射剂量准确,皮丘符合要求	6	4	2	1		
	快速拔针	3	快速拔针正确	2	1	0	0		
			无按压皮丘	1	0	0	0		
	告知观察	4	告知、观察正确	3	2	1	0		
			再次核对正确	1	0	0	0		
	置抢救盒	4	抢救药物及物品放置合理	2	1	0	0		
			告知正确	2	1	0	0		
	记录整理	7	洗手、记录、签名正确	2	1	0	0		
			病人体位舒适,清理用物正确	3	2	1	0		
			洗手、摘口罩正确	2	1	0	0		
	结果判断	7	判断结果时间适宜	1	0	0	0		
			皮试结果判断准确,告知正确	4	3	2	1		
			洗手、记录、签名正确	2	1	0	0		
操作评价		10	关爱病人、沟通有效	3	2	1	0		
			无菌观念强,无污染、无跨越无菌区	4	3	2	1		
			操作熟练、准确、安全,时间不超过15min	3	2	1	0		
关键缺陷			无人文关怀、无沟通,皮试前无询问过敏史、查对不严,严重污染等均不及格						
总分		100							

技能 2　周围静脉输液(头皮针)

1. 操作流程

操作程序	简要流程	操作要点
护士准备	素质要求	着装整洁、表达清晰、动作轻柔
	双人核对	医嘱及注射单,签名

操作程序	简要流程	操作要点
操作评估	病人病情	年龄、体重、生命体征、意识状态、血液循环状况、自理能力、心理状态、对用药的认知和合作程度
	治疗情况	用药史、过敏史和目前用药情况
	注射局部	局部皮肤：无感染、硬结、瘢痕、出血点 局部血管：静脉充盈程度、管壁弹性
操作准备	病人准备	了解输液目的、方法、注意事项及配合要点，愿意合作；体位舒适，已排大小便
	环境准备	整洁安静、温湿度及光线适宜，操作台、治疗车、治疗盘已用消毒液抹布擦拭
	护士准备	洗手，戴口罩
	用物准备	治疗车上层：治疗盘、按医嘱备药、一次性输液器、输液贴、止血带、小垫枕及治疗巾、安尔碘、棉签、治疗碗或弯盘、手消毒凝胶，注射单、输液卡、输液瓶签、笔、表；按需备加药用一次性注射器、砂轮、启瓶器、无菌手套、小夹板、绷带等 治疗车下层：医疗废物桶、生活垃圾桶、锐器盒、污物回收桶或弯盘（图 4-7） 输液架
操作过程	配备药液	双人核对医嘱、药物、输液卡、输液瓶签，检查药物质量，倒贴输液瓶签；启瓶盖，消毒瓶塞；按医嘱抽吸药液，加药（图 4-8）；检查输液器，取出输液器及针头，关闭调节开关，旋紧头皮针头连接处；将输液器针头插入输液瓶塞至根部，将输液器及包装袋套于输液瓶上；再次核对，签名
	核对解释	双人核对，解释并取得合作
	挂瓶排气	将输液瓶挂于输液架上，展开输液管，将墨菲滴管倒置，抬高滴管下输液管，打开调节器使液体流入墨菲滴管内（图 4-9）；当液面达到 1/2～2/3 满时，迅速倒转墨菲滴管，使液体缓缓下降、排空气，待液体流入头皮针管内即关闭调节器（首次排气不滴出药液）；检查输液管内无气泡，妥善放置
	定位消毒	协助病人取舒适体位，在穿刺静脉肢体下垫小垫枕及治疗巾；在穿刺点上方 6～8cm 处扎止血带，选择合适静脉；松止血带，第一次皮肤消毒（图 4-10）；准备输液贴，扎止血带，第二次皮肤消毒，待干

操作程序	简要流程	操作要点
操作过程	静脉穿刺	按需戴手套；再次核对，打开调节器，再次排气至少量药液滴出，关闭调节器，检查头皮针及输液管内无气泡，取下护针帽；嘱病人握拳，左手绷紧皮肤、固定静脉，右手持头皮针，针头斜面向上，与皮肤呈15°～30°进针（图4-11），见回血后将针头放平再沿静脉方向潜行少许；固定针柄，松止血带、打开调节器，嘱病人松拳
	固定针头	观察液体滴入顺畅、病人无不适，固定针柄、针梗和头皮针下端输液管（图4-12）；撤小垫枕、治疗巾和止血带；按需脱手套，洗手
	调节滴速	根据病人年龄、病情、药物性质调节滴速（图4-13），再次核对
	观察记录	询问病人感受，观察局部及全身反应，交代注意事项，给予健康指导；安置舒适体位，呼叫器置于病人易取处；洗手，记录输液开始时间、滴数、签名，挂输液卡。每隔15～30min巡视病房一次
	拔针按压	输液毕，核对解释；揭除输液贴，轻压穿刺点上方，关闭调节器，反折头皮针，快速拔针并按压，嘱病人按压1～2min至不出血止；交代注意事项
	整理归原	协助病人安置舒适体位，清理用物；洗手，摘口罩；记录，签名
操作评价	病人感受	安全、无不良反应
	操作效果	严格查对制度、无菌技术操作原则，一次排气成功，一次穿刺成功，滴速调节适宜，沟通有效、指导正确

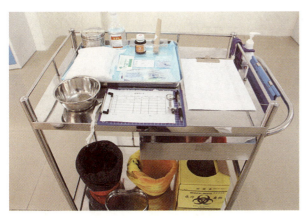

图4-7　输液用物

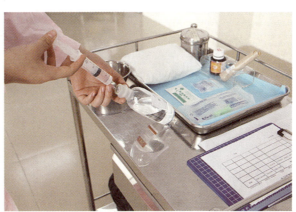

图4-8　加药

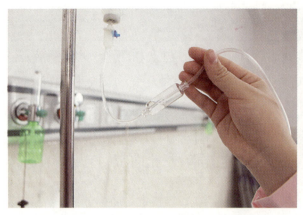

图 4-9　排气

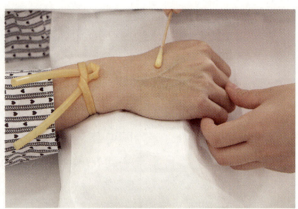

图 4-10　皮肤消毒

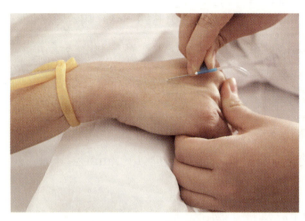

图 4-11　进针手法

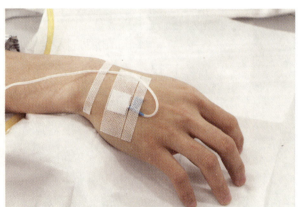

图 4-12　固定针头

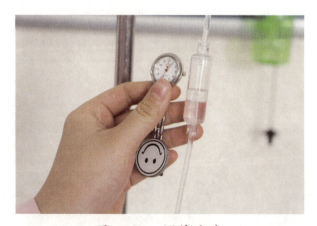

图 4-13　调节滴速

2. 操作关键点

（1）严格执行查对制度，严格遵循无菌技术操作、标准预防原则。

（2）保证安全输液：①药物现配现用，注意配伍禁忌。②输液前排尽输液管及头皮针内空气，输液过程中及时更换药液，加压输液时有人在旁守候，输液完毕及时拔针，严防空气进入血管。③若输入刺激性药液应先用 0.9% 氯化钠溶液静脉穿刺，确保穿刺成功后,方可输入药液。④耐心听取病人主诉,密切观察有无输液反应。⑤24h持续输液者,应每日更换输液器。

（3）合理安排输液顺序：根据病人病情、药物性质和药物在血液中维持的有效浓度等合理安排输液顺序,保证治疗效果。

（4）合理选用静脉：长期静脉输液者,应注意保护静脉,一般从远心端开始,可选用较小号针头。

3. 操作测评标准

项目		分值	考核评价要点	评分等级				得分	存在问题
				I	II	III	IV		
护士准备		4	着装整洁、表达清晰、动作轻柔	2	1	0	0		
			双人核对注射单及医嘱、签名正确	2	1	0	0		
操作评估		6	了解病人病情充分	2	1	0	0		
			询问用药史、过敏史和目前用药情况正确	2	1	0	0		
			选择、观察穿刺静脉正确	2	1	0	0		
操作准备	病人	2	理解、配合,体位舒适,已排大小便	2	1	0	0		
	环境	1	符合无菌技术操作要求	1	0	0	0		
	护士	3	洗手、戴口罩正确	3	2	1	0		
	用物	4	准备齐全、放置合理	4	3	2	1		
操作过程	配备药液	10	双人核对正确	2	1	0	0		
			检查药物质量、倒贴输液瓶签正确	3	2	1	0		
			按医嘱加药,方法正确	2	1	0	0		
			检查输液器、针头插入药瓶正确,无污染	2	1	0	0		
			再次核对正确	1	0	0	0		
	核对解释	3	双人核对正确	2	1	0	0		
			解释清楚并取得合作	1	0	0	0		
	挂瓶排气	6	挂输液瓶、展开输液管正确	1	0	0	0		
			排气方法正确,未浪费药液、一次排气成功,墨菲滴管内液面高度适宜	5	3	2	1		
	定位消毒	7	病人体位舒适,垫小垫枕及治疗巾正确	2	1	0	0		
			选择穿刺静脉适宜,扎止血带正确	3	2	1	0		
			消毒皮肤范围、方法正确	2	1	0	0		

项目		分值	考核评价要点	评分等级				得分	存在问题
				I	II	III	IV		
操作过程	静脉穿刺	15	按需戴手套、再次核对正确	1	0	0	0		
			排气至少量药液滴出，检查头皮针及输液管内无气泡	2	1	0	0		
			进针手法、角度正确，深度适宜	4	3	2	1		
			一次静脉穿刺成功	5	3	1	0		
			穿刺后松止血带、开调节器和松拳及时	3	2	1	0		
	固定针头	4	观察、固定针头正确	2	1	0	0		
			撤小垫枕、治疗巾和止血带及时	1	0	0	0		
			按需脱手套、洗手正确	1	0	0	0		
	调节滴速	7	调节滴数适宜	5	3	2	1		
			再次核对正确	2	1	0	0		
	观察记录	9	询问、观察、告知、指导正确	4	3	2	1		
			安置体位舒适	2	1	0	0		
			洗手、记录、签名、挂输液卡正确	2	1	0	0		
			巡视病房时间适宜	1	0	0	0		
	拔针按压	5	核对解释、拔针方法正确	3	2	1	0		
			嘱病人按压穿刺部位、告知正确	2	1	0	0		
	整理归原	4	病人体位舒适，清理用物正确	2	1	0	0		
			洗手、摘口罩、记录、签名正确	2	1	0	0		
操作评价		10	关爱病人、沟通有效	3	2	1	0		
			无菌观念强，无污染	3	2	1	0		
			操作熟练、准确、安全，时间不超过15min	4	3	2	1		
关键缺陷			无人文关怀、无沟通，查对不严、执行医嘱错误，严重污染等均不及格						
总分		100							

二、协助诊断及监测病情

（一）情景与任务

1. 情景导入　病人 16：00 入住呼吸内科病区。临时医嘱：血常规、尿常规、粪便常规、血气分析、血培养 + 药敏试验、血液生化、肝功能、痰培养、心脏彩超、胸部 CT。

2. 工作任务　护士为病人采集各种标本，并预约及安排心脏彩超、胸部 CT 检查。

（二）操作评估

1. 病人病情　神志清楚，不能言语，高热，心动过速，心律不齐，呼吸增快，血氧饱和度下降。

2. 操作目的　协助明确诊断；监测动脉血氧动态；检查血液、痰液中的致病菌，做细菌药物敏感试验，为选用抗生素提供依据。

3. 项目分析

（1）动脉血气分析标本应尽快采集，并立即送检；生化检验应在清晨空腹时采血，此时血液中的各种生化成分处于相对恒定状态，检验结果较为准确。若检验项目对指导病人临时治疗有意义，则应立即采集。

（2）血培养、痰培养标本用于检查致病菌及做药物敏感试验时，最好在病人应用抗生素及降温措施前采集。若病人已应用抗生素，应在血药浓度最低时采集；痰培养标本应在清晨采集，此时痰量较多，痰内细菌也较多，可提高检测阳性率。

（三）操作计划

1. 立即采集的标本

（1）动脉血标本：检查项目为血气分析，采集标本后立即送检。若病人正在进行氧疗，血气分析单应注明吸氧浓度、持续时间、血红蛋白含量和体温等。

（2）静脉血标本：检查项目为血培养 + 药敏试验、血液生化、血常规。血培养标本采用一次性血培养真空采血管或培养瓶，在应用抗生素前采集。血液生化、血常规标本采用一次性真空抗凝采血管或抗凝试管。采血顺序为先采集血培养标本，再采集血抗凝标本。

（3）痰培养标本：在应用抗生素前采集。

2. 次晨采集的标本　静脉血标本，检查项目为肝功能，通知病人次晨采血前勿进食。

3. 指导病人及家属采集的标本，告知其留取标本的方法及标本放置处，标本留取后 2h 内送检。

（1）尿常规标本：于次晨留取第一次尿。

（2）粪便常规标本：于病人有便意、排便时留取。

4. 与相关部门预约心脏彩超、胸部 CT 检查时间，做好检查前准备，协助接送病人完成检查。

（四）操作流程与测评标准

技能 3　血标本采集

1. 操作流程

操作程序	简要流程	操作要点
护士准备	素质要求	着装整洁、表达清晰、动作轻柔
	双人核对	医嘱、检验单及采集条形码，签名
操作评估	病人病情	意识状态、心理状态、是否空腹、有无出血倾向、对采集血标本的认知和合作程度
	治疗情况	是否已应用抗生素、吸氧状况
	注射局部	穿刺部位皮肤情况、动脉搏动情况、静脉充盈程度及管壁弹性
操作准备	病人准备	了解采血目的、方法、注意事项及配合要点，愿意合作；体位舒适
	环境准备	整洁安静、温湿度及光线适宜，操作台、治疗车、治疗盘已用消毒液抹布擦拭
	护士准备	洗手，戴口罩
	用物准备	治疗车上层：治疗盘、一次性采血针（或注射器）、真空采血管（或血培养瓶、抗凝试管、干燥试管）、一次性动脉血气针（或 5ml 注射器、0.5% 肝素、橡胶塞）、胶布、止血带、安尔碘、棉签、试管架、纱布、弯盘、血标本检验单和采集条形码、笔、表、小垫枕、无菌手套、手消毒凝胶，必要时备酒精灯、点火器等（图 4-14）治疗车下层：医疗废物桶、生活垃圾桶、锐器盒、污物回收桶
操作过程	核对解释	双人核对病人及采血管标签，解释并取得合作，协助病人取舒适卧位
	采动脉血	①选择动脉：暴露穿刺部位（常用股动脉、桡动脉），垫小垫枕及治疗巾，触摸动脉搏动最明显处，选择合适穿刺点（图 4-15）②消毒穿刺：消毒皮肤 2 次，戴手套，再次核对；左手示、中指触摸动脉搏动最明显处，确定动脉及走向，两手指固定动脉，右手持动脉血气针或注射器在两指间垂直或与动脉呈 40° 进针；见鲜红色回血、固定穿刺针头（图 4-16）③采血拔针：待血液自动流入动脉血气针至所需采血量（注射器需抽动活塞至所需采血量）；采血毕，快速拔针，用无菌纱布垂直按压穿刺点 5~10min 至不出血止（图 4-17）；针头拔出后立即插入橡胶塞或专用凝胶针帽隔绝空气（图 4-18），将动脉血气针或注射器轻轻转动，使血液和肝素充分混匀；再次核对，交代注意事项

操作程序	简要流程	操作要点
操作过程	采静脉血	①选择静脉：暴露穿刺部位(常用贵要静脉、肘正中静脉和头静脉)，垫小垫枕及治疗巾；扎止血带，选择合适穿刺点(图4-19)，松止血带 ②消毒穿刺：消毒皮肤，准备胶布；在穿刺点上方6cm处扎止血带，再次消毒皮肤；嘱病人握拳，再次核对，左手绷紧皮肤、固定静脉，右手持针、针头与皮肤呈15°~30°进针；见暗红色回血、固定穿刺针头 ③采血拔针：将采血针头插入采血管，待血液自动流入真空采血管至所需采血量(图4-20)(注射器需抽动活塞至所需采血量)；反折针头拔出，插入另一采血管；采血毕，松止血带、嘱病人松拳；反折穿刺针头，快速拔针，按压穿刺点1~2min至不出血止(图4-21)；迅速轻轻倒置真空采血管，使血液和抗凝剂充分混匀(注射器须取下针头，将血液沿试管壁缓缓注入试管，抗凝管须混匀)，再次核对，交代注意事项
	观察指导	撤小垫枕、治疗巾、止血带，脱手套，洗手；观察病人局部及全身反应，询问病人感受，给予健康指导
	整理记录	协助病人取舒适卧位，整理病床单位，清理用物；洗手，再次核对，记录采血项目、时间，签名；洗手，摘口罩，及时送检标本
操作评价	病人感受	安全、无特殊不适
	操作效果	严格查对制度、无菌技术操作原则，选择穿刺动、静脉正确，一次穿刺成功

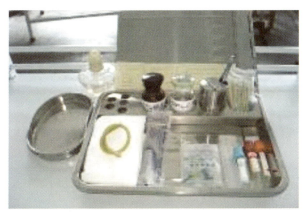

图 4-14　采血用物

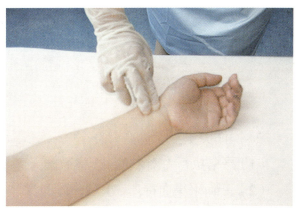

图 4-15　选择动脉

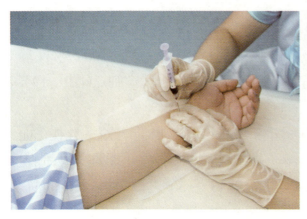

图 4-16　采动脉血

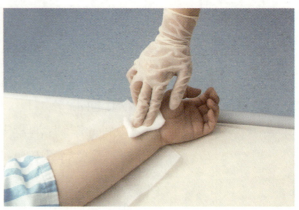

图 4-17　按压动脉穿刺点

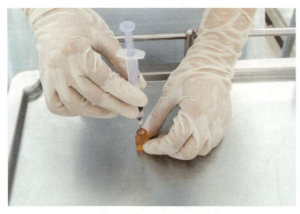

图 4-18　针头插入橡皮塞

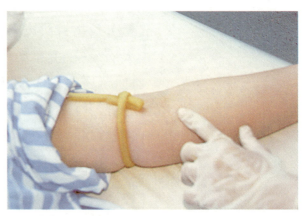

图 4-19　选择静脉

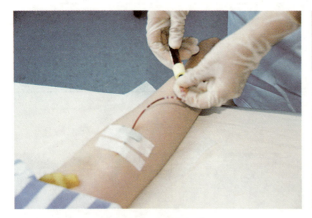

图 4-20　采静脉血

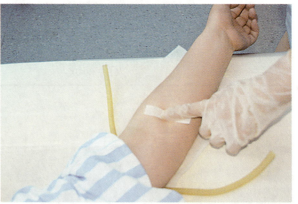

图 4-21　按压静脉穿刺点

2. 操作关键点

（1）严格执行查对制度，严格遵循无菌技术操作、标准预防原则。

（2）正确采集血标本：①禁止同时采集 2 名病人的血标本。②病人正在进行静脉输液、输血时，不宜在同侧手臂采血。③真空采血管不可在静脉穿刺前与采血针头相连，以免采血管内负压消失。④注射器采集动脉血标本时，注射器与针头连接应紧密，注射器内不可留有空气。⑤需抗凝的血标本，采血后应将血液与抗凝剂混匀。⑥病人穿刺部位拔针后应压迫止血，动脉穿刺点必要时使用沙袋加压止血，避免局部出血或形成血肿，有出血倾向者谨慎采集动脉血。

（3）选择采血管及采血量正确：①真空采血管采用国际通用的头盖和标签颜色显示采血管内添加剂的种类和试验用途，应根据检验项目正确选择真空采血管，采血时血液会自动流入真空管至所需采血量。②注射器采血时，需根据检验项目添加相应抗凝剂，并计算总采血量。③一般血培养采血量为 5ml。

（4）采血顺序正确：血培养标本→蓝/黑色头盖管→红/黄色头盖管→绿色头盖管→紫色头盖管→灰色头盖管。

3. 操作测评标准

项目		分值	考核评价要点	评分等级				得分	存在问题
				I	II	III	IV		
护士准备		4	着装整洁、表达清晰、动作轻柔	2	1	0	0		
			双人核对医嘱、检验单及采集条形码正确	2	1	0	0		
操作评估		6	了解病人病情充分	2	1	0	0		
			询问治疗情况全面	2	1	0	0		
			选择、观察穿刺动脉和静脉正确	2	1	0	0		
操作准备	病人	2	理解、配合，体位舒适	2	1	0	0		
	环境	1	符合无菌技术操作要求	1	0	0	0		
	护士	3	洗手、戴口罩正确	3	2	1	0		
	用物	4	准备齐全、放置合理	4	3	2	1		
操作过程	核对解释	3	双人核对正确	2	1	0	0		
			解释清楚并取得合作	1	0	0	0		
	采动脉血	27	暴露采血部位，消毒皮肤范围、方法正确	2	1	0	0		
			戴手套、再次核对正确	3	2	1	0		
			进针部位、角度、手法正确，深度适宜	5	4	3	2		
			一次穿刺成功，固定穿刺针头正确	4	3	2	1		
			采血方法正确，采血量准确	3	2	1	0		
			拔针、按压方法正确，按压时间适宜	4	3	2	1		
			针头插入橡胶塞或凝胶针帽方法正确	2	1	0	0		
			血液和肝素及时混匀	2	1	0	0		
			再次核对、告知正确	2	1	0	0		

项目		分值	考核评价要点	评分等级				得分	存在问题
				I	II	III	IV		
操作过程	采静脉血	27	暴露采血部位,消毒皮肤范围、方法正确	2	1	0	0		
			扎止血带、再次核对正确	3	2	1	0		
			进针部位、角度、手法正确,深度适宜	5	4	3	2		
			一次穿刺成功,固定穿刺针头正确	4	3	2	1		
			采血方法、采血顺序正确,采血量准确	5	4	3	2		
			拔针、按压方法正确,按压时间适宜	3	2	1	0		
			松止血带、松拳及时	1	0	0	0		
			抗凝管及时混匀	2	1	0	0		
			再次核对、告知正确	2	1	0	0		
	观察指导	4	撤小垫枕、治疗巾、止血带及时	1	0	0	0		
			脱手套、洗手、观察、询问、指导正确	3	2	1	0		
	整理记录	9	病人卧位舒适,整理病床单位、清理用物	4	3	2	1		
			洗手、再次核对、记录、签名正确	2	1	0	0		
			洗手、摘口罩正确,送检标本及时	3	2	1	0		
操作评价		10	关爱病人、沟通有效	3	2	1	0		
			无菌观念强,无污染、无跨越无菌区	4	3	2	1		
			操作熟练、准确、安全,时间不超过20min	3	2	1	0		
关键缺陷			无人文关怀、无沟通,查对不严,穿刺失败、采血量严重不足,严重污染等均不及格						
总分		100							

技能4 痰标本采集

1. 操作流程

操作程序	简要流程	操作要点
护士准备	素质要求	着装整洁、表达清晰、动作轻柔
	核对签名	核对医嘱、检验单及采集条形码,签名
操作评估	病人病情	意识状态、心理状态、对采集痰标本的认知和合作程度
	治疗情况	用药情况、是否已应用抗生素
	口腔局部	口腔黏膜有无异常、咽部有无感染
操作准备	病人准备	了解操作目的、方法、注意事项及配合要点,愿意合作
	环境准备	整洁安静、温湿度及光线适宜

操作程序	简要流程	操作要点
操作准备	护士准备	洗手,戴口罩,戴手套
	用物准备	手套、检验单和采集条形码,痰培养标本备无菌集痰杯和漱口溶液200ml(图4-22),按需备负压吸引装置、吸痰管、特殊集痰器、手套
操作过程	核对解释	核对病人及采集容器标签,解释并取得合作,协助病人取合适体位,指导有效排痰的方法
	采集标本	痰培养标本:①能自行排痰者,嘱其晨起后先用漱口溶液漱口,再用清水漱口,深呼吸数次后用力咳出气管深处的痰液,将痰液吐入无菌集痰杯内(图4-23),加盖 ②昏迷或无法自行排痰者,协助其取合适体位,自下而上叩击其背部数次,将特殊集痰器连接吸痰管和负压吸引装置,用无菌吸痰法将痰液吸入集痰器内(图4-24),加盖
	观察告知	协助病人漱口或口腔护理,观察病人反应,询问病人感受,交代注意事项
	整理记录	协助病人取舒适体位,整理病床单位,清理用物;脱手套,洗手,再次核对,记录采集标本项目、时间,签名;洗手,摘口罩,及时送检痰标本(图4-25)
操作评价	病人感受	安全,无不适
	操作效果	严格查对制度、无菌技术操作原则,指导病人有效咳痰和采集痰标本方法正确

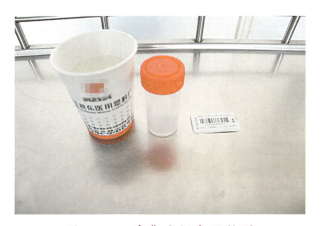

图 4-22　采集痰标本用物图

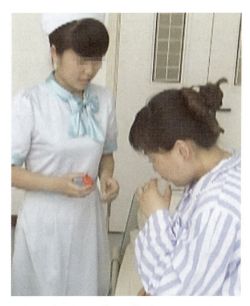

图 4-23　清醒者采集痰标本

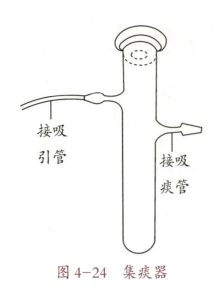
图 4-24　集痰器

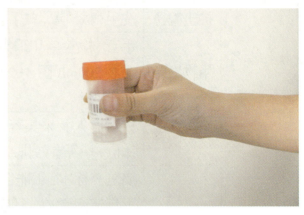
图 4-25　痰标本

2. 操作关键点

（1）留取痰标本时，不可将唾液、漱口溶液、鼻涕等混入痰液内。

（2）采集痰培养标本时，严格遵循无菌技术操作原则，及时送检，以免标本被污染。

3. 操作测评标准

项目		分值	考核评价要点	评分等级				得分	存在问题
				I	II	III	IV		
护士准备		4	着装整洁、表达清晰、动作轻柔	2	1	0	0		
			核对医嘱、检验单及采集条形码正确	2	1	0	0		
操作评估		7	了解病人病情充分	2	1	0	0		
			询问治疗、用药情况正确	3	2	1	0		
			观察口腔黏膜、咽部情况正确	2	1	0	0		
操作准备	病人	2	理解、配合	2	1	0	0		
	环境	1	符合无菌技术操作要求	1	0	0	0		
	护士	3	洗手、戴口罩、戴手套正确	3	2	1	0		
	用物	4	准备齐全、放置合理	4	3	2	1		
操作过程	核对解释	12	核对正确，解释清楚并取得合作	4	3	2	1		
			病人体位适宜，指导有效排痰方法正确	8	6	4	2		
	采集标本	40	痰培养标本：						
			指导病人晨起漱口正确，病人体位适宜	8	6	4	2		
			指导病人深呼吸和有效咳嗽排痰正确	9	7	5	3		
			叩击背部协助排痰方法正确	5	4	2	1		
			留取痰标本方法正确	9	6	3	1		
			痰标本未被污染，保存正确	9	6	3	1		

项目		分值	考核评价要点	评分等级				得分	存在问题
				I	II	III	IV		
操作过程	观察告知	6	协助病人漱口或口腔护理正确	2	1	0	0		
			观察、询问、告知正确	4	3	2	1		
	整理记录	11	病人体位舒适	2	1	0	0		
			整理病床单位、清理用物正确	2	1	0	0		
			脱手套、洗手、再次核对正确	2	1	0	0		
			记录、签名、洗手、摘口罩正确	3	2	1	0		
			送检痰标本及时	2	1	0	0		
操作评价		10	关爱病人、沟通有效、指导正确	3	2	1	0		
			无菌观念和职业防护意识强，无污染	3	2	1	0		
			操作熟练、准确、安全,时间不超过10min	4	3	2	1		
关键缺陷			无人文关怀、无沟通,查对不严,痰培养标本严重污染等均不及格						
总分		100							

技能 5 尿标本采集

1. 操作流程

操作程序	简要流程	操作要点
护士准备	素质要求	着装整洁、表达清晰、动作轻柔
	核对签名	核对医嘱、检验单及采集条形码,签名
操作评估	病人病情	意识状态、心理状态、对采集尿标本的认知和合作程度,是否有尿意
	治疗情况	用药情况,是否已应用抗生素
操作准备	病人准备	了解操作目的、方法、注意事项及配合要点,愿意合作
	环境准备	整洁安静、温湿度适宜,有床帘或屏风
	护士准备	洗手,戴口罩,戴手套
	用物准备	手套、检验单和采集条形码,尿常规标本备容量为100ml的清洁塑料杯和有盖试管(图4-26),按需备便盆或尿壶
操作过程	核对解释	核对病人及采集容器标签,解释并取得合作,协助病人取合适体位,遮挡病人
	采集标本	尿常规标本:①能自理者,嘱其先将晨起第1次尿留于清洁塑料杯内,再倒入清洁试管中(图4-27),除测定尿比重需留尿100ml外,其余检验项目留尿30～50ml

操作程序	简要流程	操作要点
操作过程	采集标本	②行动不便者,协助其置便盆或尿壶,留取尿液 ③留置导尿者,先排空集尿袋,待重新有尿液流出后,打开集尿袋下方引流孔留取尿液
	核对记录	再次核对,粘贴检验单(图4-28),记录采集标本项目、时间,签名
	观察告知	协助病人安置舒适卧位,观察病人反应,询问病人感受,交代注意事项
	整理送检	整理病床单位,清理用物,脱手套,洗手,摘口罩,及时送检尿标本(图4-29)
操作评价	病人感受	安全,无不适
	操作效果	严格查对制度、无菌技术操作原则,指导病人排尿和留取尿标本方法正确

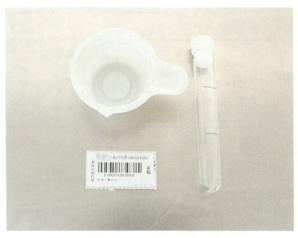

图 4-26　尿常规标本用物

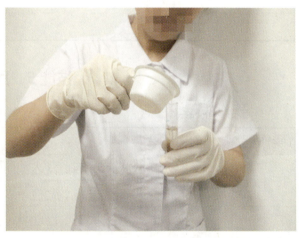

图 4-27　采集尿常规标本

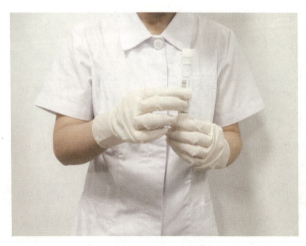

图 4-28　粘贴检验单

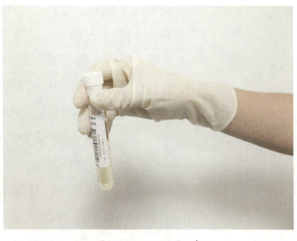

图 4-29　尿标本

2. 操作关键点

（1）严格执行查对制度、严格遵循标准预防原则。

（2）正确采集尿标本，不可将粪便混入尿标本中。若女性病人会阴部分泌物过多时，应先清洁或冲洗会阴部，用无菌干棉球堵塞阴道口后留取尿液，月经期则不宜留取尿标本。

3. 操作测评标准

项目		分值	考核评价要点	评分等级				得分	存在问题
				I	II	III	IV		
护士准备		4	着装整洁、表达清晰、动作轻柔	2	1	0	0		
			核对医嘱、检验单及采集条形码正确	2	1	0	0		
操作评估		8	了解病人病情充分，询问是否有尿意	6	4	2	1		
			询问治疗、用药情况正确	2	1	0	0		
操作准备	病人	2	理解、配合	2	1	0	0		
	环境	2	符合操作要求，有床帘或屏风	2	1	0	0		
	护士	3	洗手、戴口罩、戴手套正确	3	2	1	0		
	用物	4	准备齐全、放置合理	4	3	2	1		
操作过程	核对解释	9	核对正确，解释清楚并取得合作	4	3	2	1		
			病人体位适宜，遮挡适当	5	3	2	1		
	采集标本	38	尿常规标本：						
			选择标本容器和采集标本时间正确	8	6	4	2		
			指导病人留取标本正确	7	5	3	1		
			留取标本方法正确	9	7	5	3		
			留取标本量准确	9	7	5	3		
			标本未被污染	5	4	3	2		
	核对记录	7	再次核对、粘贴检验单正确	4	3	2	1		
			记录、签名正确	3	2	1	0		
	观察告知	4	病人体位舒适	2	1	0	0		
			观察、询问、告知正确	2	1	0	0		
	整理送检	9	整理病床单位、清理用物正确	3	2	1	0		
			脱手套、洗手、摘口罩正确	4	3	2	1		
			送检尿标本及时	2	1	0	0		
操作评价		10	关爱病人、沟通有效、指导正确	3	2	1	0		
			无菌观念及职业防护意识强，无污染	4	3	2	1		
			操作熟练、准确、安全，时间不超过 10min	3	2	1	0		

项目	分值	考核评价要点	评分等级				得分	存在问题
			I	II	III	IV		
关键缺陷		无人文关怀、无沟通,查对不严,尿标本严重污染等均不及格						
总分	100							

技能 6　粪便标本采集

1. 操作流程

操作程序	简要流程	操作要点
护士准备	素质要求	着装整洁、表达清晰、动作轻柔
	核对签名	核对医嘱、检验单及采集条形码,签名
操作评估	病人病情	意识状态、心理状态、对采集粪便标本的认知和合作程度,是否有便意
	治疗情况	用药情况,是否已应用抗生素
操作准备	病人准备	了解操作目的、方法、注意事项及配合要点,愿意合作
	环境准备	整洁安静、温湿度适宜,有床帘或屏风
	护士准备	洗手,戴口罩,戴手套
	用物准备	手套、检验单和采集条形码,清洁便盆、蜡纸盒或塑料盒,竹签或检便匙(图 4-30)
操作过程	核对解释	核对病人及采集容器标签,解释并取得合作,协助病人取合适体位,遮挡病人
	采集标本	粪便常规标本:①嘱病人排便于清洁便盆内,用竹签或检便匙取中央部分或黏液脓血部分粪便5g(约蚕豆大小)置于标本容器内②病人排水样便时,取 15～30ml 水样便置于容器内
	核对记录	再次核对,粘贴检验单(图 4-31),记录采集标本项目、时间,签名
	观察告知	协助病人安置舒适卧位,观察病人反应,询问病人感受,交代注意事项
	整理送检	整理病床单位,清理用物,脱手套,洗手,摘口罩,及时送检粪便标本(图 4-32)
操作评价	病人感受	安全,无不适
	操作效果	严格查对制度、标准预防原则,指导病人排便和留取粪便标本方法正确

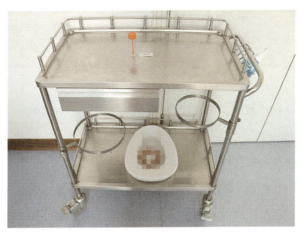

图 4-30 粪便常规标本用物

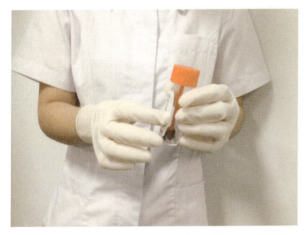

图 4-31 粘贴检验单

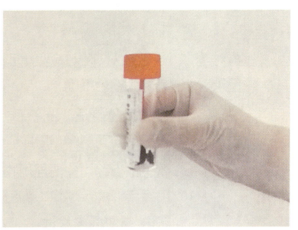

图 4-32 粪便标本

2. 操作关键点

（1）严格执行查对制度，严格遵循标准预防原则。

（2）采集粪便标本时，应避免大、小便混合，标本采集后容易干结，应及时送检。

3. 操作测评标准

项目		分值	考核评价要点	评分等级				得分	存在问题
				I	II	III	IV		
护士准备		5	着装整洁、表达清晰、动作轻柔	2	1	0	0		
			核对医嘱、检验单及采集条形码正确	3	2	1	0		
操作评估		8	了解病人病情充分，询问是否有便意	6	4	2	1		
			询问治疗、用药情况正确	2	1	0	0		
操作准备	病人	2	理解、配合	2	1	0	0		
	环境	2	符合操作要求、有床帘或屏风	2	1	0	0		
	护士	3	洗手、戴口罩、戴手套正确	3	2	1	0		
	用物	4	准备齐全、放置合理	4	3	2	1		

项目		分值	考核评价要点	评分等级				得分	存在问题
				I	II	III	IV		
操作过程	核对解释	9	核对正确,解释清楚并取得合作	4	3	2	1		
			病人体位适宜,遮挡适当	5	3	2	1		
	采集标本	36	粪便常规标本:						
			确认病人有便意	3	2	1	0		
			选择标本容器和采集标本时机适宜	7	5	3	1		
			指导病人排便及留取标本正确	7	5	3	1		
			留取标本方法正确	9	7	5	3		
			留取标本量准确	7	5	3	1		
			标本未混入尿液	3	2	1	0		
	核对记录	7	再次核对、粘贴检验单正确	4	3	2	1		
			记录、签名正确	3	2	1	0		
	观察告知	4	病人卧位舒适	2	1	0	0		
			观察、询问、告知正确	2	1	0	0		
	整理送检	10	整理病床单位,清理用物正确	3	2	1	0		
			脱手套、洗手、摘口罩正确	4	3	2	1		
			送检粪便标本及时	3	2	1	0		
操作评价		10	关爱病人、沟通有效、指导正确	3	2	1	0		
			无菌观念及职业防护意识强,无污染	4	3	2	1		
			操作熟练、准确、安全,时间不超过10min	3	2	1	0		
关键缺陷			无人文关怀、无沟通,查对不严,粪便标本严重污染等均不及格						
总分		100							

三、降温及排痰

(一)情景与任务

1. 情景导入 病人入院当晚护士为其查体:T 39.6℃、P 140次/min、R 36次/min、BP 146/85mmHg,右下肺叩诊呈实音、双肺听诊痰鸣音明显,痰量多、黏稠,不能自行咳出,立即报告医生。临时医嘱:物理降温。长期医嘱:布地奈德混悬液2mg雾化吸入每日1次(q.d.),体位引流及拍背排痰必要时(p.r.n.)。

2. 工作任务 护士立即为病人进行物理降温和雾化吸入,并视病情实施体位引流及拍背排痰。

（二）操作评估

1. 病人病情 年老体弱、神志清楚、呼吸急促，右下肺叩诊呈实音、双肺听诊痰鸣音明显，痰量多、黏稠，不能自行咳出；入院后已遵医嘱给予持续低流量吸氧和药物降温，现体温超过 39.5℃，持续高热；既往有风湿性心脏病病史。

2. 操作目的 降温；控制感染，舒张支气管；促进排痰，保持呼吸道通畅，改善呼吸功能。

3. 项目分析

（1）风湿性疾病病人不宜采用乙醇拭浴降温；老年人感觉减退，对冷热刺激反应迟钝，使用热水袋时水温不宜超过 50℃。

（2）严重阻塞性肺疾病病人进行雾化吸入时间不宜过长、湿度不宜过大；布地奈德混悬液为皮质类固醇药物，具有抑制呼吸道炎症反应、减轻呼吸道高反应性、缓解支气管痉挛等作用，但用药后可能会出现过敏症状、疲倦、头痛、肌肉及关节痛等不良反应。

（3）体位引流指需要引流的肺叶处于最高位置，引流支气管开口向下，以利于潴留的分泌物因重力作用流入支气管和气管排出。体位引流前应充分考虑病人病情及耐受能力，若病人呼吸衰竭、有明显呼吸困难及发绀、1～2 周内曾有大咯血、有严重心血管疾病及年老体弱无法耐受时，均不宜实施操作。

（三）操作计划

1. 采用温水拭浴，以逐渐降温为宜，降温时密切观察病人生命体征及出汗情况，及时补充营养与水分，避免发生虚脱。

2. 温水拭浴降温时，病人足底需放置热水袋，水温不宜超过 50℃，避免烫伤。

3. 采用氧气雾化吸入，吸入时间控制在 5～10min；向病人及家属说明布地奈德混悬液雾化吸入的作用及可能出现的不良反应，如病人用药后出现不适症状，应及时告知护士。

4. 采用头低足高、左侧卧位或俯卧位进行体位引流及拍背排痰，操作前应充分评估病人的病情、耐受能力及进餐时间。若病人无法耐受上述体位，则安置坐位或半坐卧位并配合拍背排痰。操作前 15min 先给予雾化吸入，使痰液稀释，以利于痰液排出。操作时间不宜过长，以避免病人疲劳。操作过程中注意听取病人主诉，观察呼吸及咳嗽、咳痰情况，指导并鼓励病人采取有效咳痰的方法及时将痰液咳出，以避免发生气道阻塞。

（四）操作流程与测评标准

技能 7 温水 / 乙醇拭浴

1. 操作流程

操作程序	简要流程	操作要点
护士准备	素质要求	着装整洁、表达清晰、动作轻柔
	核对签名	核对医嘱及执行单，签名

操作程序	简要流程	操作要点
操作评估	病人病情	意识状态、自理能力、心理状态、对温水/乙醇拭浴的认知和合作程度,是否有便意
	治疗情况	有无药物及乙醇过敏史
	皮肤情况	全身皮肤完整性、清洁状况
操作准备	病人准备	了解操作目的、方法、注意事项及配合要点,愿意合作,按需协助病人排便
	环境准备	整洁安静、温湿度适宜,有床帘或屏风
	护士准备	洗手,戴口罩
	用物准备	①备热水袋:量筒或水壶内盛 60~70℃热水(年老体弱者不超过 50℃);检查热水袋无破损,放平,取下塞子;一手提热水袋袋口边缘,另一手提量筒或水壶,边灌热水边提高热水袋,至 1/2~2/3 满(图 4-33);排尽袋内空气,旋紧塞子,擦干;倒提热水袋检查无漏水,套好布套 ②备冰袋:小盆内盛小冰块,检查冰袋无破损,将小冰块装入冰袋至 2/3 满,排尽袋内空气,夹紧袋口,擦干,倒提冰袋检查无漏水,套好布套。亦可选用化学冰袋 ③脸盆内盛 32~34℃温水 200~300ml(或 30℃、25%~35%乙醇)、小毛巾 2 块、大毛巾、清洁衣裤,按需备便器(图 4-34)
操作过程	核对解释	核对病人,解释并取得合作,乙醇拭浴时再次确认病人无乙醇过敏史
	安置体位	关门窗,遮挡病人,协助病人平卧、置冰袋于头部、置热水袋于足底部
	拍拭降温	①拍拭上肢:协助病人脱上衣,将大毛巾垫于近侧上肢,将浸有温水或乙醇的小毛巾拧至半干,折手套状缠于手上;以离心方向拍拭,先沿颈外侧、肩、上臂外侧、前臂外侧拍拭至手背,再沿侧胸、腋窝、上臂内侧、肘窝、前臂内侧拍拭至掌心(图 4-35),用大毛巾拭干皮肤。同法拍拭对侧上肢 ②拍拭背部:协助病人翻身侧卧、露出背部,垫大毛巾;同上法拧、缠小毛巾,以离心方向拍拭背(图 4-36)、腰、臀部,用大毛巾拭干皮肤,协助病人平卧、穿好清洁上衣

操作程序	简要流程	操作要点
操作过程	拍拭降温	③拍拭下肢：协助病人脱裤，将大毛巾垫于近侧下肢；同上法拧、缠小毛巾，以离心方向拍拭，先沿髋部、下肢外侧拍拭至足背，再沿腹股沟、下肢内侧拍拭至内踝，最后沿股下、腘窝拍拭至足跟（图4-37），用大毛巾拭干皮肤。同法拍拭对侧下肢，协助病人穿好清洁裤子
	观察告知	撤热水袋，协助病人取舒适卧位，观察病人反应，询问病人感受，交代注意事项
	整理记录	整理病床单位，开门窗，撤床帘或屏风，清理用物，洗手，摘口罩，记录拭浴时间及病人反应、签名
	测温绘制	拭浴30min后复测体温，若体温降至39℃以下撤冰袋，记录体温并绘制于体温单上
操作评价	病人感受	舒适，无烫伤，无乙醇过敏等不良反应
	操作效果	温水温度或乙醇温度、浓度适宜，热水袋温度适宜，床铺无浸湿，拍拭方法、时间正确，拭浴30min后体温下降

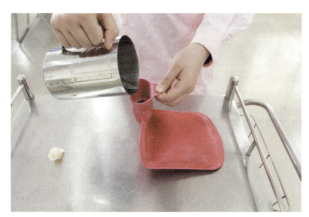

图4-33　备热水袋

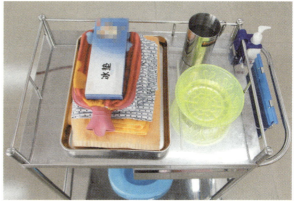

图4-34　拭浴用物

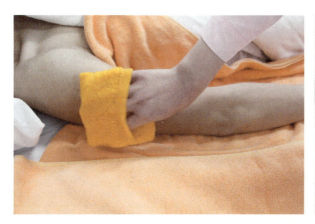

图4-35　拍拭上肢

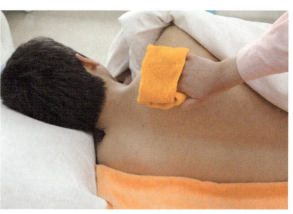

图4-36　拍拭背部

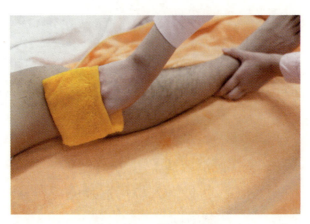

图 4-37 拍拭下肢

2. 操作关键点

（1）严格执行查对及交接班制度，避免烫伤或冻伤病人。

（2）选用化学冰袋时，应先检查冰袋是否已置于冰箱内吸冷 4h，已由凝胶状变成固体状，使用时外套包布。

（3）拍拭方法正确：①以拍拭方式进行，避免摩擦生热。②每侧肢体及背部拍拭时间 3min，全程不超过 20min。③颈外侧、腋窝、肘窝、掌心、腹股沟、腘窝等大血管表浅处应稍延长拍拭时间，以促进散热。④胸前区、腹部、后颈、足底等部位禁忌拍拭，以免引起不良反应。

（4）拭浴过程中密切观察病人反应，如出现面色苍白、寒战、呼吸及脉搏异常等，应立即停止拭浴，报告医生及时处理。

3. 操作测评标准

项目		分值	考核评价要点	评分等级				得分	存在问题
				I	II	III	IV		
护士准备		4	着装整洁、表达清晰、动作轻柔	2	1	0	0		
			核对医嘱及执行单、签名正确	2	1	0	0		
操作评估		6	了解病人病情充分	2	1	0	0		
			询问用药情况、有无乙醇过敏史正确	2	1	0	0		
			观察全身皮肤情况正确	2	1	0	0		
操作准备	病人	2	理解、配合	2	1	0	0		
	环境	1	符合操作要求，有床帘或屏风	1	0	0	0		
	护士	3	洗手、戴口罩正确	3	2	1	0		
	用物	12	热水袋准备方法正确，温度适宜	4	3	2	1		
			冰袋准备方法正确，温度适宜	4	3	2	1		
			所有用物准备齐全、放置合理	4	3	2	1		

项目		分值	考核评价要点	评分等级				得分	存在问题
				Ⅰ	Ⅱ	Ⅲ	Ⅳ		
操作过程	核对解释	4	核对正确,解释清楚并取得合作	3	2	1	0		
			再次确认病人无乙醇过敏史	1	0	0	0		
	安置体位	6	关门窗、遮挡病人、协助平卧正确	2	1	0	0		
			置冰袋、热水袋部位正确	4	3	2	1		
	拍拭降温	30	拍拭部位、顺序正确	8	6	4	2		
			拍拭方法、方向正确	8	6	4	2		
			拍拭时间适宜,浅表大血管处适当延长	4	3	2	1		
			垫大毛巾、暴露或遮盖拍拭部位正确	3	2	1	0		
			小毛巾拧干及缠于手上方法正确	3	2	1	0		
			协助病人翻身、穿脱衣裤方法正确	4	3	2	1		
	观察告知	5	撤热水袋时机适宜	1	0	0	0		
			病人卧位舒适,观察、询问、告知正确	4	3	2	1		
	整理记录	7	整理病床单位、开门窗、清理用物正确	3	2	1	0		
			洗手、摘口罩、记录、签名正确	4	3	2	1		
	测温绘制	10	复测体温正确,读数准确	4	3	2	1		
			撤冰袋时机适宜	2	1	0	0		
			记录、绘制体温正确	4	3	2	1		
操作评价		10	关爱病人、沟通有效、指导正确	3	2	1	0		
			病人舒适安全、无不良反应,降温有效	4	3	2	1		
			操作熟练、准确、安全,时间不超过20min	3	2	1	0		
关键缺陷			无人文关怀、无沟通,查对不严,拍拭方法错误等均不及格						
总分		100							

技能 8　雾化吸入

1. 操作流程

操作程序	简要流程	操作要点
护士准备	素质要求	着装整洁、表达清晰、动作轻柔
	核对签名	核对医嘱及执行单,签名

操作程序	简要流程	操作要点
操作评估	病人病情	意识状态、配合能力、心理状态、对用药的认知和合作程度
	治疗情况	用药史及目前用药、氧疗情况
	局部情况	呼吸及痰液状况、口腔清洁状况
操作准备	病人准备	了解用药目的、操作方法、注意事项及配合要点,愿意合作;学会有效吸入雾气的方法
	环境准备	整洁安静、温湿度及光线适宜,无火源
	护士准备	洗手,戴口罩
	用物准备	治疗车上层:治疗盘、氧气雾化吸入器 1 套、氧气装置 1 套(湿化瓶内不装水)、弯盘、0.9% 氯化钠溶液、药液、5ml 注射器、启瓶器或砂轮、安尔碘、棉签、毛巾,必要时备漱口用物 治疗车下层:医疗废物桶、生活垃圾桶
操作过程	核对解释	核对病人,解释并取得合作,指导并确认病人已学会有效吸入雾气的方法
	配制药液	核对、检查药液,抽吸药液并稀释至 5ml,注入氧气雾化吸入器内(图 4-38),旋紧雾化器
	雾化吸入	必要时协助病人漱口,安置舒适体位;安装氧气装置,检查各部件连接紧密、无漏气;将雾化器与氧气装置连接(图 4-39),调节氧流量至 6~8L/min(图 4-40);指导病人手持雾化器,将口含嘴放入口中(图 4-41),如使用面罩则将面罩扣住病人口鼻(图 4-42);指导病人紧闭口唇、用嘴深吸气、用鼻深呼气,反复进行至药液吸完止;撤雾化器,关氧气
	观察指导	协助病人清洁口腔、擦净面部,安置舒适卧位;观察病人反应及用药效果,询问病人感受,交代注意事项
	整理记录	整理病床单位,清理用物,将雾化器浸泡于消毒液中;洗手,摘口罩;记录雾化吸入开始与结束时间、病人反应及用药效果,签名
操作评价	病人感受	不疲劳,无不良反应
	操作效果	指导病人雾化吸入方法正确,病人呼吸、排痰、通气功能等有改善

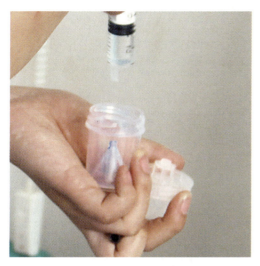

图4-38 药液注入氧气雾化吸入器内

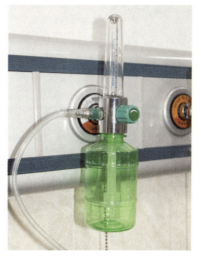

图4-39 连接雾化器与氧气装置

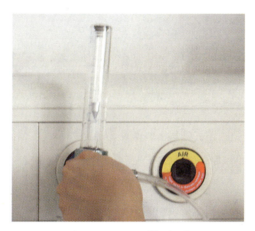

图4-40 调氧流量

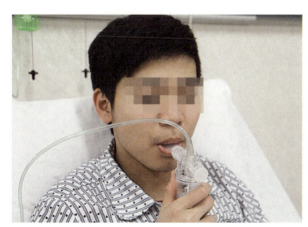

图4-41 含口含嘴

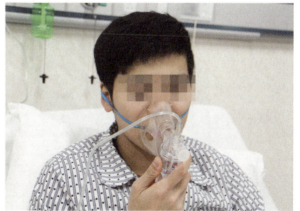

图4-42 使用面罩

2. 操作关键点

（1）严格执行查对制度，严格遵循安全用氧原则。

（2）有效雾化吸入：①使用前应检查雾化器及氧气装置，性能良好、连接紧密。②示范并指导病人尽可能深吸气，使药液充分进入支气管和肺内。③湿化瓶内勿加水，以免稀释药液,影响疗效。

（3）雾化吸入结束后,雾化器、口含嘴或面罩等先用消毒液浸泡消毒 1h,再洗净、晾干备用。

3. 操作测评标准

项目		分值	考核评价要点	评分等级				得分	存在问题
				I	II	III	IV		
护士准备		4	着装整洁、表达清晰、动作轻柔	2	1	0	0		
			核对医嘱及执行单、签名正确	2	1	0	0		
操作评估		6	了解病人病情充分	2	1	0	0		
			询问用药、氧疗情况正确	2	1	0	0		
			观察呼吸、痰液及口腔状况正确	2	1	0	0		
操作准备	病人	4	理解、配合,学会有效吸入雾气的方法	4	3	2	1		
	环境	1	符合安全用氧要求	1	0	0	0		
	护士	3	洗手、戴口罩正确	3	2	1	0		
	用物	4	准备齐全、放置合理	4	3	2	1		
操作过程	核对解释	4	双人核对正确,解释清楚并取得合作	3	2	1	0		
			指导并确认病人已学会有效吸入雾气的方法	1	0	0	0		
	配制药液	10	核对、检查、抽吸、稀释药液正确	8	6	4	1		
			药液注入氧气雾化吸入器正确	2	1	0	1		
	雾化吸入	36	必要时协助病人漱口正确,体位适宜	2	1	0	0		
			安装、检查氧气装置正确,无漏气	6	4	2	1		
			连接雾化器与氧气装置正确	4	3	2	1		
			调节氧流量准确	4	3	2	1		
			指导病人吸入雾气方法正确	3	2	1	0		
			选用口含嘴或面罩适宜,使用方法正确	4	3	2	1		
			病人正确深吸气和呼气,药液吸入完全	8	6	4	2		
			雾化吸入时间适宜	2	1	0	0		
			撤雾化器、关氧气方法正确	3	2	1	0		
	观察指导	8	协助病人清洁口腔、擦净面部正确	2	1	0	0		
			安置卧位舒适,观察、询问、指导正确	6	4	2	1		
	整理记录	10	整理病床单位、清理用物正确	3	2	1	0		
			雾化器浸泡消毒正确	2	1	0	1		
			洗手、摘口罩、记录、签名正确	5	3	2	1		

项目	分值	考核评价要点	评分等级				得分	存在问题
			I	II	III	IV		
操作评价	10	关爱病人、沟通有效、指导正确	3	2	1	0		
		病人不疲劳,无不良反应	4	3	2	1		
		操作熟练、准确、安全,时间不超过15min	3	2	1	0		
关键缺陷		无人文关怀、无沟通,查对不严,无效吸入雾气,严重污染等均不及格						
总分	100							

技能9　体位引流及拍背排痰

1. 操作流程

操作程序	简要流程	操作要点
护士准备	素质要求	着装整洁、表达清晰、动作轻柔
	核对签名	核对医嘱及执行单,签名
操作评估	病人病情	生命体征、意识状态、耐受能力、进食情况、心理状态、对操作的认知和合作程度
	治疗情况	用药、氧疗情况
	局部情况	呼吸困难、发绀及痰液状况,胸片提示炎性病灶所在的肺叶或肺段
操作准备	病人准备	了解操作目的、方法、操作中可能出现的不适及配合要点,愿意合作;2h内无进食;学会有效咳嗽、咳痰的方法
	环境准备	整洁安静、温湿度及光线适宜
	护士准备	洗手,戴口罩
	用物准备	治疗车上层:治疗盘、听诊器、大毛巾、垫巾、弯盘、漱口杯、痰杯、纸巾,按需备软枕、软垫、吸痰用物 治疗车下层:医疗废物桶、生活垃圾桶
操作过程	核对解释	核对病人,解释并取得合作;指导并确认病人已学会有效咳嗽、咳痰的方法;告知病人在操作过程中若有痰液,应及时咳出
	安置体位	协助病人安置头低足高、左侧卧位或俯卧位(图4-43);若病人无法耐受上述体位,则安置坐位(图4-44),或者半坐卧位(图4-45);用软枕或软垫支撑身体空隙处,铺大毛巾及治疗巾

操作程序	简要流程	操作要点
操作过程	拍背排痰	体位引流时配合肺部叩击排痰： ①找到背部第10肋间隙，从腋中线开始，自下而上、由外至内叩击胸壁至肩部（图4-46），注意避开肾区、脊柱、肩胛骨、引流管等。 ②叩击时五指弯曲并拢，使掌侧呈空杯状，以手腕力量，迅速而有节奏地叩击胸壁，震动气道（图4-47）。 ③每一肺叶叩击1～3min，叩击频率为120～180次/min。 ④指导病人间歇深呼吸并用力咳嗽排痰，若病人自觉痰液量较多、有痰液憋于喉部或出现剧烈咳嗽、呼吸困难等，应暂停操作
	观察指导	观察病人呼吸、面色和排出痰液的颜色、性质、气味、量等，询问病人感受，交代注意事项，鼓励病人咳嗽排痰
	整理记录	协助病人清洁口腔、擦净面部，撤大毛巾及治疗巾，安置舒适卧位；整理病床单位，清理用物；洗手，摘口罩；记录体位引流时间、病人反应和排出痰液的颜色、性质、气味、量等，签名
操作评价	病人感受	不疲劳，无呼吸困难及发绀
	操作效果	病人有效咳嗽、咳痰，呼吸顺畅、通气功能改善，沟通有效、指导正确

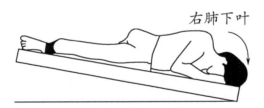

图4-43　右肺下叶引流体位

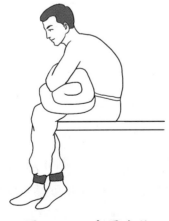

图4-44　安置坐位

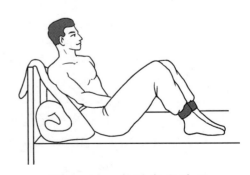

图4-45　安置半坐卧位

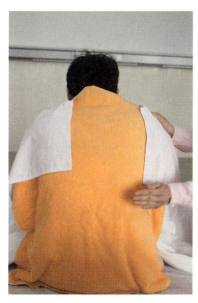

图4-46　自下而上、由外至内叩击排痰

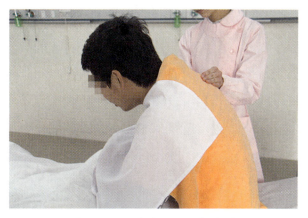

图4-47　空杯状叩击方法

2. 操作关键点

（1）严格执行查对制度、严格遵循标准预防原则。

（2）操作时间适宜：一般选择餐前30min、进餐2h后或睡前进行；间隔时间根据痰量而定，痰量少者1~2次/d，痰量多者3~4次/d；每次体位引流、拍背排痰时间10~15min为宜。

（3）操作过程中，密切观察病人呼吸节律与频率、心率与心律、血氧饱和度、舒适程度等，以了解病人的耐受程度。若病人出现呼吸困难、发绀等，应立即停止操作及时处理。

3. 操作测评标准

项目		分值	考核评价要点	评分等级				得分	存在问题
				I	II	III	IV		
护士准备		4	着装整洁、表达清晰、动作轻柔	2	1	0	0		
			核对医嘱及执行单、签名正确	2	1	0	0		
操作评估		8	了解病人病情充分	2	1	0	0		
			询问用药、氧疗情况正确	2	1	0	1		
			观察呼吸、痰液及炎性病灶所在部位正确	4	3	2	1		
操作准备	病人	4	理解、配合，2h内无进食	2	1	0	0		
			学会有效咳嗽、咳痰方法	2	1	0	0		
	环境	1	符合操作要求	1	0	0	0		
	护士	3	洗手、戴口罩正确	3	2	1	0		
	用物	4	准备齐全、放置合理	4	3	2	1		

项目		分值	考核评价要点	评分等级				得分	存在问题
				I	II	III	IV		
操作过程	核对解释	4	核对正确,解释清楚并取得合作	2	1	0	0		
			指导并确认病人已学会有效咳嗽、咳痰方法,已知需及时咳痰	2	1	0	0		
	安置体位	14	确定痰液部位正确	4	3	2	1		
			安置体位正确,病人无不适	8	6	4	2		
			铺大毛巾及治疗巾正确	2	1	0	0		
	拍背排痰	28	叩击部位正确	6	4	2	1		
			叩击手法、力度正确	9	7	5	3		
			叩击顺序、时间及频率正确	9	7	5	3		
			指导病人深呼吸、咳嗽、排痰方法正确	4	3	2	1		
	观察指导	10	观察病人呼吸、面色和排出痰液正确	4	3	2	1		
			询问、告知、指导正确	6	4	2	1		
	整理记录	10	协助病人清洁口腔、擦净面部正确	2	1	0	0		
			撤大毛巾及治疗巾正确,病人体位舒适	2	1	0	0		
			整理病床单位,清理用物正确	2	1	0	0		
			洗手、摘口罩、记录、签名正确	4	3	2	1		
操作评价		10	关爱病人、沟通有效、指导正确	3	2	1	0		
			病人不疲劳、无呼吸困难及发绀,安置体位适宜、有效排痰	4	3	2	1		
			操作熟练、准确、安全,时间不超过15min	3	2	1	0		
关键缺陷			无人文关怀、无沟通,查对不严,无效引流、无效咳嗽排痰等均不及格						
总分		100							

四、营养支持及生活护理

(一)情景与任务

1. 情景导入 病人住院第二日,持续高热、呼吸急促,神志清楚,精神疲倦,不能言语,不能自行进食。长期医嘱:鼻饲饮食、口腔护理。

2. 工作任务 护士为病人进行鼻饲流质饮食,并给予特殊口腔护理。

(二)操作评估

1. 病人病情 持续高热,神志清楚,精神疲倦,不能言语,不能自行进食;腹部平软、肠鸣音正常;口腔黏膜完好、无异味;无活动义齿。

2. 操作目的　通过鼻饲管补充营养与水分；保持口腔清洁湿润，预防口臭、口腔感染等并发症。

3. 项目分析　清醒合作者与昏迷或不能合作者，在执行鼻饲饮食和口腔护理操作时采取的方法有所不同。

（1）清醒合作者：鼻饲时可安置半坐卧位，插入胃管时可指导病人做吞咽动作，以利于胃管进入食管。拔除胃管时可指导病人深呼气及屏气，以防胃液误吸入气管。口腔护理时可指导病人配合漱口、张口或咬合牙齿，以暴露擦洗部位。

（2）昏迷或不能合作者：鼻饲和口腔护理时，应采取平卧位、头偏向一侧。插入胃管至咽喉部时，需托起病人头部使下颌贴近胸骨柄，以增加咽喉部通道的弧度，利于胃管进入食管。口腔护理时，禁忌漱口，需使用开口器协助完成口腔擦洗。

（三）操作计划

1. 鼻饲牛奶、米汤、肉汁、菜汁、果汁等流质饮食，每日 7～8 次，每次 200ml，间隔时间不少于 2h。

2. 鼻饲前为病人安置半坐卧位，鼻饲后维持该体位 30min，并使用床挡，以保证病人安全。若病人确实无法配合，则安置平卧位、头偏向一侧。

3. 插胃管时注意胃管插入是否顺利，耐心指导病人做吞咽动作，并观察胃管有无盘曲于口腔内。若病人确实无法配合，则按昏迷病人插入胃管。

4. 选用 0.9% 氯化钠溶液为病人进行特殊口腔护理，每日 2～3 次。协助病人漱口时，注意指导病人正确吐出漱口液，以免发生呛咳或误吸。若病人确实无法配合，则按昏迷病人禁忌漱口，使用开口器配合完成口腔擦洗。有条件者采用负压吸引式牙刷清洗口腔。

（四）操作流程与测评标准

技能 10　鼻饲护理

1. 操作流程

操作程序	简要流程	操作要点
护士准备	素质要求	着装整洁、表达清晰、动作轻柔
	核对签名	核对医嘱及执行单，签名
操作评估	病人病情	意识状态、配合能力、心理状态、对鼻饲饮食的认知和合作程度
	治疗情况	用药情况、出入液量
	局部情况	鼻腔状况、吸氧管使用情况、有无活动义齿
操作准备	病人准备	了解鼻饲目的、方法、操作中可能出现的不适及配合要点，愿意合作；口腔无活动义齿，已学会做吞咽动作配合插管
	环境准备	整洁安静、温湿度及光线适宜
	护士准备	洗手，戴口罩

操作程序	简要流程	操作要点
操作准备	用物准备	①插胃管用物(图4-48) 治疗车上层:治疗盘、无菌治疗巾、治疗碗、镊子、纱布、压舌板、一次性胃管、石蜡油、棉签、胶布、别针、听诊器、60ml灌注器、橡皮圈、手电筒、手套、胃管标识、水杯(内盛温开水)、水杯(内盛流质饮食200ml,温度38～40℃)、治疗巾、弯盘,按需备开口器 治疗车下层:医疗废物桶、生活垃圾桶 ②拔胃管用物 治疗盘、治疗碗、纱布、75%乙醇、棉签、治疗巾、弯盘、纸巾或毛巾
操作过程	核对解释	核对病人,解释并取得合作,指导并确认病人已学会做吞咽动作配合插管
	安置体位	协助病人取半坐卧位或平卧位、头偏向一侧,铺治疗巾于颌下,置弯盘于口角旁
	检查量管	检查及清洁鼻腔,打开一次性胃管,备胶布,戴手套,检查胃管通畅 测量插管长度:从发际至剑突45～55cm(图4-49),做标记
	插管观察	润滑胃管前端(约所量长度1/3) 插入胃管: ①清醒合作者,将胃管从一侧鼻孔插入,插至10～15cm时,指导病人做吞咽动作,再将胃管缓缓插入至所量长度(图4-50) ②昏迷或不合作者,取去枕平卧位、头向后仰,将胃管从一侧鼻孔插入(图4-51①),插至10～15cm时,用左手托起病人头部、使其下颌贴近胸骨柄,再将胃管缓缓插入至所量长度(图4-51②)。 插管过程中注意观察病人反应,若出现恶心、呕吐,可暂停插管,嘱病人做深呼吸;若插入不畅时,可将胃管抽出少许,再缓慢向前推进,或检查胃管是否盘曲于口腔内,不得强行插入,以免损伤鼻腔黏膜;若出现呛咳、呼吸困难、发绀等,应立即拔出胃管,休息片刻后再重新插入
	验证固定	验证胃管在胃内的3种方法: ①将胃管末端连接灌注器,抽吸,有胃液抽出(图4-52) ②将听诊器置于病人胃底部,用灌注器从胃管末端快速注入10ml空气,听到气过水声(图4-53)

操作程序	简要流程	操作要点
操作过程	验证固定	③将胃管末端放入水中(拇指与示指做好折管准备,防止胃管误插入肺部时,病人因吸气将水吸入肺内),无气泡逸出(图4-54)。用胶布固定胃管于鼻翼及同侧脸颊部(图4-55)
	灌食留管	用灌注器先注入少量温开水湿润胃管,再缓慢灌注流质饮食,灌注过程中注意观察流质饮食的温度、灌注速度和量;灌注毕,注入少量温开水冲管,缓缓抬高胃管末端;用纱布包裹胃管末端、反折,用橡皮圈固定;粘贴胃管标识,用别针固定胃管于病人衣领处
	观察告知	撤治疗巾、弯盘,脱手套;协助病人擦净面部,安置舒适卧位;观察病人反应,询问病人感受,交代注意事项
	整理记录	整理病床单位,冲洗灌注器备用,清理用物;洗手,摘口罩;记录插入胃管时间、长度及灌注饮食的种类、温度、量和病人反应,签名
	拔管指导	核对解释,铺治疗巾于颌下,置弯盘于口角旁;戴手套,松别针,揭胶布;反折胃管末端,用纱布包裹胃管近鼻孔处;指导病人深吸气、呼气,在病人呼气时拔管,当胃管拔至咽喉处(余管10~15cm时),嘱病人屏气,快速拔出胃管
	整理记录	脱手套,去除病人面部胶布痕迹,擦净面部;观察病人反应,询问病人感受,交代注意事项;整理病床单位,清理用物;洗手,记录拔管时间和病人反应,签名
操作评价	病人感受	安全,无特殊不适
	操作效果	指导病人配合插胃管方法正确,插管成功,确定胃管在胃内方法正确,灌食方法正确,处理插管过程中出现的问题及时、妥当,拔胃管方法正确

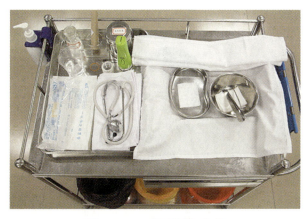

图4-48 插胃管用物

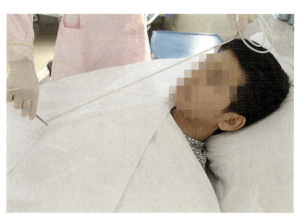

图4-49 测量插管长度

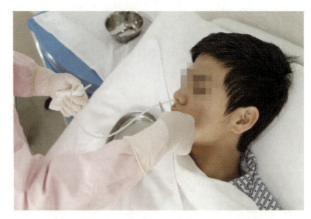

图 4-50　清醒合作者插入胃管

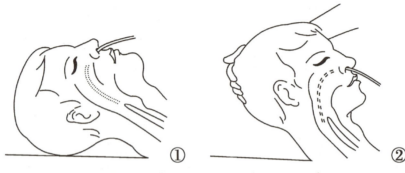

图 4-51　昏迷或不合作者插入胃管

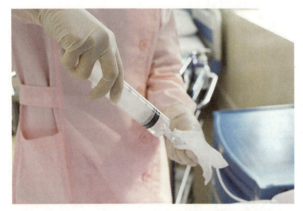

图 4-52　验证胃管在胃内方法①

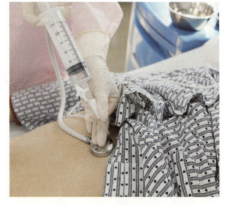

图 4-53　验证胃管在胃内方法②

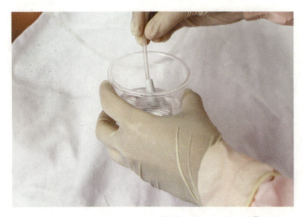

图 4-54　验证胃管在胃内方法③

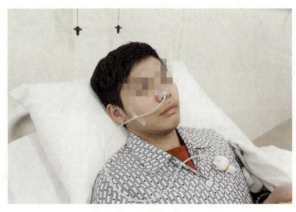

图 4-55　固定胃管

2. 操作关键点

（1）严格执行查对制度，严格遵循标准预防原则。

（2）插管时动作应轻柔，注意食管的3个狭窄，以免损伤食管黏膜。

（3）正确灌注食物或药物：①每次灌注前应验证胃管在胃内，确认胃管通畅。②新鲜果汁与奶液应分别灌注，防止产生凝块。③灌注食物过程中做到"三避免"，即避免灌入空气以免造成腹胀；避免灌注速度过快以免不适应；避免鼻饲液过冷或过热以免烫伤或引起胃部不适。④须服用口服药物时，应将药片研碎，用温水溶解后再由鼻饲管灌入。

（4）长期鼻饲者每周更换胃管一次，于晚间末次灌食后拔出胃管，次晨从另一侧鼻孔插入。

（5）上消化道出血，食管、胃底静脉曲张，鼻腔、食管手术后，食管癌、食管梗阻等病人，禁忌鼻饲。

3. 操作测评标准

项目		分值	考核评价要点	评分等级				得分	存在问题
				I	II	III	IV		
护士准备		4	着装整洁、表达清晰、动作轻柔	2	1	0	0		
			核对医嘱及执行单、签名正确	2	1	0	0		
操作评估		6	了解病人病情充分	2	1	0	0		
			了解用药、出入液量正确	2	1	0	0		
			观察鼻腔、吸氧管及活动义齿情况正确	2	1	0	0		
操作准备	病人	3	理解、配合，口腔无活动义齿	2	1	0	0		
			已学会做吞咽动作配合插管	1	0	0	0		
	环境	1	符合操作要求	1	0	0	0		
	护士	2	洗手、戴口罩正确	2	1	0	0		
	用物	4	准备齐全、放置合理	4	3	2	1		
操作过程	核对解释	4	核对正确，解释清楚并取得合作	3	2	1	0		
			指导并确认病人已学会做吞咽动作配合插管	1	0	0	0		
	安置体位	3	安置卧位正确	2	1	0	0		
			铺治疗巾、置弯盘正确	1	0	0	0		
	检查量管	7	检查及清洁鼻腔、戴手套正确	3	2	1	0		
			检查胃管正确，测量插管长度准确	4	3	2	1		

项目		分值	考核评价要点	评分等级				得分	存在问题
				I	II	III	IV		
操作过程	插管观察	12	润滑胃管前端、插入胃管正确,深度适宜	6	4	2	1		
			指导病人配合插管及时、有效	3	2	1	0		
			处理插管过程中出现的问题及时、妥当	3	2	1	0		
	验证固定	7	验证胃管在胃内方法正确	6	4	2	1		
			固定胃管正确、牢固	1	0	0	0		
	灌食留管	10	鼻饲液量、温度适宜	2	1	0	0		
			灌食方法正确,灌注过程中观察及时	5	3	2	1		
			胃管末端处理正确,留置胃管固定正确	2	1	0	0		
			粘贴胃管标识正确	1	0	0	0		
	观察告知	6	撤治疗巾及弯盘、脱手套正确	2	1	0	0		
			病人面部擦净、卧位舒适	2	1	0	0		
			观察、询问、告知正确	2	1	0	0		
	整理记录	6	整理病床单位、冲洗灌注器、清理用物正确	2	1	0	0		
			洗手、摘口罩、记录、签名正确	4	3	2	1		
	拔管指导	8	核对、解释正确	2	1	0	0		
			铺治疗巾、置弯盘、戴手套正确	2	1	0	1		
			拔管及指导病人配合拔管正确、有效	4	3	2	1		
	整理记录	7	脱手套、去除胶布痕迹及擦净面部正确	2	1	0	0		
			观察、询问、告知正确	2	1	0	0		
			整理病床单位、清理用物正确	1	0	0	0		
			洗手、记录、签名正确	2	1	0	0		
操作评价		10	关爱病人、沟通有效、指导正确	3	2	1	0		
			插胃管、灌注食物、拔胃管方法正确	4	3	2	1		
			操作熟练、准确、安全,时间不超过18min	3	2	1	0		
关键缺陷			无人文关怀、无沟通,查对不严,胃管插入长度偏差太大,无验证胃管是否在胃内、无固定胃管等均不及格						
总分		100							

技能 11　口腔护理

1. 操作流程

操作程序	简要流程	操作要点
护士准备	素质要求	着装整洁、表达清晰、动作轻柔
	核对签名	核对医嘱及执行单,签名
操作评估	病人病情	意识状态、配合能力、心理状态、对口腔卫生及保健知识的认知和合作程度
	治疗情况	手术和用药情况
	局部情况	口腔状况、有无活动义齿
操作准备	病人准备	了解操作目的、方法、注意事项及配合要点,愿意合作;口腔无活动义齿
	环境准备	整洁安静、温湿度及光线适宜
	护士准备	洗手,戴口罩
	用物准备	治疗车上层:治疗盘、一次性口腔护理包(内盛方盘、弯盘、干棉球 16 个、纱布、弯血管钳、镊子、压舌板、治疗巾)、温开水、漱口溶液、吸水管、棉签、石蜡油、手电筒,按需备开口器、外用药等(图 4-56) 治疗车下层:医疗废物桶,生活垃圾桶
操作过程	核对解释	核对病人,解释并取得合作,指导并确认病人能配合漱口及擦洗
	安置体位	协助病人取侧卧位或平卧位、头偏向一侧,打开一次性口腔护理包;戴手套,铺治疗巾于颌下、置弯盘于口角旁
	润唇观察	用漱口溶液湿润干棉球,清点棉球数;用湿棉球润唇,用温开水漱口,擦干口角;观察口腔有无出血、溃疡、真菌感染及特殊气味等(图 4-57)
	擦洗口腔	夹紧棉球、拧干(图 4-58),指导病人咬合上、下齿,用压舌板撑开左侧颊部,由内向外沿齿缝纵向擦洗上下牙齿左外侧面至门齿(图 4-59);同法擦洗右外侧面。指导病人张口,依次擦洗左侧牙齿的上内侧面、上咬合面、下内侧面、下咬合面、面颊部(上、下齿内侧面由内向外沿齿缝纵向擦洗,上、下齿咬合面由内向外螺旋擦洗,面颊部弧型擦洗);同法擦洗右侧。指导病人张口,由内向外横向擦洗硬腭、舌面和舌下(图 4-60)

操作程序	简要流程	操作要点
操作过程	观察指导	清点污棉球数,协助病人漱口、擦干口角,撤治疗巾及弯盘,脱手套;观察口腔是否擦洗干净、有无炎症和出血等异常情况;需要时患处涂外用药、口唇涂石蜡油或润唇膏;协助病人安置舒适卧位,询问病人感受,给予口腔健康指导
	整理记录	整理病床单位,若有活动义齿妥善处理,清理用物;洗手,摘口罩;记录,签名
操作评价	病人感受	舒适、安全
	操作效果	指导病人配合擦洗正确,擦洗口腔方法正确,病人口唇及口腔黏膜清洁、湿润,发现口腔有异常情况处理正确、及时

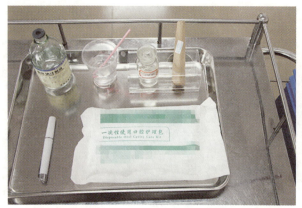

图 4-56　口腔护理用物

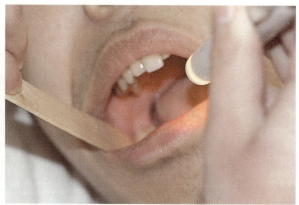

图 4-57　观察口腔

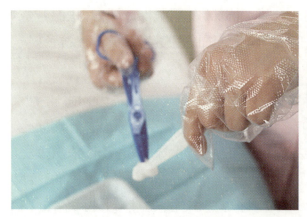

图 4-58　拧干棉球

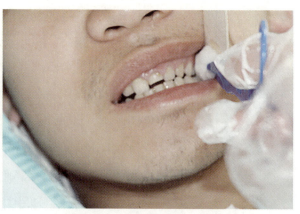

图 4-59　擦洗牙齿外侧面

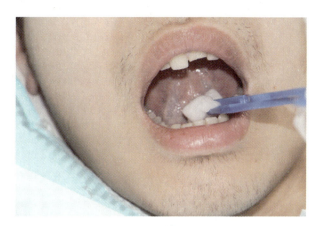

图 4-60　擦洗舌下

2. 操作关键点

（1）严格执行查对制度，严格遵循标准预防原则。

（2）确保病人安全：①昏迷病人禁忌漱口。②擦洗时血管钳尖端朝下，棉球应包裹血管钳尖端，擦洗动作要轻柔，特别对凝血功能较差的病人，避免损伤牙龈及口腔黏膜。③擦洗时用血管钳夹紧棉球，每次只能夹棉球1个，以防棉球遗留在口腔内。④棉球不宜过湿，以免溶液误吸入呼吸道导致呛咳或窒息。⑤若病人牙关紧闭、不能自行张口，需使用开口器时，应从臼齿放入，不可使用暴力。

（3）长期应用抗生素者，应注意观察口腔黏膜有无真菌感染。

（4）若病人有活动义齿，应取出，用清水刷洗干净，置于清水杯中保存，不可用乙醇和热水浸泡，以免义齿变色、变形和老化。

3. 操作测评标准

项目		分值	考核评价要点	评分等级				得分	存在问题
				I	II	III	IV		
护士准备		4	着装整洁、表达清晰、动作轻柔	2	1	0	0		
			核对医嘱及执行单、签名正确	2	1	0	0		
操作评估		6	了解病人病情充分	2	1	0	0		
			了解手术和用药情况正确	2	1	0	0		
			观察口腔及有无活动义齿正确	2	1	0	0		
操作准备	病人	3	理解、配合，确认口腔无活动义齿	3	2	1	0		
	环境	1	符合操作要求	1	0	0	0		
	护士	2	洗手、戴口罩正确	2	1	0	0		
	用物	4	准备齐全、放置合理	4	3	2	1		

项目		分值	考核评价要点	评分等级				得分	存在问题
				I	II	III	IV		
操作过程	核对解释	4	核对正确,解释清楚并取得合作	3	2	1	0		
			确认病人能配合漱口和擦洗	1	0	0	0		
	安置体位	5	安置卧位正确	2	1	0	0		
			戴手套、铺治疗巾、置弯盘正确	3	2	1	0		
	润唇观察	8	清点棉球数准确	2	1	0	0		
			润唇、协助漱口、观察口腔正确	6	4	2	1		
	擦洗口腔	30	夹紧、拧干棉球方法正确	4	3	2	1		
			棉球湿度适宜,血管钳尖端无外露	4	3	2	1		
			指导病人配合擦洗正确、有效	3	2	1	0		
			擦洗方法正确	9	7	5	3		
			擦洗顺序正确,口腔干净、无遗漏部位	8	6	4	2		
			压舌板、开口器使用正确	2	1	0	0		
	观察指导	15	清点污棉球数准确,擦洗前后数目一致	2	1	0	0		
			协助漱口、擦干口角正确	2	1	0	0		
			撤治疗巾、弯盘、脱手套正确	2	1	0	0		
			观察口腔、发现异常情况处理正确	4	3	2	1		
			病人卧位舒适,询问、指导正确	5	3	2	1		
	整理记录	8	整理病床单位、清理用物正确	2	1	0	0		
			若有活动义齿处理正确	2	1	0	1		
			洗手、摘口罩、记录、签名正确	4	3	2	1		
操作评价		10	关爱病人、沟通有效、指导正确	3	2	1	0		
			口腔擦洗方法正确,口腔清洁彻底	4	3	2	1		
			操作熟练、准确、安全,时间不超过15min	3	2	1	0		
关键缺陷			无人文关怀、无沟通,擦洗方法错误,口腔未擦洗干净,损伤病人口腔黏膜,棉球遗留在口腔内等均不及格						
总分		100							

【评价】

1. 病人体温是否逐渐恢复正常。

2. 病人喘息、呼吸困难等症状是否改善,血氧分压、血氧饱和度是否增高。

3. 病人呼吸道是否通畅，双肺呼吸音是否清晰。

4. 病人活动量是否增加，活动后有无气促、心悸等不适症状。

5. 病人营养状况是否得到改善。

6. 病人全身皮肤是否完好，有无发生压疮。

7. 病人有无发生并发症或出现并发症能否及时被发现和治疗。

8. 病人及家属是否遵照医嘱。

【拓展训练】

 案例

病人，男，62岁。病人6d前无明显诱因出现发热，最高体温超过38℃，到医院就诊后体温恢复正常，具体用药不详。2d前晨起自觉全身乏力、阵发性干咳、痰量少，活动后胸闷、气促，登2~3级楼梯可出现症状，即来医院就诊。查体：T 36.3℃、P 95次/min、R 20次/min、BP 130/80mmHg、体重71.5kg，神志清楚，右中下肺呼吸音粗、闻及湿啰音，心率95次/min、律齐，被诊断为"肺部感染"，收住呼吸内科。

入院后给予哌拉西林钠-他唑巴坦静脉输液抗感染治疗。住院次晨，病人出现高热、烦躁不安、气促等症状，T 39.8℃、SpO$_2$ 83%，给予药物降温、吸氧等处理后未见好转。急查动脉血气分析：酸碱值（pondus hydrogenii, pH）7.51，动脉血氧分压（arterial partial pressure of oxygen, PaO$_2$）51mmHg，动脉血二氧化碳分压（arterial partial pressure of carbon dioxide, PaCO$_2$）22mmHg。急查胸部CT：双肺感染，双侧胸腔少量积液。急请感染病区专家会诊，以"不明原因肺炎、H$_7$N$_9$感染待排"转入感染病区。

转入感染病区后，病人病情继续恶化，BP 94/60mmHg、SpO$_2$ 86%，神志不清、躁动，双肺呼吸音粗、闻及湿啰音及痰鸣音，痰量多、黄色黏稠，给予无创呼吸机辅助通气、抗感染、抗病毒、镇静、化痰、营养支持等治疗。

［情景与任务］

（一）静脉输液治疗及协助诊断

1. 情景导入　病人收住呼吸内科。长期医嘱：5%葡萄糖溶液250ml+哌拉西林钠-他唑巴坦4.5g i.v.gtt. q.8h.。临时医嘱：青霉素皮试（　），血常规、尿常规、粪便常规。

2. 工作任务　护士为病人执行青霉素皮试及静脉输液治疗，并采集血、尿、粪便常规标本。

（二）降温及对症处理

1. 情景导入　病人住院次晨，出现高热、烦躁不安、气促等症状，T 39.8℃、SpO$_2$ 83%。长期医嘱：中流量吸氧。临时医嘱：物理降温，急查动脉血气分析，急查胸部CT，急请感染病区专家会诊。

2. 工作任务 护士立即组织人力物力,协调合作完成吸氧、物理降温、采集动脉血标本、胸部 CT 检查、邀请专家会诊等护理工作。

(三)排痰及监测病情

1. 情景导入 病人转入感染病区后,BP 94/60mmHg、SpO₂ 86%,神志不清、躁动,痰量多、黄色黏稠,即给予无创呼吸机辅助通气。长期医嘱:中流量吸氧,盐酸氨溴索 30mg 雾化吸入每日 2 次(b.i.d.),吸痰,体位引流及拍背排痰 p.r.n.。临时医嘱:痰培养,血培养,动脉血气分析。

2. 工作任务 护士为病人进行吸氧、雾化吸入、吸痰和采集痰培养、血培养标本,并视病情给予体位引流及拍背排痰。

(四)营养支持与生活护理

1. 情景导入 病人转入感染病区第二日,处于浅昏迷状态,无法自行进食、进水。长期医嘱:鼻饲饮食,口腔护理。

2. 工作任务 护士为病人实施鼻饲流质饮食和特殊口腔护理。

[**分析与实践**]

(一)分析指引

1. 病人 62 岁,以"肺部感染"收住呼吸内科,入院后给予抗生素静脉输液治疗以控制肺部感染。护士应根据病人的病情、年龄和药物性质调节输液滴速,并注意观察用药效果和有无药物过敏等不良反应。

2. 病人病程短、病情变化快,短时间内病情迅速恶化,呈高热、浅昏迷状态,血氧饱和度快速下降。护士须立即组织人力物力,配合医生实施各项抢救措施,并密切观察病情进展。

3. 病人入院次晨出现高热,传染性疾病流行期间应进行排查。病人以"不明原因肺炎、H₇N₉ 感染待排"转入感染病区,护士为病人实施各项护理措施时,应严格遵循隔离消毒、标准预防原则。

4. 病人既往无对冷敏感疾病病史、无乙醇过敏史,高热降温时可采用乙醇拭浴法。

5. 盐酸氨溴索为祛痰药,有促进呼吸道分泌物溶解、排除和润滑呼吸道作用,使用前应向病人及家属说明药物作用、用药后正常反应和可能发生的不良反应等。

6. 病人处于浅昏迷状态,为其执行各项护理操作时,应注意与清醒者有所区别。如雾化吸入时,应选择适宜的雾化装置,可采用面罩法;鼻饲流质饮食时,应选用昏迷病人插入胃管的方法;口腔护理时,应禁忌漱口,并正确使用开口器暴露擦洗部位等。

7. 病人双侧肺部感染、双肺闻及湿啰音及痰鸣音,痰量多、黄色黏稠,实施体位引流及拍背排痰时,应根据肺部病变部位及病人的耐受能力选择合适的体位。如采用坐位或半坐卧位,以促进肺上叶引流;采用由一侧卧位转为平卧位,再转为另一侧卧位,以促进肺中叶引流;采用头低足高、俯卧位,以促进肺下叶引流等。

（二）分组实践

1. 将全班学生分成若干小组，各小组针对上述案例、情景与任务，开展小组讨论分析，要求书面列出该病人的主要护理诊断／合作性问题，并初步制订护理计划。

2. 各小组成员分配任务，分别扮演护士、病人、家属、医生等不同角色，进行角色扮演、模拟综合技能实训。

（黄惠清　叶　俏）

项目五 │ 重症病人的护理

项目05

05项目 数字内容

学习目标

1. 具有较强的急救意识、严格的查对意识和严谨的工作态度;具有爱伤观念和慎独精神;具有敏锐的观察、分析、解决问题的能力和团队合作精神。
2. 熟练掌握保护具的使用、末梢血糖测量、胰岛素笔注射、皮下注射、静脉注射、糖尿病足预防指导、跌倒预防指导等技能。
3. 学会心电图测量、床边心电监护和血氧饱和度监测等技能。

案例

病人,男,68岁。病人30min前与家人发生口角时突发胸骨后和心前区疼痛,由家人急送医院救治。既往有2型糖尿病病史10年,口服降糖药治疗,未规律监测血糖;有冠心病病史1年,未规律服药治疗。

急诊查体:T 36.9℃、P 100次/min、R 24次/min、BP 136/88mmHg,身高170cm,体重53kg,意识清楚,表情痛苦,精神差,神情极度紧张,体型消瘦,唇干,心脏听诊未闻及异常杂音、心率100次/min,双肺呼吸音粗、未闻及干湿啰音,双小腿有麻木、针刺感,双足皮肤干燥、局部皮温低,足背动脉搏动弱。急查血常规无异常。急查血液生化:血钠135mmol/L,血钾3.6mmol/L,尿素氮10.2mmol/L,血糖23.3mmol/L。尿常规:尿糖(+++),尿酮体(-)。双肾B超未见异常。心电图:窦性心律,ST段压低,T波倒置。病人被诊断为"急性冠脉综合征、2型糖尿病"。立即给予卧床休息,吸氧,舌下含服硝酸异山梨酯片,建立静脉通路,扩血管,改善心肌缺血缺氧,控制血糖等紧急处理。病人含服硝酸异山梨酯片10min后症状逐渐缓解,病情稳定后由急诊收住心内科。

【护理评估】

1. 病人 30min 前与家人发生口角时突发胸骨后和心前区疼痛。心电图：窦性心律，ST 段压低，T 波倒置。既往有糖尿病 10 年、冠心病 1 年。考虑病人因情绪激动诱发急性冠脉综合征，导致心肌缺血、缺氧而出现疼痛。

2. 病人突发胸骨后和心前区疼痛被家人送至急诊，神志清楚，神情极度紧张。提示病人因突发疾病导致极度不适，存在恐惧心理。

3. 病人突发胸骨后和心前区疼痛，心率 100 次 /min，呼吸 24 次 /min，双足局部皮温低、足背动脉搏动弱。提示病人组织灌注不足，活动耐力下降。

4. 病人患糖尿病 10 年，身高 170cm，体重 53kg，精神差，体型消瘦。考虑病人因糖尿病引起代谢紊乱综合征，导致营养失调。

5. 病人患糖尿病 10 年，双小腿有麻木、针刺感。提示病人出现了糖尿病神经病变所致感觉紊乱。

6. 病人 68 岁、年龄较大，活动耐力下降，末梢神经病变等，均为意外受伤、跌倒的高危因素。

7. 病人突发胸骨后和心前区疼痛、血糖 23.3mmol/L，病情较重需卧床休息；体型消瘦；双足皮肤干燥，双下肢感觉异常。提示病人有皮肤完整性受损的危险。

8. 病人患糖尿病 10 年，未规律监测血糖；患冠心病 1 年，未规律服药治疗，因情绪激动诱发急性冠脉综合征。提示病人缺乏所患疾病相关知识。

9. 病人患糖尿病 10 年、冠心病 1 年，突发胸骨后和心前区疼痛，急查血糖 23.3mmol/L，双足局部皮温低、足背动脉搏动弱，已出现糖尿病周围神经病变。若病情未能有效控制，疾病继续发展可能会并发酮症酸中毒、糖尿病足、心律失常、急性心肌梗死、心力衰竭。

【护理诊断 / 合作性问题】

1. 疼痛　与冠状动脉粥样硬化导致心肌缺血、缺氧有关。

2. 恐惧　与突发疾病、预感生命受到威胁有关。

3. 活动耐力下降　与心肌缺血、缺氧，组织灌注不足有关。

4. 营养失调：低于机体需要量　与胰岛素分泌或作用缺陷引起代谢紊乱有关。

5. 感觉紊乱　与糖尿病引发神经病变有关。

6. 有受伤的危险　与活动耐力下降、四肢感觉障碍有关。

7. 有皮肤完整性受损的危险　与长期卧床、消瘦、皮肤干燥有关。

8. 知识缺乏：缺乏糖尿病与冠心病预防保健、用药和自我护理的知识。

9. 潜在并发症：酮症酸中毒、糖尿病足、心律失常、急性心肌梗死、心力衰竭。

【护理计划】

1. 护理目标

（1）病人疼痛缓解。

（2）病人恐惧感消失，能平静休息或入睡。

（3）病人能进行适量活动,活动后无胸闷、胸痛、气促等症状。

（4）病人自觉参与制订并执行饮食计划,血糖控制在正常水平,体重增加。

（5）病人感觉障碍改善。

（6）病人住院期间未发生意外受伤或跌倒。

（7）病人住院期间皮肤完好,未发生压疮。

（8）病人能描述疾病的预防保健、用药和自我护理知识,能坚持合理用药。

（9）病人未发生并发症或出现并发症时能及时被发现和治疗。

2. 护理措施

（1）冠心病急性发作期,病人绝对卧床休息,安置舒适卧位,必要时使用保护具。立即建立静脉通路,准备好急救设备,必要时进行电除颤。

（2）遵医嘱给予吸氧和药物治疗,如应用扩血管、抗凝、抑制血小板、降糖等药物,注意观察氧疗效果、用药效果及有无药物副作用,应用抗凝药应注意观察有无出血倾向。

（3）及时给予心理疏导,向病人讲解突发胸痛的原因、治疗与护理措施、疾病预后等,以减轻病人的恐惧。

（4）密切观察病情:定期评估疼痛的性质、部位和持续时间,严密监测生命体征、意识、末梢血糖、心电图、血氧饱和度、出入液量等变化,并做好记录,如发现异常及时报告医生。

（5）冠心病缓解期,指导病人适量活动,可先进行床上肢体活动,如无不适再下床活动。

（6）指导病人合理膳食,与病人共同制订饮食治疗计划,并鼓励病人自觉执行计划,定期测量体重,评估营养状况。注意保持大便通畅。

（7）指导病人学会足部护理,保持足部清洁,促进足部血液循环,避免足部受伤。

（8）做好安全防护:指导病人若出现头晕、视力模糊、乏力、心悸、意识模糊等症状,应立即采取平卧位;外出时需有人陪同。教会病人及家属正确使用保护具和预防跌倒设备,避免发生意外。

（9）做好皮肤护理,指导病人注意个人卫生,保持口腔、皮肤和会阴部清洁,双腿和足部涂抹润肤乳保护。注射胰岛素时严格皮肤消毒,以防发生感染。教会病人及家属自我护理,包括观察皮肤、黏膜、牙龈等有无出血倾向。

（10）向病人及家属介绍所患疾病的相关知识,指导其做好糖尿病足预防和跌倒预防的相关措施,告知其遵医嘱用药和定期复查的重要性,教会病人正确测量血糖及皮下注射胰岛素等。

【实施】

一、抢救配合与病情监测

（一）情景与任务

1. 情景导入　病人由急诊科收住心内科重症监护室,入院后烦躁不安、下肢皮肤干燥、双手频繁抓挠双腿、双腿不停地摩擦床面。长期医嘱:床边心电监护和血氧饱和度监测。临时医嘱：末梢血糖测量（即刻）、床边心电图测量。

2. 工作任务　护士及时使用保护具以确保病人安全，遵医嘱为其测量末梢血糖和床边心电图，并给予床边心电监护和血氧饱和度监测。

（二）操作评估

1. 病人病情　因"急性冠脉综合征，2型糖尿病"急诊入院。急查血糖23.3mmol/L、尿糖（+++）。心电图：窦性心律，ST段压低，T波倒置。入院后病人烦躁不安，双手频繁抓挠双腿，双腿不停地摩擦床面。

2. 操作目的　适当使用保护具，防止病人发生坠床、抓伤、擦伤等意外，确保病人安全；监测病情，及时了解病人病情变化及心脏功能，为诊断及治疗提供依据。

3. 项目分析

（1）执行医嘱：一般先执行临时医嘱，再执行长期医嘱，需即刻执行的医嘱应马上执行。

（2）使用保护具：病人及家属应知情同意。制动性保护具只能短期使用，使用时肢体应处于功能位，病人意识清醒后及时解除约束。

（3）末梢血糖测量：测量值受病人是否进餐及食物种类、量，是否应用降糖药物等因素影响。成人空腹血糖正常范围为3.9～6.0mmol/L，餐后血糖升高。

（4）心电图测量：测量结果的准确性受病人情绪、身体佩戴饰物和环境温度、噪声等影响，操作前应尽量排除可能干扰测量结果的因素。

（5）床边心电监护和血氧饱和度监测：根据病人病情设置各项报警指标，及时观察、记录，注意监测有无心律失常的表现。

（三）操作计划

1. 护士将病人安置于病床后，立即使用保护具，如床挡、约束带、手套等以确保病人安全。使用前耐心向病人及家属解释使用保护具的作用及必要性，并签署知情同意书。每15min观察约束部位皮肤及血液循环情况，每2h松解约束带一次，必要时按摩局部以促进血液循环。

2. 接到医嘱后，立即进行末梢血糖测量。测量前询问病人是否进餐、进餐时间、食物种类及量，并详细了解应用降糖药的情况。及时记录测量结果，注明测量时间、餐前或是餐后。

3. 进行床边心电图测量，检查前确认病人无饱餐、喝冷饮和抽烟，耐心解释操作的安全性和需配合的注意事项，必要时让病人休息20min后再测量，以消除紧张情绪；保持室内温暖，以避免病人受寒冷刺激；指导病人取下所佩戴金属饰物及手机并保持安静、全身放松、自然呼吸、勿移动体位等，避免肌电受干扰。

4. 给予持续床边心电监护和血氧饱和度监测，每15～30min观察并记录监测情况，如监护仪报警或发现病人心率、血氧饱和度、心电图波形等异常，应立即报告医生及时处理。注意观察电极片、血氧饱和度监测指套的位置及局部皮肤情况，定期更换电极片、血氧饱和度监测指套的位置。告知病人及家属，如安放电极片、血氧饱和度监测指套局部皮肤出现红疹、瘙痒、痛感等，及时告知护士，不可自行移动或摘除电极片、血氧饱和度监测指套，不得放置任何物品在监护仪上，避免在监护仪旁使用手机等，以免干扰监测波形。

（四）操作流程与测评标准

技能 1　保护具的使用

1. 操作流程

操作程序	简要流程	操作要点
护士准备	素质要求	着装整洁、表达清晰、动作轻柔
	核对签名	核对医嘱及执行单，签名
操作评估	病人病情	年龄、生命体征、意识状态、心理状态、自理能力、肢体活动能力、合作程度
	局部情况	约束部位皮肤和血液循环情况，有无管道及是否安置妥当
操作准备	病人准备	病人及家属了解保护具使用的意义、方法、和注意事项，同意使用并已签署知情同意书
	环境准备	整洁安静，温湿度及光线适宜
	护士准备	洗手，戴口罩
	用物准备	根据病人病情准备床挡、约束带、手套等，手消毒凝胶
操作过程	核对解释	核对病人，介绍保护具使用的必要性、安全性和配合要点
	安置体位	协助病人取舒适体位，肢体处于功能位，无血液循环障碍
	保护约束	根据评估结果选择合适的保护具 1）使用床挡（图5-1） ①多功能床挡：将床沿两侧床挡先近侧后对侧分别拉起、固定 ②半自动床挡：按住遥控器按钮、将床沿两侧床挡升起 2）使用约束带 ①肩部约束法：将病人两侧肩部套进袖筒，腋窝衬好棉垫，将两袖筒上的细带在胸前打结固定，两条长带系于床头（图5-2）。若采用简易肩部约束带，将约束带从病人头部套入，平整地放于病人胸前，腋窝衬好棉垫，两条长带绕过腋下，于背部交叉后系于床头或两侧床沿（图5-3） ②四肢约束法：用棉垫包裹腕部或踝部，用宽绷带打成双套结，套在棉垫外稍拉紧、以肢体不脱出为宜，将宽绷带系于两侧床沿（图5-4）。若采用简易四肢约束带，将约束带棉垫端包裹于腕部或踝部，另一端两条系带穿过棉垫端环形开口，稍稍拉紧，系带系于两侧床沿（图5-5）

操作程序	简要流程	操作要点
操作过程	保护约束	③膝部约束法：两膝及膝下衬好棉垫，将约束带横放于两膝上，两头带分别固定两侧膝关节，两端宽带系于两侧床沿（图5-6）。若采用简易膝部约束带，将约束带横放于两膝上，两端系带分别绕过两侧膝关节、从约束带中间圆孔穿出，稍稍拉紧，系于两侧床沿（图5-7） 3）按需为病人双手戴好手套
	观察告知	观察局部及全身反应，询问病人感受，交代注意事项
	整理记录	整理病床单位，清理用物；洗手，摘口罩；记录保护具使用的原因、种类、开始使用时间及签名
操作评价	病人感受	安全、无不良反应
	操作效果	保护具选择正确、使用方法正确，病人肢体处于功能位、局部血液循环良好

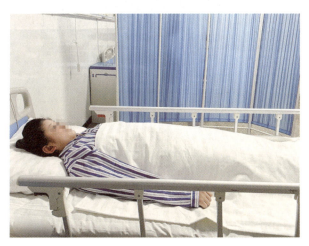

图5-1　使用床挡保护病人

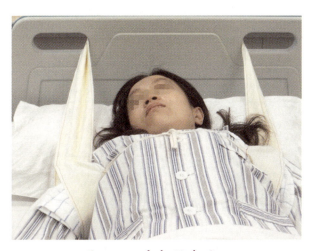

图5-2　肩部约束法A

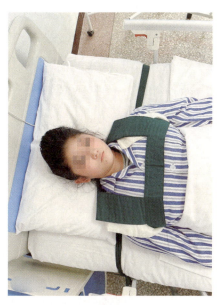

图5-3　肩部约束法B

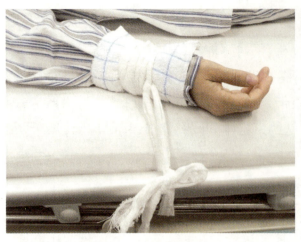

图5-4 四肢约束法A

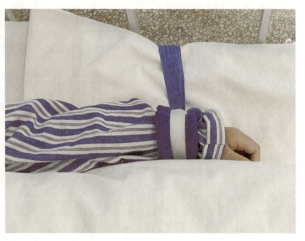

图5-5 四肢约束法B

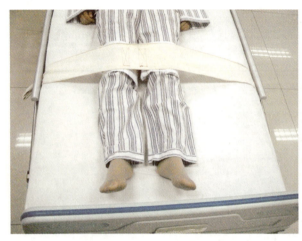

图5-6 膝部约束法A

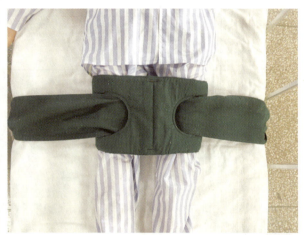

图5-7 膝部约束法B

2. 操作关键点

（1）严格掌握保护具的使用指征，病人及家属知情同意。

（2）约束局部应衬棉垫保护，松紧以能伸入1~2个手指为宜，每2h松解一次。肢体应处于功能位，每15min观察约束部位皮肤受压情况及约束肢体肢端颜色、温度、感觉及活动情况，如发现皮肤或肢体苍白、麻木、冰冷等，应立即放松约束带，进行局部按摩以促进血液循环。

3. 操作测评标准

项目	分值	考核评价要点	评分等级				得分	存在问题
			I	II	III	IV		
护士准备	4	着装整洁，表达清晰、动作轻柔	2	1	0	0		
		核对医嘱及执行单、签名正确	2	1	0	0		
操作评估	6	了解病人病情充分	3	2	1	0		
		观察局部皮肤及血运情况、管道处理正确	3	2	1	0		

项目		分值	考核评价要点	评分等级				得分	存在问题
				I	II	III	IV		
操作准备	病人	6	知情同意,已签署知情同意书	6	4	2	1		
	环境	1	符合操作要求	1	0	0	0		
	护士	2	洗手、戴口罩正确	2	1	0	0		
	用物	3	准备齐全、放置合理	3	2	1	0		
操作过程	核对解释	6	核对正确	2	1	0	0		
			解释清楚并征得同意	4	3	2	1		
	安置体位	10	体位正确、舒适	2	1	0	0		
			肢体处于功能位	8	6	4	2		
	保护约束	42	选择保护具正确	3	2	1	0		
			使用床挡方法正确	7	5	3	1		
			使用约束带部位正确	5	3	2	1		
			使用约束带方法正确	9	7	5	3		
			约束带松紧适宜	9	7	5	3		
			肢体血液循环良好	5	3	2	1		
			按需为病人双手戴手套正确	4	3	2	1		
	观察告知	6	观察局部及全身情况正确	3	2	1	0		
			询问、告知正确	3	2	1	0		
	整理记录	4	整理病床单位、清理用物正确	2	1	0	0		
			洗手、摘口罩、记录、签名正确	2	1	0	0		
操作评价		10	关爱病人、沟通有效、指导正确	3	2	1	0		
			约束带松紧适宜、局部血液循环良好	4	3	2	1		
			操作熟练、规范、安全,时间不超过5min	3	2	1	0		
关键缺陷			无人文关怀、无沟通,无安全意识、约束局部血液循环障碍等均不及格						
总分		100							

技能 2 末梢血糖测量

1. 操作流程

操作程序	简要流程	操作要点
护士准备	素质要求	着装整洁、表达清晰、动作轻柔
	核对签名	核对医嘱及执行单,签名

操作程序	简要流程	操作要点
操作评估	病人病情	意识状态、生命体征、进餐情况、血糖水平、心理状态和合作程度
	治疗情况	降糖药用药史
	采血部位	皮肤完好，无感染、硬结、瘢痕、出血点
操作准备	病人准备	了解操作目的、方法、注意事项及配合要点；情绪放松，体位舒适
	环境准备	整洁安静、温湿度及光线适宜，操作台、治疗车、治疗盘已用消毒液抹布擦拭
	护士准备	洗手，戴口罩
	用物准备	治疗车上层：注射盘、血糖仪、采血笔、采血针头、血糖试纸、75%乙醇、棉签、棉球、手消毒凝胶、笔 治疗车下层：医疗废物桶、生活垃圾桶、锐器盒
操作过程	核对解释	核对病人，解释并取得合作，询问进餐情况
	安置体位	协助病人取舒适体位。暴露采血部位：无名指指端
	安针连纸	拧开采血笔的头端，插入采血针头，确认插紧（图5-8），取下护针帽，调节针头刺入皮肤的深浅度（图5-9），从采血笔的末端将弹簧向后拉下，备用；取出血糖试纸，将有箭头一端插入血糖仪，自动开机，检查血糖仪是否处于测量的正常状态（图5-10）
	皮肤消毒	观察采血部位，用75%乙醇消毒无名指指端皮肤2次，待干，再次核对
	进针采血	病人手臂下垂10°～15°，从指根向指尖将血5～6次；一手轻压病人指腹两侧皮肤，另一手将采血笔针头轻压在无名指指腹侧面，按下中间弹簧开关按钮（图5-11）；轻轻挤压手指，用棉签拭去第1滴血，挤出第2滴血，将血糖试纸滴血区靠近血滴、自动吸满血样（图5-12），5s后读取测量值（图5-13）；告知病人测量结果，用棉球按压采血指端1～2min至不出血止
	观察指导	观察采血部位止血情况，协助病人取舒适体位，询问病人感受，给予健康指导
	整理记录	整理病床单位，处理采血针、血糖试纸；洗手，摘口罩；记录，签名
操作评价	病人感受	安全、无特殊不适
	操作效果	严格查对制度、无菌技术操作原则，采血部位、方法正确，读取测量值准确、及时，沟通有效、指导正确

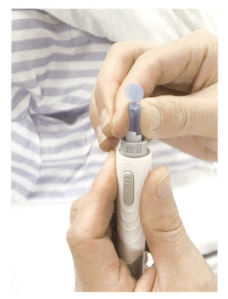

图 5-8　安装采血针头

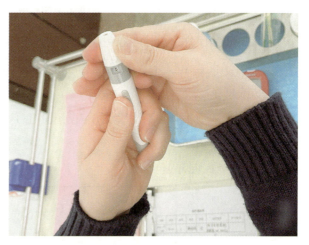

图 5-9　调节针头刺入深浅度

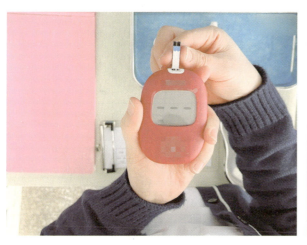

图 5-10　连接血糖试纸

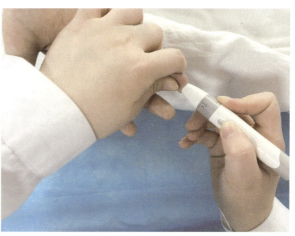

图 5-11　进采血针

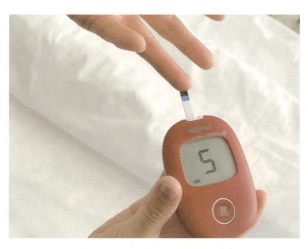

图 5-12　试纸吸取血样

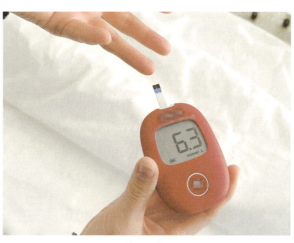

图 5-13　读取测量值

2. 操作关键点

（1）严格执行查对制度，严格遵循无菌技术操作、标准预防原则。

（2）遵医嘱严格掌握血糖测量时间，如空腹、餐后1h、餐后2h、随机血糖等。

（3）血糖试纸应在有效期内，不能触摸试纸的滴血区以免影响测量结果。不可过度用力挤压采血部位，采血量不能少于0.05ml，不能涂抹血滴。测量过程中血糖仪平稳，避免移动或倾斜。

（4）如测量值异常高(＞16.7mmol/L)或异常低(＜2.8mmol/L)，需复测核查并报告医生。

3. 操作测评标准

项目		分值	考核评价要点	评分等级				得分	存在问题
				I	II	III	IV		
护士准备		4	着装整洁、表达清晰、动作轻柔	2	1	0	0		
			核对医嘱及执行单、签名正确	2	1	0	0		
操作评估		6	了解病人病情充分	2	1	0	0		
			了解降糖药用药史详细	2	1	0	0		
			选择、观察采血部位正确	2	1	0	0		
操作准备	病人	2	理解、配合，体位舒适	2	1	0	0		
	环境	2	符合无菌技术操作要求	2	1	0	0		
	护士	2	洗手、戴口罩正确	2	1	0	0		
	用物	2	准备齐全，放置合理	2	1	0	0		
操作过程	核对解释	6	核对正确，解释清楚并取得合作	4	3	2	1		
			询问进餐情况全面	2	1	0	0		
	安置体位	4	病人体位舒适	2	1	0	0		
			暴露采血部位正确	2	1	0	0		
	安针连纸	14	安装采血针头方法正确	4	3	2	1		
			调节针头刺入深浅度适宜，拉下弹簧正确	4	3	2	1		
			血糖试纸与血糖仪连接方法正确	4	3	2	1		
			血糖仪性能良好	2	1	0	0		
	皮肤消毒	4	消毒采血部位皮肤方法正确	2	1	0	0		
			再次核对正确	2	1	0	0		

项目		分值	考核评价要点	评分等级				得分	存在问题
				I	II	III	IV		
操作过程	进针采血	30	病人手臂下垂、挤血方法正确	4	3	2	1		
			选择采血部位、进采血针方法正确	9	6	3	1		
			针刺指腹深度适宜	2	1	0	0		
			挤血、血糖试纸吸取血样正确	9	6	3	1		
			血样合格、量适宜	2	1	0	0		
			读取测量值准确、及时, 告知病人正确	2	1	0	0		
			拔针按压正确, 时间适宜	2	1	0	0		
	观察指导	6	观察采血部位正确, 病人体位舒适	3	2	1	0		
			询问、健康指导正确	3	2	1	0		
	整理记录	8	整理病床单位正确	1	0	0	0		
			处理采血针、血糖试纸正确	4	3	2	1		
			洗手、摘口罩、记录、签名正确	3	2	1	0		
操作评价		10	关爱病人、沟通有效、指导正确	3	2	1	0		
			无菌观念强, 无污染	4	3	2	1		
			操作熟练、准确、安全, 时间不超过 5min	3	2	1	0		
关键缺陷			无人文关怀、无沟通、查对不严、执行医嘱错误, 严重违反无菌技术操作原则等均不及格						
总分		100							

技能 3 心电图测量

1. 操作流程

操作程序	简要流程	操作要点
护士准备	素质要求	着装整洁、表达清晰、动作轻柔
	核对签名	核对医嘱及心电图检查单, 签名
操作评估	病人病情	年龄、生命体征、意识状态、进食情况、心理状态、对心电图测量的认知和合作程度
	治疗情况	用药情况
	操作部位	安装导联电极部位皮肤情况, 取下病人身上金属配饰和手机并妥善保管

操作程序	简要流程	操作要点
操作准备	病人准备	了解操作目的、方法、注意事项及配合要点;体位舒适,稍作休息,已排大小便
	环境准备	整洁安静、温湿度及光线适宜,装置安全、无漏电及短路隐患,室内备有抗心律失常的药物和除颤仪器,有遮挡设备
	护士准备	洗手,戴口罩
	用物准备	治疗车上层:心电图机及导联线(图5-14)、导电膏或生理盐水、棉签、弯盘、记录单、笔、手消毒凝胶
		治疗车下层:医疗废物桶、生活垃圾桶
操作过程	核对解释	核对病人,解释并取得合作
	接通电源	连接地线、接通电源,开机预热5min,检查心电图机性能良好
	安置体位	为病人安置平卧位,暴露四肢末端,解开上衣暴露胸部,注意遮挡病人
	连接导联	①肢体导联:在病人双侧腕关节屈侧上方3cm处和双侧内踝上方7cm处涂抹导电膏或生理盐水,将红色导联电极连接右上肢、黄色导联电极连接左上肢、绿色导联电极连接左下肢、黑色导联电极连接右下肢(图5-15) ②胸导联:在病人胸部涂抹导电膏或生理盐水,连接6个胸导联 $V_1 \sim V_6$,分别为红(C1)、黄(C2)、绿(C3)、棕(C4)、黑(C5)、紫(C6)色球形吸杯电极,V_1放在胸骨右缘第4肋间、V_2放在胸骨左缘第4肋间、V_3放在V_2与V_4连线的中点、V_4放在左锁骨中线与第5肋间交接处、V_5放在左腋前线与V_4同一水平、V_6放在左腋中线与V_4同一水平(图5-16)
	设速定压	走纸速度设为25mm/s,定标电压设为1mV = 10mm,置描笔于中间位置
	描记波形	采用标准灵敏度为10±0.2mm/mV。描记方波即"打标准":按动1mV定标电压按钮,再调节灵敏度使1mV标准电压描笔振幅为10mm,依次描记Ⅰ、Ⅱ、Ⅲ、aVR、aVL、aVF、V_1、V_2、V_3、V_4、V_5、V_6等12个导联的心电图;每个导联记录长度不少于3～4个完整的心动周期(图5-17)。若病人为心律失常,应记录1min心电图,描记时注意观察基线,如不稳或有干扰,嘱病人缓慢呼吸,注意有无交流电干扰
	整理记录	将心电图机面板上各控制按钮恢复原位,松解电极,取下心电图纸。在心电图纸上标注:导联名称,病人姓名、性别、年龄,描记时间等;协助病人穿衣,取舒适体位,整理病床单位;洗手,摘口罩

操作程序	简要流程	操作要点
操作评价	病人感受	安全、无特殊不适
	操作效果	严格查对制度,设定电压和走纸速度准确,测量方法正确,沟通有效、指导正确

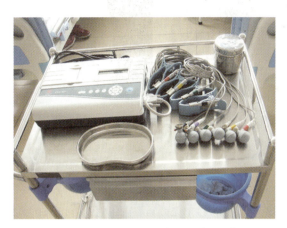

图 5-14　心电图机及导联线

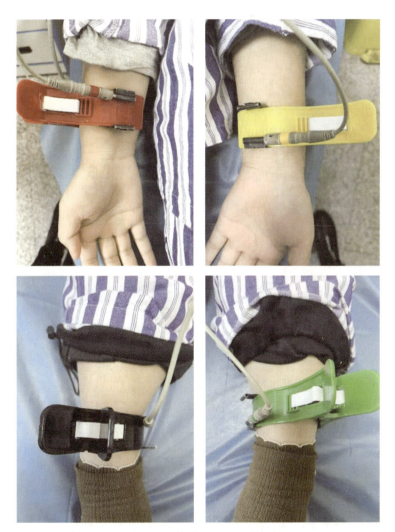

图 5-15　连接肢体导联

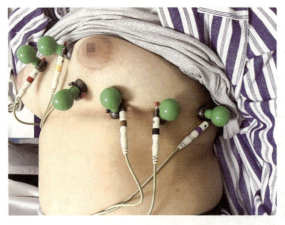

图 5-16　连接胸导联

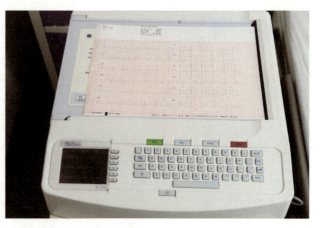

图 5-17　描记波形

2. 操作关键点

（1）严格遵守操作规程。注意用电安全：操作前检查心电图机的性能，使用交流电源的心电图机必须接可靠的专用地线；检查室应远离大型电器设备，心电图机电源线尽可能远离诊察床和导联电缆，床旁勿摆放其他电器及穿行的电源线。

（2）正确放置心电图导联电极，避免连接错误，影响测量结果。

（3）若为女性且乳房下垂者，应托起乳房，将 V_3、V_4、V_5 电极放置在乳房下缘胸壁上。

（4）如病人正在服用洋地黄、钾盐、钙剂和抗心律失常等药物，应报告医生。

3. 操作测评标准

项目		分值	考核评价要点	评分等级				得分	存在问题
				I	II	III	IV		
护士准备		3	着装整洁、表达清晰、动作轻柔	2	1	0	0		
			核对医嘱及心电图检查单、签名正确	1	0	0	0		
操作评估		7	了解病人病情充分	2	1	0	0		
			了解用药情况正确	2	1	0	0		
			检查局部皮肤正确，取下金属饰物和手机	3	2	1	0		
操作准备	病人	2	理解、配合，已排大小便	2	1	0	0		
	环境	2	符合心电图测量操作要求，有遮挡设备	2	1	0	0		
	护士	2	洗手、戴口罩正确	2	1	0	0		
	用物	2	准备齐全，放置合理	2	1	0	0		
操作过程	核对解释	4	核对正确	2	1	0	0		
			解释清楚并取得合作	2	1	0	0		
	接通电源	5	连接地线、接通电源正确	2	1	0	0		
			开机预热正确，心电图机性能良好	3	2	1	0		

项目		分值	考核评价要点	评分等级				得分	存在问题
				I	II	III	IV		
操作过程	安置体位	5	安置体位正确	2	1	0	0		
			暴露电极放置部位正确,遮挡病人适当	3	2	1	0		
	连接导联	22	涂导电膏或生理盐水正确	3	2	1	0		
			肢体导联电极放置部位及连接正确	8	6	4	2		
			胸导联电极放置部位及连接正确	8	6	4	2		
			电极与皮肤接触良好	3	2	1	0		
	设速定压	8	设定走纸速度、校对定标电压正确	6	4	2	1		
			置描笔位置正确	2	1	0	0		
	描记波形	18	采用标准灵敏度正确	3	2	1	0		
			12 导联切换顺序正确	5	4	3	2		
			描记波形正确,基线平稳	7	5	3	1		
			心律失常病人描记时间适宜	3	2	1	0		
	整理记录	10	处理心电图机、记录、签名正确	6	4	2	1		
			协助病人穿衣正确,体位舒适	2	1	0	0		
			整理病床单位、洗手、摘口罩正确	2	1	0	0		
操作评价		10	关爱病人、沟通有效、指导正确	3	2	1	0		
			有效排除干扰,连接导联、描记波形正确	4	3	2	1		
			操作熟练、准确、安全,时间不超过 10min	3	2	1	0		
关键缺陷			未排除干扰因素,电极放置部位及导联线连接错误,描记波形错误、不完整等均不及格						
总分		100							

技能 4　床边心电监护和血氧饱和度监测

1. 操作流程

操作程序	简要流程	操作要点
护士准备	素质要求	着装整洁、表达清晰、动作轻柔
	核对签名	核对医嘱及执行单,签名
操作评估	病人病情	年龄、生命体征、意识状态、心理状态、对操作的认知和合作程度
	治疗情况	用药史、用氧情况、血氧饱和度

操作程序	简要流程	操作要点
操作评估	局部情况	胸部皮肤:无感染、硬结、瘢痕、出血点 指(趾)端末梢:皮肤完好、血运良好 测血压肢体:活动情况,有无输液或动脉瘘
操作准备	病人准备	了解操作目的、方法、注意事项及配合要点;体位舒适、肢体及情绪放松
	环境准备	整洁安静、温湿度及光线适宜,有遮挡设备
	护士准备	洗手,戴口罩
	用物准备	治疗车上层:治疗盘、75%乙醇纱布、弯盘、别针、橡皮筋、记录单、笔、手消毒凝胶,心电监护仪、导联线及电极片(图5-18) 治疗车下层:医疗废物桶、生活垃圾桶 必要时备抢救药物和设备
操作过程	核对解释	核对病人,解释并取得合作,安置平卧位、肢体放松,遮挡病人
	连接仪器	连接床边心电监护和血氧饱和度监测仪的各种导联线,接电源,打开电源开关,检查仪器性能良好,将电极片与仪器导联线连接
	安放电极	解开病人上衣,暴露胸部,用75%乙醇纱布擦拭局部皮肤。将电极片安放于病人胸部(图5-19):电极片(RA)置于右锁骨中线第1肋间,电极片(LA)置于左锁骨中线第1肋间,电极片(LL)置于左锁骨中线剑突水平,电极片(RL)置于右锁骨中线剑突水平,电极片(C)置于胸骨左缘第4肋间;避开除颤区和皮损处
	测量血压	缠血压袖带于病人上臂,袖带下缘距肘窝2~3cm,松紧以能放入一指为宜,启动测血压键,测量血压(图5-20)
	置血氧夹	将血氧饱和度监测指套置于病人手(趾)指末端,光源点对指(趾)甲面,确认夹稳(图5-21);整理、固定各导联线,勿折叠
	设置参数	观察仪器运作正常,选择适当的导联、波幅、波形、波速,根据病情设定测量血压频次、各项报警参数和评估监测时间等
	观察告知	观察记录各项监测数据,如发现异常及时报告医生;询问病人感受,交代注意事项
	整理记录	整理病床单位,洗手,摘口罩;记录、签名
	遵嘱停机	核对解释,关机,断开电源,撤电极片、血压袖带、血氧饱和度监测指套,清洁局部皮肤,协助病人穿衣,观察病人反应,给予健康指导
	整理记录	协助病人取舒适卧位,整理病床单位,清理用物,洗手;记录、签名

操作程序	简要流程	操作要点
操作评价	病人感受	安全、无不适
	操作效果	严格查对制度,操作方法正确,观察、判断监测数据准确、及时,沟通有效,指导正确

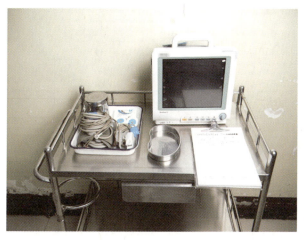

图 5-18　心电监护仪、导联线及电极片

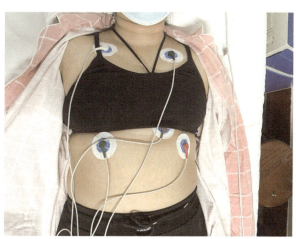

图 5-19　安放电极片

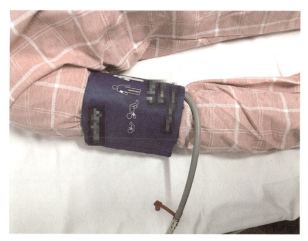

图 5-20　测量血压

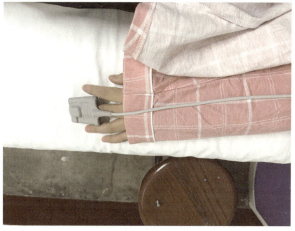

图 5-21　置血氧饱和度监测指套

2. 操作关键点

(1)注意清洁病人胸部皮肤和放置血氧饱和度监测指套的指(趾),以确保电极片、监测探头与皮肤接触良好。

(2)电极片贴于病人胸部位置正确;缠血压袖带位置正确、松紧适宜,测量部位与心脏同一水平;选择波形清晰、无干扰的导联观察,正确设定各项报警参数。

(3)如持续监测,每2h更换血压袖带和血氧饱和度监测指套位置,以免局部皮肤长期受压。

3. 操作测评标准

项目		分值	考核评价要点	评分等级				得分	存在问题
				I	II	III	IV		
护士准备		4	着装整洁、表达清晰、动作轻柔	2	1	0	0		
			核对医嘱及执行单、签名正确	2	1	0	0		
操作评估		6	了解病人病情充分	2	1	0	0		
			了解治疗情况正确	2	1	0	0		
			观察胸部、指(趾)端皮肤和测血压肢体情况正确	2	1	0	0		
操作准备	病人	2	理解、配合,体位舒适、肢体放松	2	1	0			
	环境	2	符合操作要求,有遮挡设备	2	1	0			
	护士	2	洗手、戴口罩正确	2	1	0			
	用物	4	准备齐全,放置合理,仪器性能良好	4	3	2	1		
操作过程	核对解释	4	核对正确,解释清楚并取得合作	2	1	0	0		
			安置平卧位正确、肢体放松,遮挡适当	2	1	0	0		
	连接仪器	6	各导联线连接正确,确认仪器性能良好	4	3	2	1		
			电极片连接正确	2	1	0	0		
	安放电极	18	胸部暴露充分,75%乙醇纱布擦拭皮肤正确	5	4	3	2		
			各电极片安放正确,避开除颤区和皮损处	9	6	3	1		
			电极片与皮肤接触良好	4	3	2	1		
	测量血压	6	缠血压袖带、测量血压正确	4	3	2	1		
			测量血压数值准确	2	1	0	0		
	置血氧夹	5	血氧饱和度监测指套放置正确、稳固	4	3	2	1		
			整理及固定导联线妥当、无折叠或缠绕	1	0	0	0		
	设置参数	7	观察仪器运作正常	2	1	0	0		
			选择导联、波幅、波形、波速适当	2	1	0	0		
			设定测血压频次、各项报警参数和评估监测时间适宜	3	2	1	0		
	观察告知	6	观察记录各项监测数据准确、及时	2	1	0	0		
			发现异常情况处理正确、及时	2	1	0	0		
			询问、告知正确	2	1	0	0		
	整理记录	3	整理病床单位正确	1	0	0	0		
			洗手、摘口罩、记录、签名正确	2	1	0	0		

项目		分值	考核评价要点	评分等级				得分	存在问题
				I	II	III	IV		
操作过程	遵嘱停机	10	核对解释、关机、断开电源正确	3	2	1	0		
			撤电极片、血压袖带、血氧饱和度指套正确，局部皮肤清洁	4	3	2	1		
			协助病人穿衣、观察、指导正确	3	2	1	0		
	整理记录	5	病人体位舒适，病床单位整洁	1	0	0	0		
			清理用物、洗手、记录、签名正确	4	3	2	1		
操作评价		10	关爱病人、沟通有效、指导正确	3	2	1	0		
			有效排除干扰、连接仪器、设定参数正确	4	3	2	1		
			操作熟练、准确、安全，时间不超过10min	3	2	1	0		
关键缺陷			无人文关怀、无沟通，电极片、血压袖带、血氧饱和度监测指套安放错误，仪器无法正常运行、设定各项参数错误等均不及格						
总分		100							

二、用药护理

（一）情景与任务

1. 情景导入　病人入院后经初步处理，神志清楚，安静配合，复测空腹末梢血糖16.5mmol/L。长期医嘱：门冬胰岛素30注射液早6U、晚8U皮下注射（i.h.），0.9%氯化钠注射液250ml＋红花黄色素150mg i.v.gtt. 30滴/min q.d.。

2. 工作任务　护士遵医嘱为病人皮下注射胰岛素，并执行静脉输液治疗。

（二）操作评估

1. 病人病情　患糖尿病10年，出现神经病变症状，突发冠心病入院。入院后经初步处理，神志清楚，安静配合，复测空腹末梢血糖16.5mmol/L。

2. 操作目的　降低血糖，活血化瘀、通脉止痛。

3. 项目分析

（1）不同剂型胰岛素的药物作用与注射要求有所不同。注射前应认真查对胰岛素的剂型，严格掌握注射剂量及注射时间，避免发生低血糖反应。速效或短效胰岛素宜于饭前30min注射，中效或长效胰岛素宜于早餐前1h注射，即刻执行医嘱（st.医嘱）须15min内执行。门冬胰岛素30注射液是胰岛素的混合制剂，成分包含30%可溶性门冬胰岛素（短效胰岛素）和70%精蛋白门冬胰岛素（中效胰岛素），一般100U/ml、3ml/支，用量因人而异，须遵医嘱执行。

（2）皮下注射胰岛素可选择胰岛素笔或 1ml 注射器注射。胰岛素笔注射法，操作简便，计量准确，但费用较高。1ml 注射器注射法，经济实惠，但技术要求较高。应根据胰岛素剂型、病人病情及经济条件等合理选用。

（3）皮下注射胰岛素常选用的部位：腹部、上臂三角肌下缘、臀部和大腿外侧，腹部注射吸收最快。腹部注射部位为脐周（左、右、下）2～5cm 处。长期注射者应经常更换注射部位，若在同一部位注射须与上一次注射部位相距 2cm 以上。

（三）操作计划

1. 选用胰岛素笔为病人皮下注射胰岛素。注射前询问病人进餐情况，如进餐时间、食物种类及量等，并详细了解降糖药应用情况。告知病人准备好注射后进餐食物。

2. 选用腹部或上臂三角肌下缘皮下注射胰岛素，注射后密切观察病人有无出现胰岛素过敏或低血糖等不良反应，一旦发现及时处理。

3. 遵医嘱执行静脉输液治疗，注意观察用药效果及有无不良反应。

4. 指导病人及家属学会使用胰岛素笔或 1ml 注射器注射胰岛素的方法。

（四）操作流程与测评标准

技能 5　胰岛素笔注射

1. 操作流程

操作程序	简要流程	操作要点
护士准备	素质要求	着装整洁、表达清晰、动作轻柔
	双人核对	医嘱、注射单及药物，签名
操作评估	病人病情	年龄、生命体征、意识状态、进食情况、血糖水平、心理状态、对胰岛素笔皮下注射的认知和合作程度
	治疗情况	用药史及现用药情况
	注射部位	局部皮肤完好，无感染、硬结、瘢痕、出血点
操作准备	病人准备	了解操作目的、方法、注意事项及配合要点，愿意合作，体位舒适，已知晓注射后及时进餐的重要性，已备好食物
	环境准备	整洁安静、温湿度及光线适宜，操作台、治疗车、治疗盘已用消毒液抹布擦拭，病房备有防治低血糖的药物及物品
	护士准备	洗手，戴口罩
	用物准备	治疗车上层：治疗盘、胰岛素笔（图 5-22）、75% 乙醇、棉签，记录单、笔、手消毒凝胶 治疗车下层：医疗废物桶、生活垃圾桶、锐器盒
操作过程	核对解释	双人核对病人及胰岛素剂量、剂型，解释并取得合作
	安置体位	协助病人取平卧位或半坐卧位

操作程序	简要流程	操作要点
操作过程	备专用笔	检查胰岛素笔装置，旋开笔芯架，推回活塞杆，插入笔芯，混匀胰岛素（图5-23）
	安装针头	安装胰岛素笔针头，取掉外针帽和内针帽
	查流动性	拔出注射推键，旋转注射推键 调取剂量：新笔芯4U（已用笔芯1U）
	排尽空气	竖直笔身，使针头向上，轻弹笔芯架数次，可见气泡聚集在笔芯上端；完全按下注射推键，听到或感觉到咔哒声，剂量显示回到零位，针尖应出现胰岛素液滴。若不出现胰岛素液滴，重复上述步骤，直到针尖上出现液滴
	选择剂量	拔出注射推键，旋转注射推键直至剂量指示的读数为使用所需要的剂量单位。若在调节剂量时不慎过量，可直接回旋注射推键直到指示为正确剂量
	定位消毒	选择合适的注射部位，消毒皮肤2次，待干
	穿刺注射	取备好的胰岛素笔，确认剂量；捏起注射部位皮肤，针头与皮肤呈90°，迅速刺入皮下（图5-24），完全按下注射推键至听到或感觉到"滴答"的提示音，此时剂量显示读数为"0"
	拔针按压	注射后，勿立即拔针，针头须在皮下保留6~10s；用棉签按压注射部位，快速拔针，继续按压1~2min至不出血止；再次核对
	整理记录	套上外针帽，捏住笔芯架，旋下针头，放入锐器盒，将笔帽盖紧；整理病床单位，置呼叫器于病人易取处，交代注意事项，嘱病人按时进餐（依据胰岛素类型），以免发生低血糖反应；清理用物，洗手，摘口罩；记录、签名
操作评价	病人感受	安全、无不良反应
	操作效果	严格查对制度、无菌技术操作原则，注射部位及方法正确，注射剂量准确，沟通有效，健康指导正确

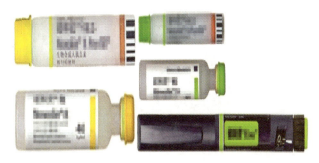

图 5-22　胰岛素笔

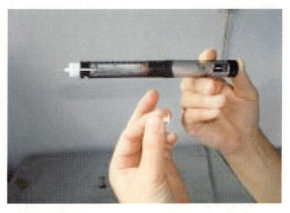
图 5-23　装笔

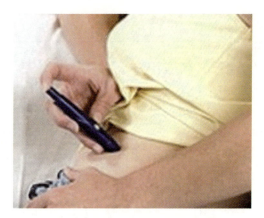
图 5-24　腹部注射

2. 操作关键点

1）胰岛素笔笔芯上的色带表示胰岛素不同剂型，注射前应仔细查对，确认无误后方可注射。

2）嘱病人注射短效胰岛素 15～30min 内或注射速效胰岛素 5～10min 内必须进食，以免发生低血糖反应。

3）未开封的胰岛素笔应放于冰箱内 4～8℃冷藏保存，使用时提前 30min 取出，避免引起病人不适。使用中的胰岛素笔应 25℃左右常温下保存，可使用 28d，不需放入冰箱，以避免过冷、过热。

4）注射毕应取下针头，盖回笔帽，以免温度变化造成药液外溢。

3. 操作测评标准

项目		分值	考核评价要点	评分等级				得分	存在问题
				I	II	III	IV		
护士准备		4	着装整洁、表达清晰、动作轻柔	2	1	0	0		
			双人核对医嘱及注射单、签名正确	2	1	0	0		
操作评估		8	了解病情充分	3	2	1	0		
			了解用药史、现用药情况和进餐情况正确	3	2	1	0		
			选择注射部位、观察局部皮肤正确	2	1	0	0		
操作准备	病人	4	理解、配合，体位舒适	2	1	0	0		
			已知晓注射后及时进餐的重要性，已备好食物	2	1	0	0		
	环境	2	符合无菌技术操作要求	2	1	0	0		
	护士	2	洗手、戴口罩正确	2	1	0	0		
	用物	3	准备齐全，放置合理	3	2	1	0		

项目		分值	考核评价要点	评分等级				得分	存在问题
				I	II	III	IV		
操作过程	核对解释	4	双人核对正确 解释清楚并取得合作	2 2	1 1	0 0	0 0		
	安置体位	2	体位安置正确、舒适	2	1	0	0		
	备专用笔	6	检查、安装胰岛素笔方法正确 胰岛素混匀	4 2	3 1	2 0	1 0		
	安装针头	6	安装胰岛素笔针头方法正确 取掉外针帽和内针帽方法正确	3 3	2 2	1 1	0 0		
	查流动性	8	调取剂量方法正确 调取剂量准确	4 4	3 3	2 2	1 1		
	排尽空气	5	排尽空气方法正确 空气排尽、针尖出现液滴	3 2	2 1	1 0	0 0		
	选择剂量	6	选择剂量方法正确 选择剂量准确	3 3	2 2	1 1	0 0		
	定位消毒	4	选择注射部位正确 消毒皮肤方法、范围正确	2 2	1 1	0 0	0 0		
	穿刺注射	11	再次核对正确,确认剂量准确 注射方法正确,注射剂量准确	3 8	2 6	1 4	0 2		
	拔针按压	6	拔针、按压方法正确,按压时间适宜 再次核对正确	4 2	3 1	2 0	1 0		
	整理记录	9	胰岛素笔针头处理正确 整理病床单位、置呼叫器、告知正确 洗手、摘口罩、记录、签名正确	3 3 3	2 2 2	1 1 1	0 0 0		
操作评价		10	关爱病人、沟通有效、指导正确 严格查对制度、无菌技术操作原则 操作熟练、准确、安全,时间不超过 10min	3 4 3	2 3 2	1 2 1	0 1 0		
关键缺陷			无人文关怀、无沟通,无安全意识、查对不严,注射剂量不准确、严重污染等均不及格						
总分		100							

技能 6　皮下注射

1. 操作流程

操作程序	简要流程	操作要点
护士准备	素质要求	着装整洁、表达清晰、动作轻柔
	双人核对	医嘱、注射单及药物,签名
操作评估	病人病情	年龄、生命体征、意识状态、进餐情况、心理反应、对用药的认知和合作程度
	治疗情况	用药史及现用药情况
	注射部位	局部皮肤完好,无感染、硬结、瘢痕、出血点
操作准备	病人准备	了解操作目的、方法、注意事项及配合要点,愿意合作,体位舒适
	环境准备	整洁安静、温湿度及光线适宜,操作台、治疗车、治疗盘已用消毒液抹布擦拭
	护士准备	洗手,戴口罩
	用物准备	治疗车上层:治疗盘、75% 乙醇、棉签、1ml 注射器、按医嘱备胰岛素,无菌盘、注射单、手消毒凝胶 治疗车下层:医疗废物桶、生活垃圾桶、锐器盒
操作过程	抽吸药液	双人核对医嘱、注射单、药液,检查药液并摇匀,揭开密封瓶铝盖、消毒,检查、取出注射器及针头,吸药,排气,再次核对,放入无菌盘内
	核对解释	双人核对病人,解释并取得合作
	定位消毒	安置舒适卧位,暴露上臂三角肌或腹部,选择合适的注射部位,消毒皮肤 2 次(图 5-25)
	进针注射	再次核对,确认排尽空气;左手绷紧皮肤,右手持针,针头与皮肤呈 30°～40°,刺入针梗 1/2～2/3(图 5-26);右手固定针栓,左手回抽活塞,无回血,均匀缓慢推注药液(图 5-27)
	拔针观察	注射毕,用棉签按压穿刺点上方,快速拔针(图 5-28),按压局部 1～2min 至不出血止,再次核对,观察局部及全身反应
	整理记录	协助病人取舒适体位,询问病人感受,交代注意事项,给予健康指导;整理病床单位,清理用物;洗手,摘口罩,记录、签名
操作评价	病人感受	安全,无不良反应
	操作效果	严格查对制度、无菌技术操作原则,注射部位及方法正确,注射剂量准确,沟通有效,健康指导正确

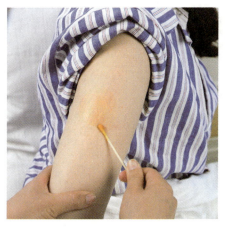

图 5-25　定位消毒

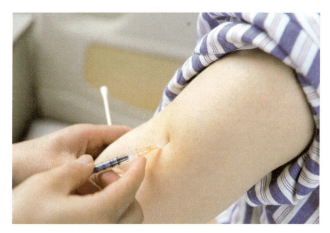

图 5-26　进针手法

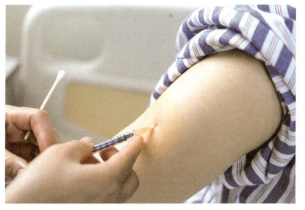

图 5-27　推药手法

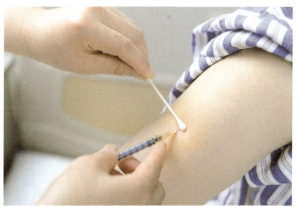

图 5-28　拔针手法

2. 操作关键点

（1）严格执行查对制度，严格遵循无菌技术操作、消毒隔离原则。

（2）针头刺入角度不宜超过 45°，以免刺入肌内。过于消瘦者，可捏起局部组织，适当减小穿刺角度。

（3）长期皮下注射者，应有计划地更换注射部位，以促进药液吸收。

（4）注射药液不足 1ml，需选用 1ml 注射器，以保证剂量准确。

3. 操作测评标准

项目	分值	考核评价要点	评分等级				得分	存在问题
			I	II	III	IV		
护士准备	4	着装整洁、表达清晰、动作轻柔	2	1	0	0		
		双人核对医嘱及注射单、签名正确	2	1	0	0		
操作评估	6	了解病人病情充分	2	1	0	0		
		询问用药史、现用药情况正确	2	1	0	0		
		选择、观察注射部位正确	2	1	0	0		

项目		分值	考核评价要点	评分等级				得分	存在问题
				I	II	III	IV		
操作准备	病人	2	理解、配合,体位舒适	2	1	0	0		
	环境	2	符合无菌技术操作要求	2	1	0	0		
	护士	3	洗手、戴口罩正确	3	2	1	0		
	用物	3	准备齐全、放置合理	3	2	1	0		
操作过程	抽吸药液	16	核对医嘱、注射单、药液正确	2	1	0	0		
			检查药液正确	3	2	1	0		
			摇匀药液,开启密封瓶、消毒正确	3	2	1	0		
			检查注射器及针头正确	2	1	0	0		
			抽吸药液、排气方法正确,放置合理	6	4	2	1		
	核对解释	4	双人核对正确	2	1	0	0		
			解释清楚并取得配合	2	1	0	0		
	定位消毒	6	选择注射部位正确	3	2	1	0		
			消毒皮肤范围、方法正确	3	2	1	0		
	进针注射	26	进针前再次核对正确	2	1	0	0		
			确认已排尽空气,未浪费药液	2	1	0	0		
			绷紧皮肤及持针方法正确	5	4	3	2		
			进针手法正确,角度、深度适宜	8	6	4	2		
			固定针头、抽回血、推注药液方法正确	6	5	3	2		
			注射剂量准确	3	2	1	0		
	拔针观察	8	拔针、按压方法正确,按压时间适宜	3	2	1	0		
			再次核对、观察正确	5	3	2	1		
	整理记录	10	病人卧位舒适	1	0	0	0		
			询问、告知、指导正确	4	3	2	1		
			整理病床单位、清理用物正确	2	1	0	0		
			洗手、摘口罩、记录、签名正确	3	2	1	0		
操作评价		10	关爱病人、沟通有效、指导正确	3	2	1	0		
			严格查对制度、无菌技术操作原则	4	3	2	1		
			操作熟练、准确、安全,时间不超过 10min	3	2	1	0		
关键缺陷			严重违反无菌技术操作原则,执行医嘱错误,注射部位偏差过大、注射剂量不准确等均不及格						
总分		100							

三、并发症的观察与救护

（一）情景与任务

1. 情景导入　病人住院当晚，护士巡视病房，病人主诉胸闷、心慌。继而心电监护示心率 126 次 /min、心律不规则、脉搏 110 次 /min，听诊心音强弱不一，出现脉搏短绌，立即报告医生。医生进一步检查后，判断病人发生"心房颤动"。立即开出医嘱：0.9% 氯化钠注射液 20ml + 去乙酰毛花苷注射液 0.4mg i.v. st.。

2. 工作任务　护士立即遵医嘱为病人静脉注射去乙酰毛花苷注射液，并密切观察病情变化。

（二）操作评估

1. 病人病情　病人主诉胸闷、心慌。心电监护仪示心率 126 次 /min、心律不规则、脉搏 110 次 /min，听诊心音强弱不一，出现脉搏短绌。

2. 操作目的　执行药物治疗，增强心肌收缩力，减慢心率，达到强心作用。

3. 项目分析　去乙酰毛花苷又名"西地兰"，属于洋地黄类药物，治疗量与中毒量接近，故应严格遵医嘱按时、按量给药。用药前须询问病人有无洋地黄类药物用药史（具体药名、剂型、剂量和用药时间），目前有无消化系统和神经系统症状等，并测量心率、观察心律。药物需稀释后缓慢静脉注射，推注时间约 15min，边推注边监测心率及心律。用药后密切观察药物疗效及有无药物中毒反应，若病人出现胃肠道反应或神经系统症状、成年人心率 < 60 次 /min 或心率突然明显增快、心律由规则变为不规则或由不规则突然变为规则等，应考虑病人发生洋地黄中毒，立即停止用药并报告医生。

（三）操作计划

1. 了解病人有无洋地黄类药物用药史、目前有无消化系统和神经系统症状，观察床边心电监护仪心率、心律及脉搏情况。

2. 为病人安置平卧位、全身放松，选择肘部头静脉、贵要静脉或正中静脉进行静脉注射，注射过程中监测心率、心律及脉搏。

3. 用药后密切观察药物疗效及有无药物中毒反应，继续给予床边心电监护和血氧饱和度监测，如发现异常应及时报告医生给予处理。

（四）操作流程与测评标准

技能 7　静脉注射

1. 操作流程

操作程序	简要流程	操作要点
护士准备	素质要求	着装整洁、表达清晰、动作轻柔
	双人核对	核对医嘱及注射单，签名

操作程序	简要流程	操作要点
操作评估	病人病情	年龄、生命体征、意识状态、心理反应、心肺功能、对用药的认知和合作程度
	治疗情况	用药史及现用药情况,有无药物过敏史
	注射部位	局部皮肤:无感染、硬结、瘢痕、出血点 局部血管:静脉充盈程度、血管壁弹性
操作准备	病人准备	了解操作目的、方法、注意事项及配合要点,愿意合作,体位舒适
	环境准备	整洁安静、温湿度及光线适宜,操作台、治疗车、治疗盘已用消毒液抹布擦拭
	护士准备	洗手,戴口罩
	用物准备	治疗车上层:注射盘、20ml 注射器、7 号针头或头皮针、按医嘱备药物、砂轮、启瓶器、止血带、小垫枕及治疗巾,无菌治疗盘、注射单、手消毒凝胶,按需备胶布、手套 治疗车下层:医疗废物桶、生活垃圾桶、锐器盒、污物回收桶
操作过程	抽吸药液	双人核对医嘱、注射单、药液,检查药液,将安瓿尖端药液弹至体部,划痕消毒,开启安瓿;检查、取出注射器及针头,吸药,排气;再次核对,放入无菌盘内
	核对解释	双人核对病人,解释并取得合作
	定位消毒	协助病人平卧,卷袖过肘,垫小垫枕及治疗巾,按需备胶布,戴手套,选择静脉,穿刺部位皮肤消毒,穿刺点上方 6cm 处扎止血带,再次消毒皮肤(图 5-29),待干
	进针推药	再次核对药液,更换 7 号针头或头皮针,排气;嘱病人握拳,左手绷紧皮肤,右手持注射器及针头或头皮针,针尖斜面向上、针头与皮肤呈 15°～30° 进针(图 5-30、图 5-31),见回血,降低针头角度,沿血管走向将针头再向前推进少许;松止血带,嘱病人松拳,右手固定针头或用胶布固定头皮针,缓慢推注药液(图 5-32、图 5-33);推药过程中注意试抽回血以确保针头在静脉内,随时听取病人主诉、观察局部情况及全身反应
	拔针观察	推注完毕,用棉签按压穿刺点上方(反折头皮针),快速拔针(图 5-34、图 5-35),按压穿刺点 1～2min 至不出血止,再次核对;询问病人感受,观察局部及全身反应,交代注意事项
	整理记录	协助病人取舒适体位,整理病床单位,清理用物;洗手,摘口罩,记录、签名

操作程序	简要流程	操作要点
操作评价	病人感受	安全、无不良反应
	操作效果	严格查对制度、无菌技术操作原则，选择静脉适宜，注射方法正确，注射剂量准确，静脉穿刺一次成功，沟通有效，指导正确

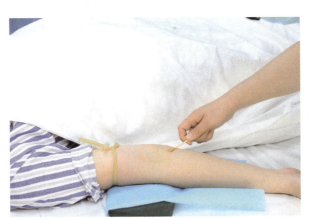

图 5-29　消毒皮肤

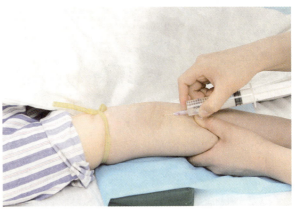

图 5-30　直针头进针法

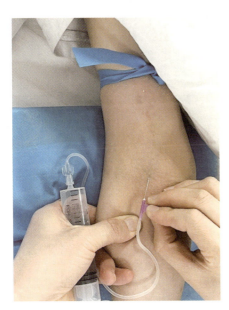

图 5-31　头皮针进针法

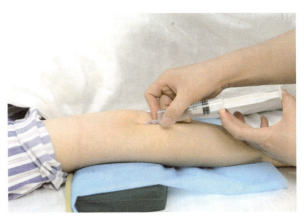

图 5-32　直针头推注药液法

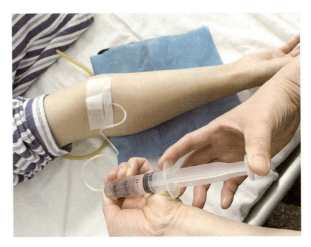

图 5-33　头皮针推注药液法

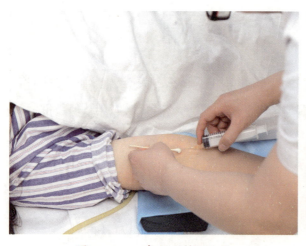

图 5-34　直针头拔针法

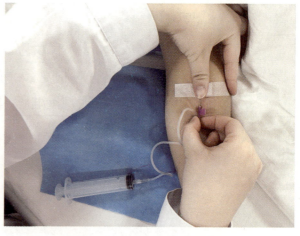

图 5-35　头皮针拔针法

2. 操作关键点

（1）严格执行查对制度，严格遵循无菌技术操作、消毒隔离原则。

（2）根据病人年龄、病情及药物性质，掌握推注药物的速度。

（3）推注药物过程中，若穿刺部位出现疼痛、肿胀、回抽无回血，应考虑针头滑出血管外，需更换针头和部位重新穿刺。

3. 操作测评标准

项目		分值	考核评价要点	评分等级				得分	存在问题
				I	II	III	IV		
护士准备		4	着装整洁、表达清晰、动作轻柔	2	1	0	0		
			核对医嘱及注射单、签名正确	2	1	0	0		
操作评估		6	了解病人病情充分	2	1	0	0		
			了解用药史、过敏史及现用药情况正确	2	1	0	0		
			选择静脉、观察局部皮肤及血管情况正确	2	1	0	0		
操作准备	病人	2	理解、配合，体位舒适	2	1	0	0		
	环境	2	符合无菌技术操作要求	2	1	0	0		
	护士	2	洗手、戴口罩正确	2	1	0	0		
	用物	2	准备齐全、放置合理	2	1	0	0		
操作过程	抽吸药液	14	核对医嘱、注射单、药液正确	3	2	1	0		
			检查药液、开启安瓿方法正确	4	3	2	1		
			检查注射器及针头正确	2	1	0	0		
			抽吸药液、排气方法正确，放置合理	5	4	3	2		
	核对解释	4	核对正确	2	1	0	0		
			解释清楚并取得合作	2	1	0	0		

项目		分值	考核评价要点	评分等级				得分	存在问题
				I	II	III	IV		
操作过程	定位消毒	10	病人体位合适,垫小垫枕及治疗巾正确	2	1	0	0		
			按需备胶布和戴手套正确	2	1	0	0		
			扎止血带、选择穿刺静脉合适	4	3	2	1		
			消毒皮肤方法、范围正确	2	1	0	0		
	进针推药	30	再次核对正确	2	1	0	0		
			更换针头、排气方法正确,无污染	5	3	2	1		
			静脉穿刺方法正确,角度、深度适宜	6	4	2	1		
			一次静脉穿刺成功	3	2	1	0		
			松止血带、嘱病人松拳及时	3	2	1	0		
			固定针头、推注药液方法正确	4	3	2	1		
			推药速度适宜,试抽回血确认、观察及时	4	3	2	1		
			注射剂量准确	3	2	1	0		
	拔针观察	7	拔针、按压方法正确	3	2	1	0		
			再次核对无误,询问、观察、告知正确	4	3	2	1		
	整理记录	7	病人体位舒适	2	1	0	0		
			整理病床单位、清理用物正确	2	1	0	0		
			洗手、摘口罩、记录、签名正确	3	2	1	0		
操作评价		10	关爱病人、沟通有效、指导正确	3	2	1	0		
			严格查对制度、无菌技术操作原则	4	3	2	1		
			操作熟练、准确、安全,时间不超过10min	3	2	1	0		
关键缺陷			严重违反无菌技术操作原则、执行医嘱错误、穿刺不成功、注射剂量不准确等均不及格						
总分		100							

四、健康教育

(一)情景与任务

1. 情景导入　病人住院第五日,神志清楚,精神状态好,生命体征平稳,血糖控制稳定,护士预约病人及家属开展健康教育。

2. 工作任务　护士为病人及家属进行健康教育,包括糖尿病足预防指导和跌倒预防指导等。

（二）操作评估

1. 病人病情　患糖尿病10年、未规律监测血糖,患冠心病1年、未规律服药治疗,因情绪激动突发胸骨后和心前区疼痛急诊入院,查体发现双小腿有麻木、针刺感,双足皮温低、足背动脉搏动弱。住院第五日,神志清楚,精神状态好,生命体征平稳,血糖控制稳定。

2. 操作目的　病人及家属具备糖尿病、冠心病的预防保健、用药和自我护理知识,防止病人发生糖尿病足和坠床、跌倒意外。

3. 项目分析

（1）糖尿病病人因长期血糖高可导致末梢神经病变,由于下肢动脉供血不足、感知觉减退及细菌感染等多因素作用,可引起足部皮肤溃疡、疼痛,甚至肢端坏疽等而并发糖尿病足。同时,由于神经营养供给不良、外伤等共同作用,可引起足部和下肢各关节出现营养不良性关节炎,受累关节发生广泛骨质破坏和畸形,致使病人更容易发生坠床、跌倒等意外。

（2）冠心病病人因冠状动脉供血不足,导致心肌缺血、缺氧,活动耐力下降,若出现胸闷、心悸、胸痛等不适,易引发坠床、跌倒等意外。

（三）操作计划

1. 使用床挡,必要时使用约束带,以保护病人安全。

2. 向病人及家属讲解糖尿病、冠心病的预防保健、用药和自我护理知识,强调遵医嘱按时、按量用药的重要性。

3. 为病人进行糖尿病足危险评估和跌倒危险评估,根据评估结果给予针对性的健康教育。可采用知识宣教、视频播放、示教与实践等多种健康教育方式,使病人及家属获得相关预防知识、学会相关预防技能。

（四）操作流程与测评标准

技能8　糖尿病足预防指导

1. 操作流程

操作程序	简要流程	操作要点
护士准备	素质要求	着装整洁、表达清晰、动作轻柔
操作评估	病人病情	年龄、生命体征、意识状态、血糖水平、心理状态、自理能力、肢体活动能力及合作程度
	治疗情况	用药史、家族史和现用药情况
	局部情况	腿部和足部皮肤状况:弹性、颜色、温度、感知觉、完整性
操作准备	病人准备	了解糖尿病足预防目的、措施及配合要点,愿意合作,有家属陪同
	环境准备	整洁安静、温湿度及光线适宜
	护士准备	洗手,戴口罩

操作程序	简要流程	操作要点
操作准备	用物准备	脸盆、温水(水温不超过37℃)、浅色毛巾、尼龙单丝、手消毒凝胶,必要时备手套;医疗废物桶、生活垃圾桶
操作过程	核对解释	核对病人,向病人及家属解释并取得合作
	评估危险	与病人及家属一起讨论和评估引起糖尿病足的主要危险因素:既往足溃疡史、神经病变和缺血性血管病变表现、足畸形情况、个人因素等
	知识宣教	1)告知病人及家属糖尿病足预防的意义、血糖水平与糖尿病足发生发展的相关性、吸烟与糖尿病足的相关性,强调要戒烟 2)介绍预防糖尿病足的基本措施 ①观察足部:每日检查足部1次,了解足部感觉状况,有无感觉减退、麻木或刺痛感;观察足部皮肤颜色、温度及足背动脉搏动情况;检查趾间、趾甲、足底部皮肤状况等 ②感觉测试:用尼龙单丝测试,及时了解足部感觉功能,主要测试足部关节位置觉、振动觉及痛、温、触、压觉 ③足部清洁:每日用不烫脚的温水清洗足部1次,每次10min,洗完后用柔软的浅色毛巾擦干,尤其是脚趾间 ④预防外伤:穿柔软透气前端圆头宽大的软底平底鞋(图5-36);选择浅色、弹性好、吸汗透气、散热性好的棉质细软松口袜(图5-37);修剪趾甲略呈弧形,与脚趾平齐,挫圆边缘尖锐部分;避免热水袋、电热毯、烤灯等烫伤皮肤;冬季预防冻伤,夏季避免蚊虫叮咬 ⑤促进循环:指导病人采用多种方法促进肢体血液循环,如餐后散步、多做腿部运动,避免盘腿坐和跷二郎腿等
	演示实践	护士演示,病人及家属同步实践 1)观察足部的方法 2)感觉测试的方法 3)清洁足部、修剪趾甲的方法
	整理记录	整理用物,洗手,摘口罩,记录、签名
	巡视沟通	定期巡视病房,加强与病人及家属的沟通交流,关注病人足部状况,发现异常及时处理
操作评价	病人感受	感觉良好、愉悦、接受
	操作效果	沟通有效,健康指导正确,病人及家属能复述预防糖尿病足的相关知识、学会各种预防措施

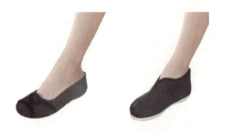
宽头软底女鞋　　　宽头软底男鞋
图 5-36　宽头软底鞋

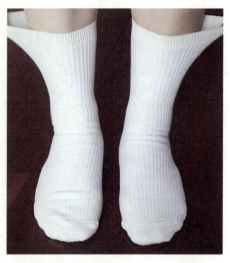
图 5-37　棉质松口袜

2. 操作关键点

（1）教会病人及家属每日全面详细检查足部痛、温、触觉 1 次。

（2）进行足部感觉测试时：避免病人看见测试过程；避免在溃疡、伤疤和坏死组织的部位上测试；尼龙丝弯曲时，大约固定 1s；两次测试之间需要间隔 2~3s，以便尼龙丝恢复形状；要避免尼龙丝在皮肤上滑动，如果滑动，需要重新测量。

3. 操作测评标准

项目		分值	考核评价要点	评分等级				得分	存在问题
				I	II	III	IV		
护士准备		4	着装整洁、表达清晰、动作轻柔	4	3	2	1		
操作评估		8	了解病人病情及血糖水平正确	2	1	0	0		
			了解用药情况全面	3	2	1	0		
			观察腿部、足部皮肤状况正确	3	2	1	0		
操作准备	病人	2	理解、配合，有家属陪同	2	1	0	0		
	环境	3	符合知识宣教、技能演示与实践要求	3	2	1	0		
	护士	2	洗手、戴口罩正确	2	1	0	0		
	用物	3	准备齐全，放置合理	3	2	1	0		
操作过程	核对解释	4	核对正确	2	1	0	0		
			解释清楚并取得合作	2	1	0	0		
	评估危险	7	评估糖尿病足危险因素全面	5	4	3	2		
			病人及家属积极参与	2	1	0	0		

项目		分值	考核评价要点	评分等级				得分	存在问题
				I	II	III	IV		
操作过程	知识宣教	20	宣教糖尿病足预防内容正确、全面	9	7	5	3		
			宣教方法适当	5	4	3	2		
			病人及家属能复述糖尿病足的预防措施	6	5	4	2		
	演示实践	25	演示糖尿病足预防内容正确、全面	9	7	5	3		
			演示方法正确	7	5	3	2		
			病人及家属学会预防糖尿病足的措施	9	7	5	3		
	整理记录	6	清理用物正确	2	1	0	0		
			洗手、摘口罩、记录、签名正确	4	3	2	1		
	巡视沟通	6	巡视时间适宜	2	1	0	0		
			沟通及时、有效,发现问题处理及时	4	3	2	1		
操作评价		10	关爱病人、沟通有效、健康指导正确	4	3	2	1		
			宣教方法适宜,演示技能熟练、清晰	4	3	2	1		
			操作时间不超过20min	2	1	0	0		
关键缺陷			无人文关怀、无沟通,宣教内容错误、演示方法错误等均不及格						
总分		100							

技能 9 跌倒预防指导

1. 操作流程

操作程序	简要流程	操作要点
护士准备	素质要求	着装整洁、表达清晰、动作轻柔
操作评估	病人病情	年龄、生命体征、意识状态、进食情况、心理状态、自理能力、步态、肢体活动能力、心肺功能
	治疗情况	用药史、过敏史,目前有无应用镇静催眠药、抗高血压药等
操作准备	病人准备	了解跌倒预防目的、措施及配合要点,愿意合作,有家属陪同
	环境准备	整洁安静、温湿度及光线适宜,宽敞,地面干燥、标识醒目
	护士准备	洗手,戴口罩
	用物准备	评估单、知识小册、防滑鞋、助步器
操作过程	核对解释	核对病人,向病人及家属解释并取得合作
	评估原因	与病人及家属一起讨论和评估引起跌倒的主要危险因素,如头晕、心慌、四肢无力

操作程序	简要流程	操作要点
操作过程	知识宣教	1）告知病人及家属跌倒的危害性和严重性 2）介绍预防跌倒的基本措施：①采用防滑地面、保持地面干燥，走廊整洁、畅通、无障碍物，走廊两侧、浴室、马桶等旁边安装扶手，浴室内放置防滑地垫。②光线适宜，防滑提示、台阶提示等标识明显醒目（图5-38）。③物品摆放有序。④将病床调至最低位置，固定好床闸，病人出现头晕、心慌、乏力时卧床休息，使用床挡或约束带保护。⑤下床前先放下床挡，切忌翻越床挡；下床时穿防滑鞋，鞋放于床旁合适位置、便于穿着；裤腿长短适宜。⑥合理安排陪护人员
	演示实践	护士演示，病人及家属同步实践 1）正确使用呼叫器 2）正确使用助步器（图5-39）、穿防滑鞋 3）正确使用走廊、浴室、厕所内安装的防滑倒扶手和防滑地垫等 4）正确使用保护具
	整理记录	整理用物，洗手，摘口罩，记录、签名
	巡查沟通	定期巡视病房，加强与病人及家属的沟通交流，关注病人的身心需求，提供必要的生活护理，保证病人安全
操作评价	病人感受	感觉良好、愉悦、接受
	操作效果	沟通有效，健康指导正确，病人及家属能复述预防跌倒的相关知识，学会使用各种安全措施

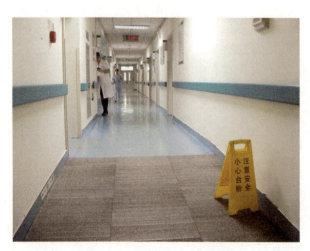

图 5-38　提示标识醒目

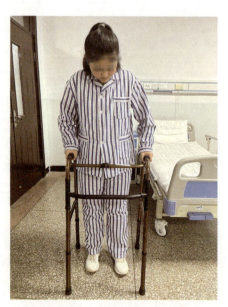

图 5-39　助步器的使用

2. 操作关键点

（1）知识宣教应通俗易懂，演示各种防滑设施设备的使用应清晰，确保病人及家属听懂、学会。

（2）若病人病情允许下床活动，应指导病人下床活动前做到"3个30s"，即在床上平躺30s、在床上坐30s、双腿下垂床沿30s。

3. 操作测评标准

项目		分值	考核评价要点	评分等级				得分	存在问题
				I	II	III	IV		
护士准备		4	着装整洁，表达清晰、动作轻柔	4	3	2	1		
操作评估		6	了解病人病情充分	3	2	1	0		
			了解用药史、目前治疗情况正确	3	2	1	0		
操作准备	病人	2	理解、配合，有家属陪同	2	1	0	0		
	环境	3	符合知识宣教、技能演示与实践要求	3	2	1	0		
	护士	2	洗手、戴口罩正确	2	1	0	0		
	用物	3	准备齐全，放置合理，性能良好	3	2	1	0		
操作过程	核对解释	4	核对正确	2	1	0	0		
			解释清楚并取得合作	2	1	0	0		
	评估原因	7	评估跌倒原因全面	5	4	3	2		
			病人及家属积极参与	2	1	0	0		
	知识宣教	20	宣教跌倒预防内容正确、全面	9	7	5	3		
			宣教方法适当	5	3	2	1		
			病人及家属能复述预防跌倒的措施	6	4	2	1		
	演示实践	27	演示跌倒预防内容正确、全面	9	7	5	3		
			演示方法正确	9	7	5	3		
			病人及家属学会使用预防跌倒各项设施	9	7	5	3		
	整理记录	6	清理用物正确	2	1	0	0		
			洗手、摘口罩、记录、签名正确	4	3	2	1		
	巡视沟通	6	巡视时间适宜	2	1	0	0		
			沟通及时、有效，发现问题处理及时	4	3	2	1		
操作评价		10	关爱病人、沟通有效、健康指导正确	4	3	2	1		
			宣教方法适宜，演示技能熟练、清晰	4	3	2	1		
			操作时间不超过20min	2	1	0	0		

项目	分值	考核评价要点	评分等级				得分	存在问题
			I	II	III	IV		
关键缺陷		无人文关怀、无沟通,宣教内容错误、演示方法错误等均不及格						
总分	100							

【评价】

1. 病人疼痛症状是否得到缓解。

2. 病人恐惧感是否消失,能否平静休息或入睡。

3. 病人能否进行适量活动,活动后有无胸闷、胸痛、气促等症状。

4. 病人能否自觉参与制订并执行饮食计划,血糖是否控制在正常水平,体重有无增加。

5. 病人感觉障碍是否得到改善。

6. 病人住院期间有无发生意外受伤或跌倒。

7. 病人住院期间皮肤是否完好,有无发生压疮。

8. 病人能否描述糖尿病的预防保健、用药和自我护理知识,能否坚持合理用药。

9. 病人有无发生并发症或出现并发症时能否得到及时发现和治疗。

【拓展训练】

 案例

病人,男,74 岁。病人今日凌晨无明显诱因出现喘憋,不能平卧,端坐呼吸,烦躁不安,伴心悸、大汗淋漓、咳嗽,咳粉红色泡沫痰,双下肢水肿,无恶心、呕吐,无畏寒、发热,无腹痛、腹泻,无心前区及后背部疼痛,家人急送医院就诊。既往有高血压病史 15 年,最高血压 198/110mmHg,平日不规律服用卡托普利降压,仅头痛、头晕症状明显时服药,症状消失则停药;有 2 型糖尿病病史 10 年,服用二甲双胍控制血糖,饮食不规律,血糖控制效果欠佳。

急诊查体:T 36.7℃、P 120 次/min、R 28 次/min、BP 190/100mmHg,喘息貌,端坐呼吸,听诊双下肺闻及湿啰音和少量哮鸣音,心率 120 次/min、心音低钝、律不齐、心尖部闻及舒张期奔马律。急查心电图:频发室性期前收缩,二联律。血常规无异常。血液生化检查:血钠 140mmol/L,血钾 3.8mmol/L,尿素氮 8.6mmol/L,血糖 21.8mmol/L。尿常规检查:尿糖(++),尿酮体(-)。病人被诊断为"急性左心衰竭、心功能 IV 级,高血压 3 级,2 型糖尿病"。病情稳定后由急诊收住心内科,入院后给予吸氧、利尿、扩血管、强心、降压、降糖等治疗处理。

[情景与任务]

（一）协助诊断与抢救配合

1. 情景导入　医生接诊后开出医嘱：高流量吸氧6～8L/min；0.9%氯化钠注射液200ml＋硝普钠50mg i.v.gtt.缓慢滴注；呋塞米40mg i.v.2min内推注完，q.4h.；床边心电图。

2. 工作任务　护士遵医嘱立即为病人吸氧，执行静脉输液、静脉注射治疗，并给予床边心电图测量。

（二）病情监测与对症处理

1. 情景导入　病人收住心内科后医生长期医嘱：持续床边心电监护和血氧饱和度监测，空腹、餐后2h、睡前末梢血糖监测。护士遵医嘱为病人测得空腹末梢血糖17.1mmol/L，立即报告医生。医生检查后开出临时医嘱：门冬胰岛素30注射液早8U、晚10U i.h.。

2. 工作任务　护士给予病人持续床边心电监护和血氧饱和度监测，于空腹、餐后2h、睡前进行末梢血糖测量，以监测病情；遵医嘱为病人皮下注射胰岛素。

（三）安全防护与健康指导

1. 情景导入　病人入院后第五日，病情好转，生命体征平稳，护士预约病人及家属开展安全防护指导和健康教育。

2. 工作任务　护士为病人进行安全防护指导和健康教育，包括保护具的使用指导、糖尿病足预防指导和跌倒预防指导。

[分析与实践]

（一）分析指引

1. 病人74岁，以"急性左心衰竭、心功能Ⅳ级，高血压3级，2型糖尿病"急诊收入院。年龄大、病情重、心肺功能不良，病情随时可能发生变化，应遵医嘱给予一级护理、持续床边心电监护和血氧饱和度监测、末梢血糖监测等严密监测病情变化，一旦发现异常及时报告医生处理。执行药物治疗时，应根据病人年龄、病情、药物性质和用药目的等，严格掌握给药速度并密切观察用药效果及有无不良反应。如静脉滴注硝普钠，需遵医嘱严格控制滴速，注意药物遮光，并严密监测血压变化；静脉注射呋塞米，速度宜快，应遵医嘱2min内推完，以达到快速利尿的作用，用药后准确记录尿量并监测电解质和血压变化，注意观察病人喘息与缺氧症状有无改善等。

2. 为病人皮下注射胰岛素时，应根据胰岛素的剂型和病人的病情、经济条件等正确选择注射方法与注射部位，并严格掌握注射剂量与注射时间，注射后严密观察病人有无出现胰岛素过敏或低血糖等不良反应，一旦发现及时处理。

3. 病人年老体弱、血压高、血糖高、心肺功能不良，存在发生跌倒、坠床和并发糖尿病足等危险因素。应教会家属正确使用保护具和约束带，以保证病人安全，避免发生坠床、跌倒等意外。病情稳定后向病人及家属讲解心力衰竭、高血压、糖尿病等疾病预防保健、用药和自我护理知识，促使病人能遵医嘱按时、按量服药。进行糖尿病足预防指导和跌倒预防指导,防止发生并发症和意外受伤。教会病人及家属正确皮下注射胰岛素的方法,出院后能在家自行注射胰岛素。

（二）分组实践

1. 将全班学生分成若干小组,各小组针对上述案例、情景与任务,开展小组讨论分析,要求书面列出该病人的主要护理诊断/合作性问题,并初步制订护理计划。

2. 各小组成员分配任务,分别扮演护士、病人、家属、医生等不同角色,进行角色扮演、模拟综合技能实训。

（贺建红）

项目六 | 手术病人的护理

项目06

06项目 数字内容

学习目标

1. 具有严格的无菌观念和护理安全意识,具有大爱无私、尊重病人隐私的职业素养,具有观察、分析、解决问题的能力和团队合作精神。
2. 熟练掌握术前手术区皮肤准备,大量不保留灌肠术,留置导尿术,外科洗手、穿无菌手术衣和无接触式戴无菌手套,胃肠减压护理,胸腔闭式引流护理,腹腔引流护理等技能。
3. 学会术中手术体位安置、消毒铺巾配合、器械台管理等技能。

 案例

病人,女,69 岁。病人 1 个月前无明显诱因出现吞咽哽咽感,以进食硬质、粗糙食物明显,伴有胸痛,未予重视及治疗。近 2 周病人吞咽困难症状进行性加重,遂来医院就诊。PET-CT 检查:食管胸下段及贲门区壁增厚,糖代谢增高,提示食管癌、累及贲门。门诊以"食管恶性肿瘤"收住胸外科。

入院后查体:T 36.8℃、P 68 次 /min、R 20 次 /min、BP 120/90mmHg,神志清楚,体型消瘦,精神可,胃纳差,体重较发病前减轻约 8kg,腹平软,肝脾肋下未及,无锁骨上淋巴结肿大。既往有高血压史,具体血压、服药不详,否认心脏病史、糖尿病史。

入院后病人反复询问所患疾病、手术治疗效果、手术风险和手术费用等情况,且出现入睡困难和早醒。1 周后,相关检查已完善,诊断明确,无手术禁忌证。经术前常规准备后,在全身麻醉复合椎管内麻醉下行"胸、腹腔镜联合食管癌切除术 + 胃代食管吻合术"。手术过程顺利,术后由麻醉恢复室送回病房。回病房后查体:T 36.5℃、P 60 次 /min、R 20 次 /min、BP 111/67mmHg,神志清楚,对答切题,胸腹部切口敷料清洁干燥,留置胃肠减压管、右侧胸腔闭式引流管、腹腔引流管、导尿管等各 1 条,留置硬膜外镇痛泵 1 个,鼻空肠营养管置入长度 100cm，各导管固定、通畅。给予特级护理、床边心电监护和血氧饱和度监测、禁食、补液、抗炎、支持对症等治疗。

【护理评估】

（一）术前

1. 病人体型消瘦，胃纳差，1 个月体重减轻 8kg，提示病人存在营养失调问题。

2. 病人因"食管恶性肿瘤"入院，拟行手术治疗，入院后反复询问所患疾病、手术治疗效果、手术风险和手术费用等情况，且出现入睡困难和早醒，提示病人因即将手术而产生焦虑情绪。

3. 病人出现吞咽困难、伴胸痛 1 个月余方来院就诊，且入院后反复询问所患疾病和手术治疗效果等，提示病人缺乏所患疾病的相关知识。

（二）术后

1. 病人行"胸、腹腔镜联合食管癌切除术 + 胃代食管吻合术"后，胸腹壁切口由于组织损伤而产生疼痛；留置胃肠减压管、胸腔闭式引流管、腹腔引流管、导尿管等多条导管，在翻身、深呼吸、咳嗽等活动时由于牵拉、摩擦等而产生疼痛或不适。

2. 病人手术前 1d 开始禁食，术前 4h 开始禁水，术中手术创伤导致血液、体液丢失，术后继续禁食、持续胃肠减压引流，并留置胸腔闭式引流管和腹腔引流管持续引流。上述措施均可导致体液丢失过多，平衡失调。

3. 病人术后体力下降，胸、腹部留置多条导管，翻身、活动时受压皮肤摩擦力增加，术后半坐卧位骶尾部皮肤压力、剪力增加，易发生压疮。

4. 病人行"胸、腹腔镜联合食管癌切除术 + 胃代食管吻合术"，手术范围广、创伤大，术后 24～48h 内潜在胸、腹腔内出血和吻合口出血的危险；术后呼吸活动受限、肺通气不足、不能有效咳出呼吸道分泌物等，潜在肺不张和肺部感染的危险；食管的血液供应为节段性、不丰富，食管外壁无浆膜覆盖、易发生撕裂，术后食管吻合口愈合速度慢，潜在食管吻合口瘘的危险。

【护理诊断/合作性问题】

（一）术前

1. 营养失调：低于机体需要量　与吞咽困难致进食量减少、恶性肿瘤疾病消耗等有关。

2. 焦虑　与罹患肿瘤、担心手术风险及预后、经济负担等有关。

3. 知识缺乏：缺乏所患疾病和手术前准备、手术后康复等相关知识。

（二）术后

1. 舒适的改变：疼痛　与手术创伤、呼吸或活动时各种留置导管产生摩擦刺激等有关。

2. 有体液不足的危险　与手术创伤、禁食时间长、持续胃肠减压和胸、腹腔引流等有关。

3. 有皮肤完整性受损的危险　与手术后长期卧床，胸、腹部留置多条导管致翻身活动时摩擦力增加,安置半坐卧位致骶尾部压力、剪力增加等有关。

4. 潜在并发症:内出血、肺不张、肺炎、食管吻合口瘘。

【护理计划】

1. 护理目标

(1)术前

1)病人营养素摄入足够,营养状况改善。

2)病人情绪平稳,睡眠改善,能主动配合手术前检查、治疗和护理。

3)病人能说出所患疾病的病因、治疗配合要点和促进康复的相关知识。

(2)术后

1)病人疼痛逐渐减轻。

2)病人未出现体液不足现象,水、电解质、酸碱维持平衡。

3)病人皮肤完好,无发生压疮。

4)病人未发生并发症或出现并发症能被及时发现和有效控制。

2. 护理措施

(1)术前

1)改善营养,增加体重。指导病人摄入高蛋白、高能量、富含维生素、易消化的半流质饮食,少量多餐,进食不可过快、过热,避免进食较大、较硬和辛辣刺激的食物;若进食时食管黏膜有刺痛感,可改进清淡、无刺激的流质饮食;必要时遵医嘱给予胃肠外营养。

2)健康教育,缓解焦虑。主动关心病人,鼓励其表达对疾病的感受;向病人及家属介绍手术的必要性、过程、预后和可能的风险,告知配合治疗的要点和相关费用,以解除病人思想顾虑、增强治愈信心;创造安静舒适的环境,提高病人的睡眠质量,必要时遵医嘱应用镇静催眠药。

3)做好术前准备:①呼吸道准备。教会病人腹式呼吸和有效咳痰方法,以改善肺部通气功能、减少术后呼吸道分泌物,预防术后发生肺炎和肺不张;有吸烟者,术前戒烟2周以上;有呼吸道感染者,遵医嘱给予雾化吸入和应用抗生素控制感染。②胃肠道准备。术前 2d 流质饮食,术前 1d 禁食,以减少粪便生成;进食后有滞留或反流者,术前 3d 每晚冲洗食管,以减轻食管黏膜水肿;遵医嘱给予口服肠道不吸收抗生素 1d,以抑制肠道细菌;术前晚灌肠,以排空肠道积便,避免手术中污染手术台或腹腔;手术日晨,留置胃管和空肠营养管。③手术区皮肤准备。充分清洁手术区皮肤,并剃除毛发,注意脐部、右侧上臂及腋窝的清洁,以预防发生手术切口感染。

(2)术后

1)切口疼痛护理:定时评估疼痛的部位、性质和程度,教会病人正确使用疼痛评分工具和硬膜外镇痛泵,关注病人的疼痛评分,及时评价镇痛泵效果并观察病人有无呼吸、意识、下肢感觉和活动等异常情况;教会病人运用转移注意力、松弛疗法等减轻疼痛的技巧;协助病人翻身应动作轻柔,进行叩背、咳嗽排痰前可增加镇痛药用量,并指导病人用手或枕护住胸部，以减轻疼痛。

2）维持体液平衡：严密监测意识、生命体征，询问有无口渴和观察皮肤弹性、温度、颜色等变化，根据血压、中心静脉压等调整补液速度和量，记录24h出入液量，定时检测血液生化和动脉血气，及时了解肝功能、肾功能、血清电解质与酸碱平衡情况。

3）预防压疮：安置半坐卧位时，床头摇高30°，以减轻骶尾部皮肤的剪力作用，可使用泡沫敷贴保护骶尾部；每2h协助翻身更换卧位，定时检查受压部位皮肤情况并进行按摩以促进血液循环；卧床期间指导病人进行床上抬臀运动，并鼓励及早下床活动；保持床铺平整干燥，翻身时避免拖、拽，以减少摩擦刺激。

4）饮食护理：因食管吻合口愈合能力较弱，且术后早期食管吻合口充血水肿，为防止发生食管吻合口瘘，病人需禁食和持续胃肠减压3～4d，肛门排气后拔除胃肠减压管仍需继续禁食24h；术后第五至六日，观察病人无呼吸困难、胸痛、高热等症状后可试饮少量水，无异常后每2h给予50～100ml温凉清淡的流质饮食，次日开始给予全量流质饮食；术后第十日可进半流质饮食；术后第3周，可进高蛋白、高能量、富含维生素的普通饮食，少量多餐，细嚼慢咽，避免生、冷、硬食物以防摩擦导致食管吻合口瘘，餐后2h勿平卧防止胃液反流至食管引起反酸、呕吐。

5）空肠营养护理：病人手术后禁食时间长，为防止肠黏膜萎缩和改善营养状况，术后第二日开始遵医嘱经鼻空肠营养管进行肠内营养供给，注意观察病人反应，有无腹痛、腹泻等胃肠道症状。

6）预防和护理术后并发症：术后24～48h内密切观察各种导管引流液的颜色、性质、量和胸、腹部体征，严密监测血压、脉搏和尿量，及早发现术后内出血；注意观察呼吸形态、频率和听诊双肺呼吸音，及时发现肺炎和肺不张，给予半坐卧位并鼓励病人深呼吸、吹气球等促进肺膨胀；术后严格控制饮食，加强口腔护理，嘱病人勿下咽唾液，以免发生食管吻合口感染，注意有无呼吸困难、胸腔积液和全身中毒症状等食管吻合口瘘的表现，一旦发现上述症状，应立即禁食并配合医生紧急处理。

【实施】

一、术前护理

（一）情景与任务

1. 情景导入　病人入院1周，相关检查已完善，诊断明确，无手术禁忌证。医嘱：明日8:00在全身麻醉复合椎管内麻醉下行"胸、腹腔镜联合食管癌切除术＋胃代食管吻合术"，术前备皮、灌肠、留置导尿管。

2. 工作任务　护士为病人完成手术区皮肤清洁、大量不保留灌肠、留置导尿管等术前准备。

（二）操作评估

1. 病人病情　拟明日在全身麻醉复合椎管内麻醉下行"胸、腹腔镜联合食管癌切除

术 + 胃代食管吻合术"，情绪稍紧张，BP 130/90mmHg，T 36.8℃，无自理缺陷，能合作；手术区皮肤完好、无破损、无感染；未提示有灌肠、导尿术禁忌证。

2. 操作目的　做好手术区皮肤清洁，防止切口感染，利于切口愈合；灌肠以清除肠道内积便，防止术中污染手术野，避免因麻醉后肛门括约肌松弛致排便而污染手术台；因手术时间较长，留置导尿管预防尿潴留。

3. 项目分析

（1）皮肤清洁范围包括切口周围至少15cm的区域，剃除毛发。剃毛时避免损伤皮肤而导致感染，尽量缩短剃毛与手术的间隔时间。若手术区皮肤毛发细、短，可不必剃除。

（2）病人拟行食管癌切除术 + 胃代食管吻合术，术前晚行大量不保留灌肠可使肠腔处于空虚状态，防止术中污染。若行结肠代食管手术，术前需清洁灌肠，即给予反复多次大量不保留灌肠，至排出物为清水样、无粪渣止。

（3）留置导尿为侵袭性操作，有尿路感染和尿道损伤的危险，操作时须严格遵守无菌技术操作原则且动作轻柔。

（三）操作计划

1. 术前1d下午或晚上，进行手术区皮肤准备。备皮范围：上至右锁骨上及肩上、下至耻骨联合、前至左侧锁骨中线、后过正中线5cm，包括整个右侧胸壁、右侧上臂上1/3、腋窝和腹部皮肤；剃净右侧腋毛，脐部清洁后用75%乙醇消毒。督促病人剪短指甲、沐浴及更衣。

2. 术前晚行大量不保留灌肠，记录灌肠后排便次数和粪便颜色。

3. 手术日晨留置导尿管、接集尿袋，排空膀胱后夹管，记录尿量。

（四）操作流程与测评标准

技能1　手术区皮肤准备

1. 操作流程

操作程序	简要流程	操作要点
护士准备	素质要求	着装整洁、表达清晰、动作轻柔
	核对签名	核对医嘱及执行单，签名
操作评估	病人病情	年龄、生命体征、意识状态、心理状态、对备皮的认知和合作程度
	皮肤情况	确定手术部位，手术区皮肤完整、无感染
	环境情况	室温、光线是否适宜，有无遮挡设备
操作准备	病人准备	了解操作目的、方法、注意事项及配合要点，愿意合作；体位舒适，已排大小便
	环境准备	室内光线充足；关闭门窗，温湿度适宜；床帘或屏风遮挡
	护士准备	洗手，戴口罩

操作程序	简要流程	操作要点
操作准备	用物准备	治疗车上层：治疗盘，一次性备皮包（内含一次性剃刀、治疗巾、手套、滑石粉海绵），弯盘，治疗碗内盛20%肥皂液，软毛刷，棉签，75%乙醇，婴儿油，手电筒，手消毒凝胶（图6-1） 治疗车下层：医疗废物桶，生活垃圾桶。另备温水，脸盆，毛巾
操作过程	核对解释	核对病人，解释并取得合作
	安置体位	安置舒适体位，充分暴露备皮部位，注意保暖与遮挡，在备皮区域身体下铺治疗巾
	剃毛清洁	戴手套，用软毛刷蘸肥皂液或滑石粉擦涂备皮区域；一手持纱布绷紧皮肤，另一手持剃毛刀，顺毛发方向剃净毛发（图6-2），剃除术侧腋毛；用毛巾浸温水洗净局部毛发及肥皂液；用棉签蘸婴儿油轻轻拭去脐部污垢，再用75%乙醇消毒脐部
	检查皮肤	手电筒斜照局部，检查毛发是否剃净、有无刮破皮肤，脱手套
	整理记录	清理用物；协助病人穿好衣服，护送病人回病房或协助病人取舒适体位；根据病情告知病人自行沐浴，并预防感冒；洗手，摘口罩，记录、签名
操作评价	病人感受	安全、无受凉
	操作效果	备皮方法正确、范围符合要求，皮肤清洁，毛发剃除干净、皮肤无划伤

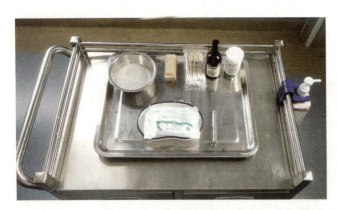

图6-1　备皮用物

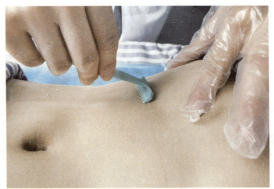

图6-2　备皮手法

2. 操作关键点

（1）不损伤皮肤：剃毛刀刃与皮肤呈45°～60°，顺毛发方向，不可倒剃；脐部污垢用婴儿油软化后拭去，避免用力摩擦。

（2）保护隐私与保暖：备皮时尽量少暴露病人，擦洗时不浸湿衣物与被褥。

（3）备皮范围符合手术要求。

3. 操作测评标准

项目		分值	考核评价要点	评分等级				得分	存在问题
				I	II	III	IV		
护士准备		4	着装整洁、表达清晰、动作轻柔	2	1	0	0		
			核对医嘱及执行单、签名正确	2	1	0	0		
操作评估		7	了解病人病情充分	2	1	0	0		
			观察手术区皮肤情况正确	3	2	1	0		
			观察环境符合要求	2	1	0	0		
操作准备	病人	2	理解、配合、体位舒适,已排大小便	2	1	0	0		
	环境	2	环境符合操作要求	2	1	0	0		
	护士	3	洗手、戴口罩正确	3	2	1	0		
	用物	4	准备齐全、放置合理	4	3	2	1		
操作过程	核对解释	4	核对正确	2	1	0	0		
			解释清楚并取得合作	2	1	0	0		
	安置体位	7	体位舒适,备皮区暴露充分,遮挡适当	5	3	2	1		
			铺治疗巾正确	2	1	0	0		
	剃毛清洁	42	戴、脱手套正确,擦涂滑石粉量、范围适宜	7	5	3	1		
			手持剃刀方法正确,剃刀与皮肤夹角合适	6	4	2	1		
			剃毛方法正确,无遗漏、无划痕	9	6	3	1		
			备皮范围正确、动作连贯、无长时间间断	7	5	3	1		
			适时与病人交流	3	2	1	0		
			清洁皮肤彻底	4	3	2	1		
			脐部、腋窝等特殊部位处理正确	6	4	2	1		
	检查皮肤	7	手电筒照射方向正确	2	1	0	0		
			检查毛发剃净、无划伤皮肤	5	4	3	1		
	整理记录	8	清理用物正确	1	0	0	0		
			协助病人穿衣、运送或安置体位正确	2	1	0	0		
			询问、告知正确	2	1	0	0		
			洗手、摘口罩、记录、签名正确	3	2	1	0		
操作评价		10	关爱病人、沟通有效	3	2	1	0		
			动作轻柔、连贯,无划伤皮肤	3	2	1	0		
			操作熟练、准确、安全,时间不超过10min	4	3	2	1		
关键缺陷			无人文关怀、无沟通,备皮方法、范围错误,划伤皮肤等均不及格						
总分		100							

技能 2　大量不保留灌肠术

1. 操作流程

操作程序	简要流程	操作要点
护士准备	素质要求	着装整洁、表达清晰、动作轻柔
	核对签名	核对医嘱及执行单,签名
操作评估	病人病情	生命体征,心理状态、自理能力、对灌肠术的认知和合作程度,有无灌肠禁忌证
	局部情况	肛周皮肤完好
	环境情况	是否洁净、温湿度及光线适宜、隐蔽、安全
操作准备	病人准备	了解灌肠目的、方法、注意事项及配合要点,愿意合作;已排空膀胱,学会深呼吸,体位舒适
	环境准备	整洁安静,温湿度及光线适宜;关闭门窗,床帘或屏风遮挡
	护士准备	洗手,戴口罩
	用物准备	治疗车上层:治疗盘,39~41℃灌肠溶液(0.1%~0.2%肥皂水或0.9%氯化钠溶液,500~1 000ml),一次性灌肠袋,弯盘,血管钳,润滑剂,棉签,卫生纸,治疗巾,手套,水温计,手消毒凝胶(图6-3) 治疗车下层:便盆及便盆巾,医疗废物桶,生活垃圾桶 输液架
操作过程	核对解释	核对病人,解释并取得合作
	安置卧位	协助病人取左侧卧位,双膝屈曲,将裤子退至膝部,臀部移至床沿,臀下垫治疗巾、置弯盘,盖好盖被仅暴露臀部
	挂灌肠袋	将灌肠袋挂于输液架上,倒入灌肠液,袋内液面距肛门40~60cm
	排气润管	戴手套,排尽管内空气,夹管,润滑肛管前端
	插管灌液	左手垫卫生纸分开臀部、显露肛门,嘱病人深呼吸,右手持肛管轻轻插入直肠7~10cm(图6-4);固定肛管,松开管夹,使溶液缓缓流入。观察袋内液面下降情况及病人反应:若液体流入不畅,可稍转动或挤压肛管;若病人有腹胀或便意,可适当放低灌液袋、减慢流速,嘱病人张口深呼吸
	拔出肛管	待溶液即将流尽时,夹管;用卫生纸包裹肛管轻轻拔出,置医疗废物桶内;擦净肛门,撤治疗巾和弯盘、脱手套;协助病人穿裤,安置平卧位

操作程序	简要流程	操作要点
操作过程	观察告知	观察病人反应,询问病人感受,嘱其尽量保留灌肠液5~10min后再排便
	整理记录	整理病床单位,清理用物,洗手,摘口罩,记录、签名
操作评价	病人感受	安全,无腹胀、腹痛等不适
	操作效果	插管方法正确、动作轻柔,妥善处理灌液过程中特殊情况及不适,病人衣服、床褥未被沾湿或污染

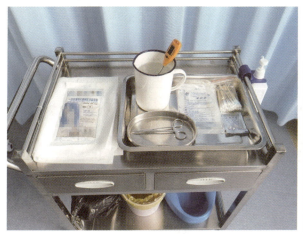

图6-3 灌肠用物

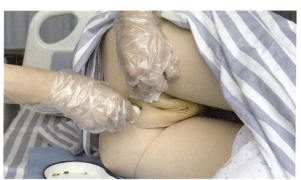

图6-4 插入肛管

2. 操作关键点

(1)准确掌握灌肠液的量、温度、压力等。

(2)如病人出现心动过速、面色苍白、出冷汗、剧烈腹痛、心慌、气促等,警惕发生肠道剧烈痉挛、出血或穿孔等并发症,应立即停止灌肠,并报告医生紧急处理。

(3)观察灌肠效果,记录灌肠后排便次数和粪便的颜色、性状、量等。

3. 操作测评标准

项目	分值	考核评价要点	评分等级				得分	存在问题
			I	II	III	IV		
护士准备	4	着装整洁、表达清晰、动作轻柔	2	1	0	0		
		核对医嘱及执行单、签名正确	2	1	0	0		
操作评估	7	了解病人病情充分,无灌肠禁忌证	3	2	1	0		
		观察肛门周围皮肤情况正确	2	1	0	0		
		观察环境正确	2	1	0	0		

项目		分值	考核评价要点	评分等级				得分	存在问题
				I	II	III	IV		
操作准备	病人	3	理解、配合,体位舒适,已排空膀胱	3	2	1	0		
	环境	3	符合操作要求,有遮挡设备	3	2	1	0		
	护士	2	洗手、戴口罩正确	2	1	0	0		
	用物	2	准备齐全、放置合理	2	1	0	0		
操作过程	核对解释	4	核对正确	2	1	0	0		
			解释清楚并取得合作	2	1	0	0		
	安置卧位	7	体位安置正确,保暖、遮挡适当	5	4	3	2		
			垫治疗巾、置弯盘正确	2	1	0	0		
	挂灌肠袋	6	灌肠液量、温度适宜,倒入灌肠袋无外流	3	2	1	0		
			灌肠液面高度适宜	3	2	1	0		
	排气润管	8	戴手套,排尽管内空气、夹管正确	5	4	3	2		
			润滑肛管长度适宜	3	2	1	0		
	插管灌液	27	分开臀部、暴露肛门手法正确	3	2	1	0		
			插管方法正确,深度适宜	9	7	5	3		
			固定肛管、放开管夹正确	3	2	1	0		
			灌液速度适宜,观察、询问正确及时	8	6	4	2		
			处理灌液过程中特殊反应正确	4	3	2	1		
	拔出肛管	9	拔管、擦净肛门正确	4	3	2	1		
			撤治疗巾和弯盘、脱手套正确	2	1	0	0		
			协助病人穿裤、安置卧位正确	3	2	1	0		
	观察告知	4	观察、询问正确	2	1	0	0		
			告知保留灌肠液时间适宜	2	1	0	0		
	整理记录	4	整理病床单位、清理用物正确	2	1	0	0		
			洗手、摘口罩、记录、签名正确	2	1	0	0		
操作评价		10	关爱病人、沟通有效、遮挡适当	3	2	1	0		
			灌肠方法正确、动作轻柔,无污染衣被	4	3	2	1		
			操作熟练、准确、安全,时间不超过10min	3	2	1	0		
关键缺陷			无人文关怀、无沟通,插管方法、深度错误,液面高度、灌液速度不适宜,损伤肛门皮肤、特殊反应处理不当等均不及格						
总分		100							

技能 3　留置导尿术

1. 操作流程

操作程序	简要流程	操作要点
护士准备	素质要求	着装整洁、表达清晰、动作轻柔
	核对签名	核对医嘱及执行单,签名
操作评估	病人病情	生命体征、意识状态、自理能力、心理状态、对留置导尿术的认知和合作程度
	局部情况	膀胱充盈程度、会阴部皮肤黏膜情况
	环境情况	是否整洁、温度及光线适宜、隐蔽、安全
操作准备	病人准备	了解操作目的、方法、注意事项及配合要点,愿意合作;体位舒适,已自行清洗会阴
	环境准备	整洁安静、温湿度及光线适宜,已关门窗,床帘或屏风遮挡
	护士准备	洗手,戴口罩
	用物准备	治疗车上层:治疗盘,一次性导尿包(内有安尔碘棉球 2 袋、弯盘 2 个、镊子或钳 3 把、手套 2 双、石蜡油、治疗巾、洞巾、纱布、双腔气囊导尿管、集尿袋、装有 0.9% 氯化钠溶液 10ml 注射器、标本瓶)(图 6-5),手消毒凝胶 治疗车下层:便盆及便盆巾,医疗废物桶,生活垃圾桶
操作过程	核对解释	核对病人,解释并取得合作
	安置体位	松开床尾盖被,协助病人取屈膝平卧位、双腿外展,脱对侧裤腿盖于近侧腿上,必要时加盖浴巾;盖好上身,盖被中下段折叠盖好对侧腿,露出外阴(图 6-6)
	首次消毒	臀下垫治疗巾,打开导尿包,取出首次消毒用物置于治疗巾上;左手戴手套,镊子夹取棉球消毒阴阜、大阴唇,左手分开大阴唇消毒小阴唇和尿道口,污棉球置弯盘内;消毒毕,脱手套,撤污物
	开包铺巾	于病人两腿间打开导尿包,戴无菌手套,铺洞巾、连接包布内面形成一无菌区域
	接袋润管	合理放置用物;检查导尿管;拧紧集尿袋放尿口,取下连接管接头保护帽,与导尿管连接,松开管夹;润滑导尿管前端、置方盘内
	再次消毒	取出消毒棉球置弯盘内,左手分开、固定小阴唇,暴露尿道口,右手持镊子夹棉球消毒尿道口、小阴唇、尿道口(图 6-7),消毒后将消毒用物移至床尾,避免横跨无菌物品

操作程序	简要流程	操作要点
操作过程	插管固定	左手继续固定小阴唇，右手将放有导尿管的方盘移至会阴处，持钳夹导尿管前端插入尿道 4～6cm，见尿液流出再插入 7～10cm（图 6-8）；左手下移固定导尿管，观察尿液流出通畅，向导尿管气囊内注入 0.9% 氯化钠溶液 5～10ml，向外轻拉至有阻力感；必要时留取尿标本；关管夹，撤洞巾、擦净外阴
	挂袋观察	将集尿袋挂于床沿挂钩，开管夹，检查尿液引流通畅；撤污导尿包、治疗巾，脱手套，洗手；询问病人感受，交代注意事项
	整理记录	协助病人取舒适卧位，整理病床单位，清理用物，洗手，摘口罩，记录、签名
操作评价	病人感受	安全、无特殊不适
	操作效果	严格无菌技术操作原则，操作熟练、动作轻柔，无损伤尿道，沟通有效，指导正确

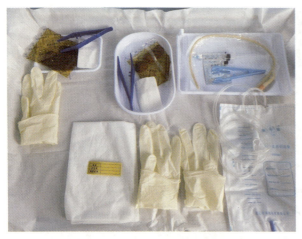

图 6-5 一次性导尿包

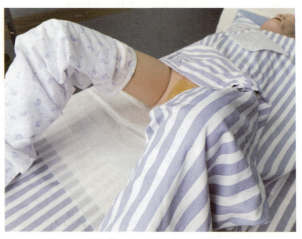

图 6-6 导尿体位

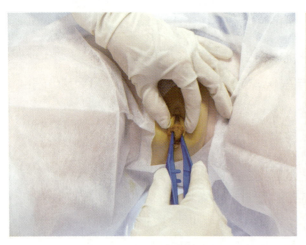

图 6-7 消毒尿道口

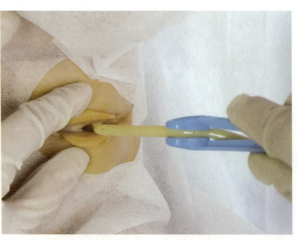

图 6-8 插入气囊导尿管

2. 操作关键点

（1）严格遵守无菌技术操作原则，若导尿管误入阴道，须更换导尿管后重新插入。

（2）尿道口消毒到位：首次消毒从阴阜开始，由外向内到尿道口；再次消毒按尿道口 - 小阴唇 - 尿道口的顺序擦拭，消毒尿道口时棉球稍停留，每个棉球限用1次。

（3）避免损伤尿道：选择光滑、粗细适宜的导尿管；插管动作轻柔；插管见尿液流出再插入 7～10cm 后灌注导尿管气囊，以免膨胀的气囊卡在尿道内口。

3. 操作测评标准

项目		分值	考核评价要点	评分等级				得分	存在问题
				I	II	III	IV		
护士准备		4	着装整洁、表达清晰、动作轻柔	2	1	0	0		
			核对医嘱及执行单、签名正确	2	1	0	0		
操作评估		6	了解病人病情充分	2	1	0	0		
			了解膀胱充盈程度和会阴部皮肤黏膜情况正确	2	1	0	0		
			观察环境正确	2	1	0	0		
操作准备	病人	2	理解、配合，体位舒适，已清洗会阴部	2	1	0			
	环境	2	符合操作要求，有遮挡设备	2	1	0			
	护士	2	洗手、戴口罩正确	2	1	0			
	用物	2	准备齐全、放置合理	2	1	0			
操作过程	核对解释	2	核对正确	1	0	0			
			解释清楚并取得合作	1	0	0			
	安置体位	4	体位安置正确，保暖、遮挡适当	3	2	1	0		
			垫治疗巾、置弯盘正确	1	0	0			
	首次消毒	14	用物放置合理，戴手套正确	2	1	0	0		
			消毒方法、顺序正确，无污染	9	7	5	3		
			放置污棉球、撤污物、脱手套正确	3	2	1	0		
	开包铺巾	6	打开导尿包位置、方法正确，无污染	3	2	1	0		
			戴手套、铺洞巾构成一无菌区正确	3	2	1	0		
	接袋润管	8	用物放置合理	2	1	0	0		
			检查、润滑导尿管及连接集尿袋正确	4	3	2	1		
			未跨越无菌区，无污染	2	1	0			
	再次消毒	10	消毒方法、顺序正确，无污染	8	6	4	2		
			撤污物正确，未跨越无菌物品	2	1	0			

项目		分值	考核评价要点	评分等级				得分	存在问题
				I	II	III	IV		
操作过程	插管固定	14	插导尿管方法正确,深度适宜	8	6	4	2		
			固定导尿管正确,气囊注入液体量适宜	4	3	2	1		
			留取尿标本正确,开、关管夹时机适宜	1	0	0	0		
			撤洞巾、擦净外阴正确	1	0	0	0		
	挂袋观察	8	挂集尿袋正确,高度适宜	3	2	1	0		
			观察尿液流出通畅	1	0	0	0		
			撤导尿包及治疗巾、脱手套、洗手正确	2	1	0	0		
			观察、告知正确	2	1	0	0		
	整理记录	6	病人体位舒适	2	1	0	0		
			整理病床单位、清理用物正确	2	1	0	0		
			洗手、摘口罩、记录、签名正确	2	1	0	0		
操作评价		10	关爱病人、沟通有效、遮挡适当	3	2	1	0		
			严格无菌技术操作原则,无污染	3	2	1	0		
			操作熟练、准确,动作轻柔、无损伤尿道黏膜,时间不超过 10min	4	3	2	1		
关键缺陷			无人文关怀、无沟通,动作粗暴损伤尿道黏膜,严重污染等均不及格						
总分		100							

二、术中护理

(一)情景与任务

1. 情景导入　病人入院第八日,各项术前准备完毕,于 8:00 平车送入手术室,拟行"胸、腹腔镜联合食管癌切除术 + 胃代食管吻合术"。麻醉前,麻醉医生、手术医生和巡回护士共同核对病人身份信息、手术名称、手术部位、麻醉方式等,核对无误后巡回护士协助麻醉师为病人实施全身麻醉复合椎管内麻醉。

2. 工作任务　麻醉后,手术医生、麻醉医生和巡回护士共同为病人安置手术体位;器械护士进行外科洗手、穿无菌手术衣和无接触式戴无菌手套,协助医生为病人进行手术野皮肤消毒、铺巾配合和器械台管理,与巡回护士共同清点所有的手术用物。

(二)操作评估

1. 病人病情　术前准备完毕,已签署手术、输血等相关知情同意书,情绪稳定,生命体征正常,身份及手术部位标识已三人核对无误。

2. 操作目的　正确安置手术体位,充分暴露手术野;做好手术人员无菌准备、病人手术区皮肤消毒、铺无菌单等,预防手术切口感染;整理准备无菌手术器械台、备齐手术用物,保证手术顺利进行,确保病人安全。

3. 项目分析

(1)根据手术部位、麻醉方式合理安置手术体位,注意保持病人安全舒适、不影响呼吸与循环功能,肢体与关节应支托稳妥、避免过度牵拉引起损伤。

(2)器械护士剪短指甲,无上呼吸道感染,检查双手皮肤无感染、无破损,外科洗手后穿无菌手术衣,戴无菌手套,双手保持在肩以下、腰以上、胸前、视线范围内。

(3)器械护士严格遵循外科无菌技术操作原则,协助进行病人皮肤消毒、铺无菌巾单,在手术过程中保持病人手术区皮肤、手术人员手臂、手术器械和敷料无菌,以预防术后切口感染;与手术医生默契配合,及时、准确、平稳传递用物,妥善保存术中切取标本;按规范要求在手术开始前、关闭体腔前、关闭体腔后、缝合皮肤后与巡回护士一起清点核对手术器械、敷料等物品,数目前后一致,防止物品遗留于病人体腔内。

(三)操作计划

1. 巡回护士协助麻醉师为病人实施麻醉后,根据手术要求,利用手术床、体位垫、支架、固定带等为病人安置左侧卧位,右侧上肢稍上抬、外展固定在手术支架上。

2. 器械护士备齐手术所需器械、敷料包等,于手术开始前 15~30min 进行手术前无菌准备,包括外科洗手、穿无菌手术衣、戴无菌手套,并保证有充足的时间进行物品检查和清点。

3. 器械护士准备无菌器械台,协助手术医生做好病人手术区皮肤消毒、铺无菌巾单,无菌单下垂至少 30cm,切口周围至少铺盖 4 层布单;按规范要求在每个时机与巡回护士共同清点无菌用物;规范器械台上物品摆放位置,术中管理好器械台、传递与回收器械,分类并有序地整理无菌器械台,保持器械台整洁有序。

(四)操作流程与测评标准

技能 4　手术体位安置

1. 操作流程

操作程序	简要流程	操作要点
护士准备	素质要求	着装整洁、表达清晰、动作轻柔
	三人核对	手术通知单、术前诊断、手术名称、手术部位标识,签名
操作评估	病人病情	麻醉后意识状态,麻醉效果、生命体征,安置手术体位时的移动是否对麻醉产生影响,手术切口位置、手术部位标识,手术部位皮肤清洁情况等
	用物情况	所需用物的种类、数量

操作程序	简要流程	操作要点
操作准备	病人准备	麻醉成功、效果满意,静脉输液通畅,生命体征稳定
	环境准备	温湿度及光线适宜,符合手术室环境消毒要求,手术台部件性能良好、使用灵活
	护士准备	巡回护士按手术室要求着装
	用物准备	根据手术需要准备相应的软垫(数量充足,大小、形状适宜),手术床附属的身体护架,电凝刀负极板,约束带、小棉被,必要时备棉垫、绷带(图6-9)
操作过程	核对解释	双人准确核对医嘱和手术通知单上病人相关信息,清醒者询问有无不适或需要,解释并取得合作
	安置体位	麻醉师保护好气管插管、呼吸机管路、椎管麻醉置管、静脉输液等管路。巡回护士与手术医生、麻醉医生共同将病人安置于手术所需的胸腹腔镜联合手术卧位(图6-10)。病人头下置头枕,高度平下肩高,使颈椎处于水平位置;腋下距肩峰10cm处垫胸垫;术侧上肢屈曲呈抱球状置于可调节托手架上,远端关节稍低于近端关节;下侧上肢外展于托手板上,远端关节高于近端关节,共同维持胸廓自热舒展;肩关节外展或上举不超过90°;两肩连线和手术台呈90°。腹侧用固定挡板支持耻骨联合,背侧用挡板固定骶尾部或肩胛区(离手术野至少15cm),共同维护病人90°侧卧位;双下肢约45°自然屈曲,前后分开放置,保持两腿呈跑步时姿态屈曲位;两腿间用支撑垫承托上侧下肢;小腿及双上肢用约束带固定,松紧适宜
	暴露术野	充分暴露手术部位,注意隐私保护
	贴负极板	选择肌肉丰满的部位,如大腿外侧面、小腿后方等,正确粘贴负极板
	放置托盘	将器械托盘移至大腿下段上方,托盘架距离病人腿部6～8cm,旋紧、固定
	观察整理	观察病人反应、体位是否舒适,未用的体位垫放回存放处
操作评价	病人感受	安全,无特殊不适
	操作效果	术野暴露充分、病人呼吸和循环功能未受影响、肢体神经和血管未受压,皮肤无破损

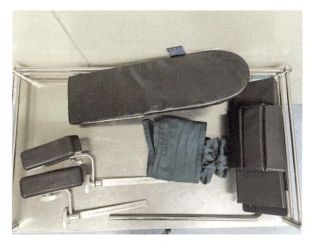

图6-9　手术体位安置用物

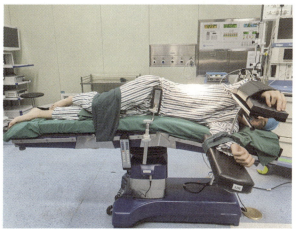

图6-10　胸腹联合手术体位

2. 操作关键点

（1）在减少对病人生理功能影响的前提下，充分显露手术区域。保持人体正常的生理弯曲及生理轴线，维持各肢体、关节的生理功能体位，防止过度牵拉、扭曲及血管神经损伤。

（2）注意分散压力，防止局部长时间受压，保护病人皮肤的完整性。

（3）正确约束病人，松紧度适宜（以能容纳一指为宜），维持体位稳定，防止术中坠床。

3. 操作测评标准

项目		分值	考核评价要点	评分等级				得分	存在问题
				I	II	III	IV		
护士准备		4	着装整洁、表达清晰、动作轻柔	2	1	0	0		
			核对医嘱及手术通知单信息、签名正确	2	1	0	0		
操作评估		6	了解病人病情充分	3	2	1	0		
			评估用物符合要求	3	2	1	0		
操作准备	病人	3	麻醉成功、效果满意，静脉输液通畅，生命体征稳定	3	2	1	0		
	环境	2	符合手术要求	2	1	0	0		
	护士	2	着装符合手术要求	2	1	0	0		
	用物	3	准备齐全、放置合理	3	2	1	0		
操作过程	核对解释	5	双人核对病人信息正确	3	2	1	0		
			清醒病人询问、解释到位	2	1	0	0		

项目		分值	考核评价要点	评分等级				得分	存在问题
				I	II	III	IV		
操作过程	安置体位	45	脱上衣,暴露病人身体适当	3	2	1	0		
			安置体位方法正确,手术切口部位在上	6	4	2	1		
			肢体安放正确,关节未受压	8	6	4	2		
			体位稳定,支托牢固	8	6	4	2		
			护架、体位垫放置位置正确	6	4	2	1		
			身体空隙、骨隆突处保护得当	6	4	2	1		
			约束带位置正确,松紧适宜	6	4	2	1		
			保暖得当	2	1	0	0		
	暴露术野	5	手术区域暴露适当	5	3	2	1		
	贴负极板	3	负极板粘贴位置正确	3	2	1	0		
	放置托盘	7	器械托盘放置正确,位置适宜	4	3	2	1		
			托盘支架固定牢固、安全	3	2	1	0		
	观察整理	5	观察正确	3	2	1	0		
			未用的体位垫处理正确	2	1	0	0		
操作评价		10	注重人文关怀、关爱病人	3	2	1	0		
			病人体位正确、舒适,符合手术需求	3	2	1	0		
			操作熟练、准确、动作轻柔,时间不超10min	4	3	2	1		
关键缺陷			安置手术体位错误、肢体未置于功能位,约束不当致肢体血液循环障碍等均不及格						
总分		100							

技能 5　外科洗手、穿无菌手术衣和无接触式戴无菌手套

1. 操作流程

操作程序	简要流程	操作要点
护士准备	素质要求	着装整洁,无菌观念强,态度严谨,动作利落,反应敏捷
操作评估	洗手设施	刷手池、非手触式水龙头、脚踩取液器使用方法,皮肤清洁液、外科手消毒液、擦手纸等是否充足,水温是否适宜
	手术环境	手术间温湿度及光线是否适宜,是否连台手术、前一台手术是否为污染或感染手术

操作程序	简要流程	操作要点
操作准备	环境准备	洗手间、手术间用物摆放整齐，符合要求，水温、室温、光线适宜
	护士准备	更换洗手衣、裤，摘下首饰、手表，修剪指甲，戴好口罩、圆帽，卷袖过肘15cm以上（图6-11）
	用物准备	皮肤清洁液，一次性擦手纸，免洗外科手消毒液与脚踩取液器（图6-12）；器械台、无菌手术衣包、无菌手套
操作过程	入洗手间	检查免洗外科手消毒液有效期
	外科洗手	①清洁洗手：皮肤清洁液于手心；掌心相对手指并拢相互揉搓；手心对手背沿指缝相互揉搓（图6-13），交换进行；掌心相对，双手交叉指缝相互揉搓；弯曲手指使关节在一手掌心旋转揉搓，交换进行；右手握住左手大拇指旋转揉搓，交换进行；将5个手指尖并拢放在另一手掌心旋转揉搓，交换进行；清洁双手、前臂和上臂下1/3，并认真揉搓 ②冲洗：流动水冲洗双手前臂和上臂下1/3（图6-14） ③擦干：用擦手纸擦干双手、前臂和上臂下1/3（图6-15） ④右上肢快速手消毒：取一泵（约2ml）免洗外科手消毒液于左手掌心；将右手指尖浸泡在手消毒液中≥5s（图6-16）；将手消毒剂涂抹在右手、前臂直至上臂下1/3，确保通过环形运动环绕前臂至上臂下1/3（图6-17），将手消毒液完全覆盖皮肤区域，持续揉搓10~15s，至消毒剂干燥 ⑤左上肢快速手消毒：取一泵免洗外科手消毒液于右手掌心，消毒左手指至左上臂下1/3，方法同右上肢消毒 ⑥再次手消毒：取一泵免洗外科手消毒液放置在手掌上；掌心相对，手指并拢，相互揉搓；手心对手背沿指缝相互揉搓，交换进行；掌心相对，双手交叉指缝相互揉搓；弯曲手指使关节在一手掌心旋转揉搓（图6-18），交换进行；一手握住另一手大拇指旋转揉搓，交换进行；环形揉搓双手腕；至消毒液干燥
	入手术间	保持拱手姿势（图6-19），打开自动感应门或用背部推门，进入手术间
	穿手术衣、戴手套	①取手术衣：从打开的无菌包抓取手术衣 ②开手术衣：选择较宽敞处，手提衣领，正面向外使手术衣下端自然下垂打开手术衣 ③穿手术衣：将手术衣向上轻轻抛起，两臂向前平伸、双手顺势插入袖中，不可高举过肩，也不可向两侧展开（图6-20）

操作程序	简要流程	操作要点
操作过程	穿手术衣、戴手套	④协助系带：巡回护士在器械护士背后抓住手术衣后襟内面向后拉平衣袖，器械护士屈曲肘部保持拱手姿势，衣袖口裹住指尖，巡回护士从内面翻平衣领，协助系好衣领口（图6-21）和后襟上部系带 ⑤戴上手套：巡回护士打开无菌手套外包装，用无菌持物钳夹取手套内袋放于无菌台上。器械护士采用无接触式戴手套：检查手套号码，手指向下打开内层纸袋，左手隔衣袖取左手套，将手套拇指在下、指端朝向手臂，放于左手衣袖上（图6-22），右手指隔衣袖抓手套反折部并将之翻转于左袖口；同法戴右手套（图6-23）；戴好手套，十指交叉，使手套指端充实便于操作 ⑥系带整理：器械护士戴好手套后，解开并撑起后襟斜角一侧腰带，巡回护士用无菌持物钳夹住腰带末端绕过后方，再递给器械护士自行系好（图6-24）；巡回护士在后方半蹲，抓住手术衣前侧方下摆内面，向斜下后方牵拉使手术衣平整、舒适
	脱手术衣及手套	①脱手术衣：术毕，器械护士解开腰带在前面打结，巡回护士协助解开后襟上部系带；器械护士双手胸前交叉抓住手术衣肩部，向前牵拉翻转脱下（图6-25） ②脱下手套：抓手套外侧面翻转脱去，不可触及手臂以免造成污染
操作评价	操作效果	无菌观念强，刷手与消毒方法、顺序、范围正确，冲洗彻底，穿手术衣、戴手套无污染

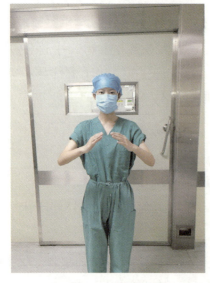

图6-11　着装准备

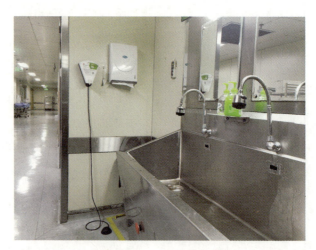

图6-12　用物准备

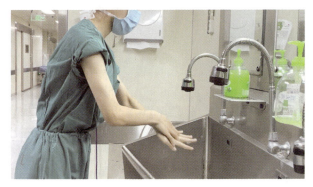

图6-13　清洁洗手

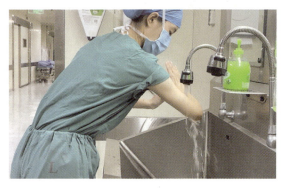

图6-14　冲洗

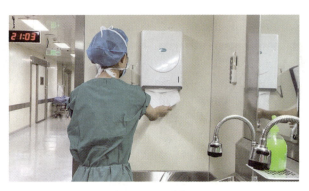

图6-15　擦干

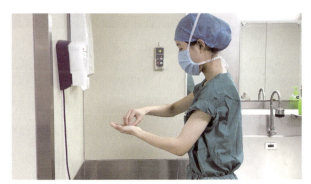

图6-16　消毒指尖

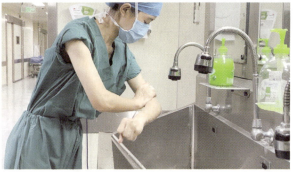

图6-17　消毒手臂

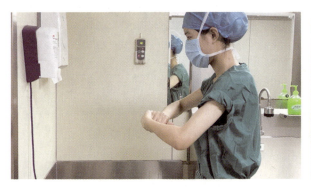

图6-18　再次手消毒

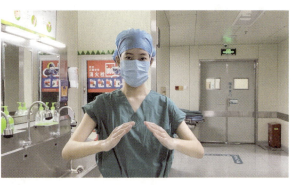

图6-19　拱手姿势

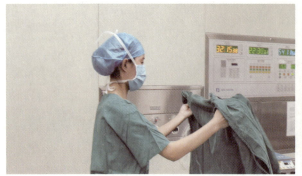

图 6-20　插袖

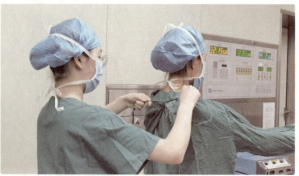

图 6-21　系衣领

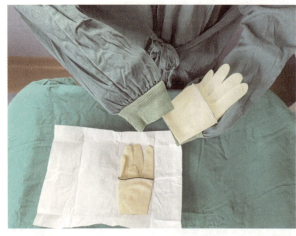

图 6-22　放左手套

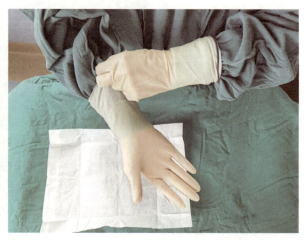

图 6-23　戴右手套

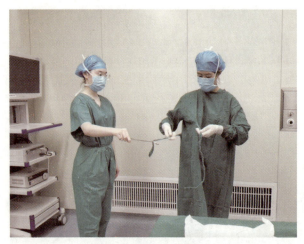

图 6-24　系腰带

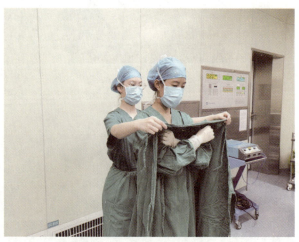

图 6-25　脱手术衣

2. 操作关键点

（1）消毒顺序、范围、方法正确：确认手及手臂清洁干燥情况下开始消毒；消毒范围从指尖开始至上臂下 1/3；指尖浸泡消毒液内≥5s 后采取环形运动环绕前臂至上臂下 1/3，将手消毒液完全覆盖皮肤区域，持续揉搓 10～15s，至消毒剂干燥。双手消毒 2 次。

（2）穿手术衣无污染：拿取手术衣时只可触碰手术衣内面，穿好手术衣后双手需保持在肩以下、腰以上、胸前，视线范围内。

（3）戴手套不污染：徒手不接触无菌手套，隔着无菌手术衣袖取无菌手套佩戴；注意已戴手套之手不可触及未戴手套的手。

3. 操作测评标准

项目		分值	考核评价要点	评分等级				得分	存在问题
				I	II	III	IV		
护士准备		4	着装符合手术要求	2	1	0	0		
			无菌观念强，认真严谨，利落敏捷	2	1	0	0		
操作评估		6	评估洗手设施全面	3	2	1	0		
			评估手术环境正确	3	2	1	0		
操作准备	环境	2	符合手术无菌要求，温湿度适宜	2	1	0	0		
	护士	4	更换衣裤正确，剪指甲、摘除饰物正确	2	1	0	0		
			戴圆帽、口罩正确	2	1	0	0		
	用物	2	准备齐全，放置合理	2	1	0	0		
操作过程	入洗手间	2	检查消毒液有效期正确	2	1	0	0		
	外科洗手	30	清洗双手及手臂正确	4	3	2	1		
			冲洗时污水从肘部流下，洗手衣裤干燥	4	3	2	1		
			擦干顺序、范围正确，手及手臂干燥	2	1	0	0		
			取消毒液方法正确，量适宜	2	1	0	0		
			手消毒方法、顺序、范围、时间正确	8	6	4	2		
			消毒液完全覆盖皮肤区域，无遗漏	4	3	2	1		
			再次手消毒方法、范围正确	4	3	2	1		
			消毒液揉搓至干燥	2	1	0	0		
	入手术间	4	开门方式正确	2	1	0	0		
			手姿势正确，无污染	2	1	0	0		

项目		分值	考核评价要点	评分等级				得分	存在问题
				I	II	III	IV		
操作过程	穿手术衣、戴手套	32	取手术衣方法正确,衣服朝向正确	2	1	0	0		
			打开手术衣方法正确,手术衣正面向外	3	2	1	0		
			抛起手术衣幅度适当	2	1	0	0		
			双手插入衣袖方向、方法正确,深度适宜	4	3	2	1		
			两手臂外展不超过腋前线,手术衣无污染	2	1	0	0		
			巡回护士在背后抓手术衣正确,无污染	2	1	0	0		
			协助衣领系带正确,无污染	2	1	0	0		
			打开、取出手套方法正确	2	1	0	0		
			戴手套方法正确,无污染	3	2	1	0		
			手套腕部遮盖手术衣袖口正确	2	1	0	0		
			手套平展、充实,便于操作	2	1	0	0		
			器械护士解开、传递、系腰带方法正确	2	1	0	0		
			巡回护士传递腰带方法正确,无污染	2	1	0	0		
			保持双手无菌方法正确,无污染	2	1	0	0		
	脱手术衣及手套	4	脱手术衣方法正确,无污染	1	0	0	0		
			折叠污染手术衣正确,处置合理	1	0	0	0		
			脱手套方法正确,无污染,处置合理	2	1	0	0		
操作评价		10	无菌观念强,无污染	5	4	3	2		
			操作熟练、准确,顺序正确	3	2	1	0		
			外科洗手时间不少于 5min,全程不超过 10min	2	1	0	0		
关键缺陷			双手及手臂清洁和消毒时间、顺序、范围错误,手消毒后双手污染,消毒后手姿错误,穿手术衣、戴手套污染等均不及格						
总分		100							

技能 6　消毒铺巾配合、器械台管理

1. 操作流程

操作程序	简要流程	操作要点
护士准备	素质要求	着装整洁,无菌观念强,态度认真,严谨缜密,动作利落,反应敏捷
操作评估	病人情况	术前诊断,手术方式、切口位置、手术部位标识,体位安置是否稳妥和符合手术需要
	环境情况	手术间是否合适、温湿度及光线是否适宜
操作准备	病人准备	已完成麻醉,手术体位安置正确、稳妥,充分暴露术野
	器械护士	完成手术前无菌准备
	环境准备	整洁、宽敞,温湿度及光线适宜,器械台面已用消毒液擦拭,手术器械、敷料等符合无菌要求,种类及数量满足手术需要
	用物准备	治疗车、无菌手术衣包、无菌手套、无菌手术敷料包、无菌器械包、无菌持物钳、消毒液、手术切口薄膜
操作过程	开手术包	巡回护士查对无菌手术包的名称、消毒日期、指示胶带等,将手术包放于扇形器械台面正中,解开系带,徒手打开外层包布(图6-26),无菌持物钳先远后近打开第二层包布(图6-27)
	铺器械台	器械护士完成术前无菌准备,先近后远打开第三层包布,包布垂于器械台台缘下30cm
	整理物品	将包内无菌敷料、大小盆从器械台中央移放至左侧,打开器械包,将器械按使用先后次序、类别整齐排列成两排,器械、敷料均不超出器械台台缘
	清点数目	巡回护士和器械护士共同清点各类器械、敷料数目,并详细记录(图6-28)
	皮肤消毒	器械护士将盛有消毒棉球的小药碗与有齿卵圆钳柄部递给手术第一助手,第一助手以手术切口为中心,由里向外消毒手术区域皮肤2遍(上至右锁骨上,下至耻骨联合,前至左锁骨中线,后过正中线5cm,包括右侧上臂下1/3、腋窝、腹部),消毒毕,巡回护士接回小药碗,卵圆钳夹于器械台包布的下垂边缘
	铺无菌单	①铺切口巾:正确粘贴透明手术切口薄膜;器械护士依次打开并递给手术第一助手4块治疗巾(图6-29),分别铺于切口下方、上方、对侧,最后铺近侧,布巾钳固定治疗巾(图6-30)

操作程序	简要流程	操作要点
操作过程	铺无菌单	②铺中单：器械护士一手托中单，另一手将中单一端递给已经穿好无菌手术衣和戴好无菌手套的手术第一助手，两人各持中单一端一起展开后松手（图6-31），使中单铺于切口下方且两端自然下垂于手术台边缘30cm；使切口下方重叠铺2块中单，切口上方铺1块中单 ③铺洞巾：将手术洞巾孔洞对准切口，短端向头部、长端向足部，先头端再足端分别展开，头端盖住麻醉头架，两侧和足端下垂均超过手术台边缘30cm（图6-32） ④铺托盘：器械护士双手套入双层托盘布套反折内，巡回护士持托盘套内侧轻拉，协助将布套套于器械托盘上（图6-33）；器械护士在托盘布套上加铺双层治疗巾
	管理器械	整理切口周围巾单，使其平整，便于手术；移动大器械台靠近铺好无菌巾的手术台尾端；将常用器械搬至器械托盘上摆放整齐有序，大器械台上暂时不用的器械用无菌布巾覆盖；正确、迅速传递器械（图6-34），并及时取回擦净血迹，排列整齐；关闭切口前与巡回护士共同清点各类器械、敷料数目，须与术前数目一致
	整理用物	术毕，清洗物品、整理打包、送灭菌处理
操作评价	操作效果	无菌观念强、无污染，操作熟练、动作利落，物品摆放合理、整洁有序

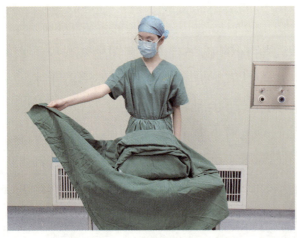

图6-26　开手术包外层包布

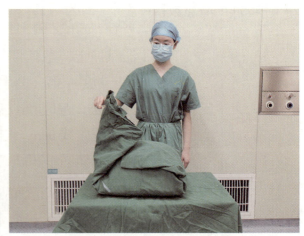

图6-27　开手术包第二层包布

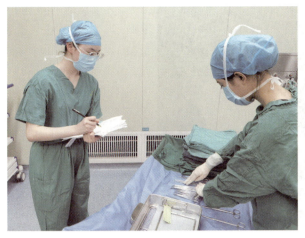

图 6-28　清点物品

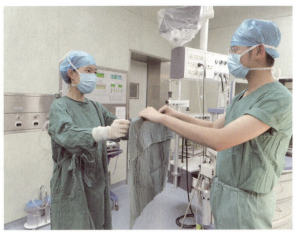

图 6-29　递治疗巾

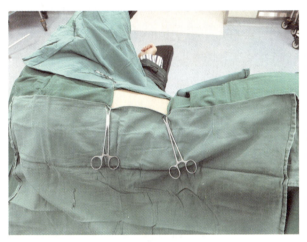

图 6-30　4 把布巾钳固定治疗巾

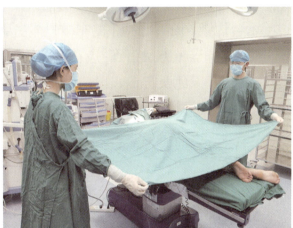

图 6-31　铺中单

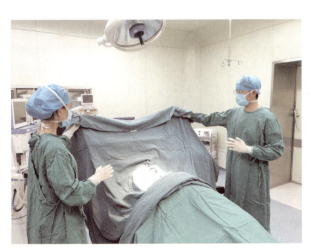

图 6-32　铺洞巾

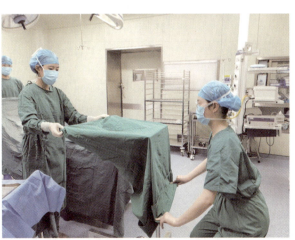

图 6-33　铺托盘

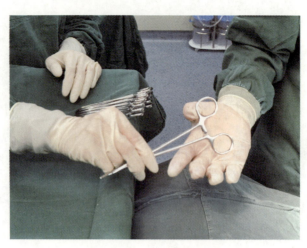

图 6-34 传递物品

2. 操作关键点

（1）建立无菌区域：手术切口周围至少有 4～6 层无菌布单覆盖；手术洞巾下垂应超过手术台边缘 30cm；已铺下的布单只能由手术区向外移动，不可向内移动。

（2）传递器械方法正确：应在胸前传递，不可在背后或跨越头顶传递；锐利器械放于托盘中传递，以免误伤。

3. 操作测评标准

项目		分值	考核评价要点	评分等级				得分	存在问题
				I	II	III	IV		
护士准备		4	着装符合手术要求	2	1	0	0		
			无菌观念强，认真严谨，利落敏捷	2	1	0	0		
操作评估		6	了解病人情况充分	3	2	1	0		
			评估环境情况全面	3	2	1	0		
操作准备	病人	3	已完成麻醉，手术体位适宜、充分暴露术野	3	2	1			
	环境	3	符合无菌手术要求，温湿度及光线适宜	3	2	1			
	护士	2	完成术前无菌准备	2	1	0	0		
	用物	2	用物齐全，妥善放置	2	1	0	0		
操作过程	开手术包	12	手术包检查正确、无遗漏，放置位置正确	4	3	2	1		
			打开外层包布正确，无污染	3	2	1	0		
			打开内层包布正确，无横跨、无污染	3	2	1	0		
			包布大小合适，四边垂于台缘下长度适当	2	1	0	0		
	铺器械台	4	铺器械台正确，台面平整	2	1	0	0		
			包布垂于器械台台缘下长度适当	2	1	0	0		

项目		分值	考核评价要点	评分等级				得分	存在问题
				I	II	III	IV		
操作过程	整理物品	8	移放包内无菌敷料、大小盆正确	2	1	0	0		
			打开器械包正确，无污染	2	1	0	0		
			整理摆放器械正确、有序	2	1	0	0		
			器械、敷料均不超出器械台台缘	2	1	0	0		
	清点数目	4	双人清点各类器械、敷料数目正确	2	1	0	0		
			记录正确	2	1	0	0		
	皮肤消毒	9	传递消毒用卵圆钳方法正确	3	2	1	0		
			传递盛有消毒棉球的小药碗方法正确	3	2	1	0		
			皮肤消毒方法、范围正确	2	1	0	0		
			消毒用物处置正确	1	0	0	0		
	铺无菌单	20	打开、粘贴透明手术切口膜方法正确	2	1	0	0		
			打开、传递切口巾及巾钳正确	5	3	2	1		
			放置中单位置、铺中单方法正确，无污染	6	4	2	1		
			铺手术洞巾方法正确，无污染	3	2	1	0		
			手术洞巾开孔位置正确，对准切口	2	1	0	0		
			铺好的无菌单两侧和尾端下垂长度适当	2	1	0	0		
	管理器械	10	整理切口周围布单正确，平整	1	0	0	0		
			大器械台靠近手术台尾段，无污染	1	0	0	0		
			器械托盘铺巾方法正确，无污染	1	0	0	0		
			传递与取回器械方法正确	3	2	1	0		
			器械台整洁有序	2	1	0	0		
			关闭切口前清点物品，与术前数目一致	2	1	0	0		
	整理用物	3	术毕清理处置物品正确	3	2	1	0		
操作评价		10	无菌观念强，全过程无污染	4	3	2	1		
			铺无菌巾单方法、顺序正确，物品摆放合理、整洁有序	4	3	2	1		
			操作熟练、准确、利落，时间不超过20min	2	1	0	0		
关键缺陷			无菌布单和器械污染、传递与回收器械方法错误、器械台管理混乱等均不及格						
总分		100							

三、术后护理

（一）情景与任务

1. 情景导入　病人手术过程顺利，术后由麻醉恢复室送回病房。回病房后查体：T 36.5℃、P 60 次 /min、R 20 次 /min、BP 111/67mmHg，神志清楚，对答切题，胸腹部切口敷料清洁干燥，留置胃肠减压管、右侧胸腔闭式引流管、腹腔引流管、导尿管各 1 条，留置硬膜外镇痛泵 1 个，鼻空肠营养管置入长度 100cm，各导管固定、通畅。

2. 工作任务　护士为病人进行胃肠减压、胸腔闭式引流、腹腔引流等护理。

（二）操作评估

1. 病人病情　全身麻醉后神志清楚，生命体征正常，身体留置多条导管，各导管固定、通畅。

2. 操作目的　每日更换引流装置，保持无菌；持续胃肠减压，减轻食管吻合口张力，促进肠蠕动；胸腔闭式引流恢复胸膜腔负压，预防肺不张；保持引流通畅，观察引流液颜色、性质、量的变化，及时发现内出血。

3. 项目分析

（1）病人行"胸、腹腔镜联合食管癌切除术 + 胃代食管吻合术"，术后为便于观察食管吻合口有无出血及降低吻合口张力防止发生食管吻合口瘘，留置胃肠减压管、腹腔引流管。该胃肠减压管为高危导管，需妥善固定，若不慎脱出，不可盲目插回，以防戳破吻合口导致食管吻合口瘘。术后 24～48h 严密观察引流液颜色、性质和量的变化，警惕发生术后出血。

（2）开胸手术后常规留置胸腔闭式引流管，依靠水封瓶中的液体隔绝外界空气进入胸膜腔，并排出胸膜腔积气、积血，重建胸膜腔负压，促进肺复张。护理过程中严格保持胸管与水封瓶各连接处密闭性，观察水封瓶内水柱波动情况及有无呼吸困难、胸痛、高热等胸腔积液表现。

（三）操作计划

1. 向病人及家属说明留置各引流管的目的、注意事项、常规放置和拔管的时间，以取得配合，并减轻病人焦虑情绪。

2. 区分各引流管放置的部位和作用，做好标识，妥善固定，定时挤压引流管以保持引流通畅，密切观察并记录引流液的颜色、性质、量及生命体征、胸腹部体征等变化，发现异常及时处理，预防并发症。

3. 每日更换引流袋、引流瓶和连接管一次，注意无菌技术操作。

4. 协助和指导病人采取半坐卧位，利于引流和呼吸。

（四）操作流程与测评标准

技能 7　胃肠减压护理

1. 操作流程

操作程序	简要流程	操作要点
护士准备	素质要求	着装整洁、表达清晰、动作轻柔
	核对签名	核对医嘱及执行单,签名
操作评估	病人病情	意识状态,生命体征,对留置管道的心理反应和认知,自理能力及合作程度
	置管情况	胃管固定情况,有无脱出;一次性负压吸引器的负压效果、有无漏气,引流是否通畅;引流液的颜色、性质、量;胃管标识及置管时间、上次更换时间
操作准备	病人准备	了解胃肠减压的目的、方法、注意事项及配合要点,愿意合作;卧位舒适
	环境准备	整洁安静、温湿度及光线适宜
	护士准备	洗手,戴口罩
	用物准备	治疗车上层:治疗盘、治疗巾、纱布2块、石蜡油、胶布、灌注器、一次性负压吸引器、弯盘、棉签、安尔碘、薄膜手套,手消毒凝胶(图6-35)
		治疗车下层:医疗废物桶、生活垃圾桶
操作过程	核对解释	核对病人,解释并取得合作
	安置体位	协助病人取半坐卧位,铺治疗巾于颌下,置弯盘于口角旁
	验证固定	戴手套 验证胃管在胃内: ①将灌注器接于胃管末端抽吸,能抽出胃液。 ②置听诊器于病人胃底部,快速经胃管向胃内注入10ml空气,听到气过水声。 ③将胃管末端置于盛水的治疗碗中,无气泡逸出。 确认胃管通畅、无移位或脱出,妥善固定胃管
	备负压器	打开包装袋取出一次性负压吸引器,关紧负压调节夹,打开排气孔盖、压缩球身使其呈负压状态,盖紧排气孔盖帽,确认无漏气(图6-36)
	接负压器	反折胃管末端,打开胃管盖帽,将一次性负压吸引器长管末端与胃管末端相连(图6-37),用别针固定负压器于枕边床单上,打开调节夹开始引流

操作程序	简要流程	操作要点
操作过程	观察指导	观察负压引流是否通畅；指导病人胃肠减压期间禁食、禁饮，停用口服药，口干时可用清水或温盐水漱口以保持口腔清洁，翻身或活动时防止导管扭曲、连接处脱落，不可自行调节负压等
	整理记录	撤治疗巾、弯盘，脱手套，协助病人安置舒适卧位，整理病床单位，清理用物，洗手，摘口罩，记录、签名
	换负压器	核对解释并取得合作；观察引流液颜色、性质、量；铺治疗巾、置弯盘，关调节夹；戴手套，一手反折胃管末端，另一手持旧负压器长管接头，轻轻扭动旋转使之分离，取已备好的新负压器，将其长管与胃管紧密连接；开调节夹，通畅吸引；将污负压器置医疗废物桶内；整理记录同上
操作评价	病人感受	体位舒适，无特殊不适
	操作效果	连接或更换负压吸引器方法正确，无气体进入胃内，胃肠减压持续有效，未污染衣被

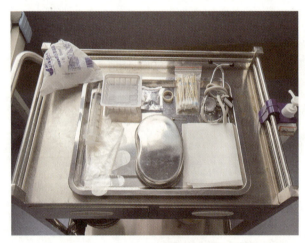

图 6-35　用物准备

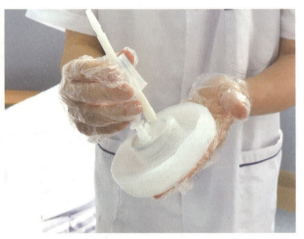

图 6-36　准备负压吸引器

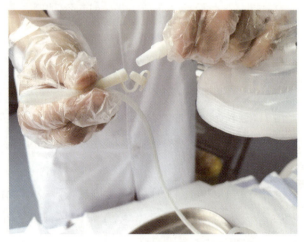

图 6-37　连接负压吸引器

2. 操作关键点

（1）保持有效负压吸引：反折胃管再分离管道，避免大量气体进入胃肠道；压缩一次性负压吸引器使其呈负压状态后再连接胃管；及时倾倒引流液，使吸引器一直处于负压状态；每4h用0.9%氯化钠溶液30～40ml冲洗胃管，防止管道堵塞。

（2）加强口腔和鼻腔护理：口腔护理每日2次；每日向插有胃管的鼻腔滴入石蜡油，以保护鼻腔黏膜。

（3）防止胃管脱出：定时检查胃管留置深度与胶布固定情况；离床活动时，先排空吸引器内引流液，与盘卷好的胃管一起用别针固定在衣领上。

3. 操作测评标准

项目		分值	考核评价要点	评分等级				得分	存在问题
				I	II	III	IV		
护士准备		4	着装整洁、表达清晰、动作轻柔	2	1	0	0		
			核对医嘱及执行单、签名正确	2	1	0	0		
操作评估		6	了解病人病情充分	3	2	1	0		
			观察置管引流情况正确	3	2	1	0		
操作准备	病人	2	理解、配合，卧位舒适	2	1	0	0		
	环境	2	符合操作要求	2	1	0	0		
	护士	3	洗手、戴口罩正确	3	2	1			
	用物	3	用物齐全，放置合理	3	2	1			
操作过程	核对解释	4	核对正确	2	1	0	0		
			解释清楚并取得合作	2	1	0	0		
	安置体位	4	病人体位适宜	2	1	0	0		
			铺治疗巾、置弯盘正确	2	1	0	0		
	验证固定	8	戴手套、验证胃管在胃内方法正确	6	4	2	2		
			固定胃管正确、牢固、美观	2	1	0	0		
	备负压器	12	检查一次性负压吸引器性能良好	4	3	2	1		
			关紧调节夹、调节负压方法正确	4	3	2	1		
			负压吸引器负压适宜，无漏气	4	3	2	1		
	接负压器	10	胃管与负压吸引器连接方法正确	6	4	2	1		
			胃管及负压吸引器固定妥当，调节夹打开	4	3	2	1		
	观察指导	6	观察引流效果正确	3	2	1	0		
			指导病人及家属自我管道护理正确	3	2	1	0		

项目		分值	考核评价要点	评分等级				得分	存在问题
				I	II	III	IV		
操作过程	整理记录	8	撤治疗巾及弯盘、脱手套正确	2	1	0	0		
			病人卧位舒适,整理病床单位正确	2	1	0	0		
			清理用物、洗手、摘口罩、记录、签名正确	4	3	2	1		
	换负压器	18	核对解释、观察正确	4	3	2	1		
			铺治疗巾、置弯盘正确	2	1	0	0		
			关负压器长管调节夹、分离管道正确	4	3	2	1		
			连接新负压器方法正确,固定妥当	4	3	2	1		
			撤污负压器正确	2	1	0	0		
			病人卧位舒适,整理、记录正确	2	1	0	0		
操作评价		10	注重人文关怀、关爱病人	3	2	1	0		
			连接或更换负压吸引器正确,无污染	4	3	2	1		
			操作熟练、准确、安全,时间不超过8min	3	2	1	0		
关键缺陷			无沟通、无指导,连接或更换负压吸引器方法错误、有较多气体进入胃内等均不及格						
总分		100							

技能8 胸腔闭式引流护理

1. 操作流程

操作程序	简要流程	操作要点
护士准备	素质要求	着装整洁、表达清晰、动作轻柔
	核对签名	核对医嘱及执行单,签名
操作评估	病人病情	意识状态,生命体征,对留置管道的心理反应和认知,自理能力及合作程度
	置管情况	胸壁切口敷料是否清洁干燥;胸管固定情况,有无脱出;是否密闭;胸腔闭式引流管是否通畅,长管内水柱波动情况;引流液的颜色、性质、量;置管时间、上次更换水封瓶时间
	用物情况	一次性水封瓶包装有无破损、是否在有效期内,各部连接是否紧密、牢固

操作程序	简要流程	操作要点
操作准备	病人准备	了解操作目的、方法、注意事项及配合要点,愿意合作,卧位舒适
	环境准备	整洁安静、温湿度及光线适宜
	护士准备	洗手,戴口罩
	用物准备	治疗车上层:治疗盘、弯盘2个对扣(内置消毒纱布与血管钳1把)、大血管钳2把、一次性水封瓶、0.9%氯化钠溶液500ml、胶布、检查手套,手消毒凝胶(图6-38) 治疗车下层:医疗废物桶,生活垃圾桶
操作过程	核对解释	核对病人,解释并取得合作
	安置体位	协助病人取半坐卧位,揭开病人盖被露出胸管,注意保暖
	备水封瓶	再次检查水封瓶包装,按无菌技术操作原则打开水封瓶,检查瓶身无裂损,倒入0.9%氯化钠溶液,使长管末端位于水面下3~4cm,标记水位线(图6-39),确保水封瓶盖、连接管与水封瓶长管连接正确、紧密、牢固
	换水封瓶	于胸管留置处身体下方铺治疗巾,置弯盘于引流管接头下;双钳相反方向夹闭胸管末端6cm处;消毒胸管连接处,以接口为中心环形消毒,再向接口以上及以下各纵行消毒至少3cm;无菌纱布包住连接处,轻轻左右旋转扭动分离胸管与连接管(图6-40);再次消毒胸管管口;连接已备好的新水封瓶连接管,确保连接紧密牢固;撤污水封瓶;松开2把血管钳;将水封瓶稳妥挂于床沿,与胸壁胸管出口距离60~100cm
	观察指导	嘱病人深吸气后咳嗽,观察水柱波动情况(图6-41)、有无气泡溢出;由近心端向远心端挤压引流管,判断引流是否通畅、有效;观察污水封瓶引流液颜色、性质、量,脱手套;指导病人勤做深呼吸,注意勿倾斜水封瓶,防止长管末端露出水面导致气体进入胸膜腔,下床活动时保持水封瓶直立、与胸壁胸管出口距离60~100cm
	整理记录	协助病人安置舒适卧位,整理病床单位,清理用物,洗手,摘口罩,记录、签名
操作评价	病人感受	安全,无不良反应
	操作效果	更换水封瓶方法正确、无污染,管道密闭无气体进入,未污染床单被褥

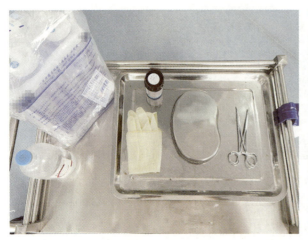

图 6-38　用物准备

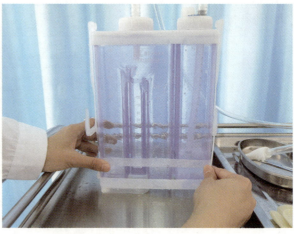

图 6-39　标记水位线图

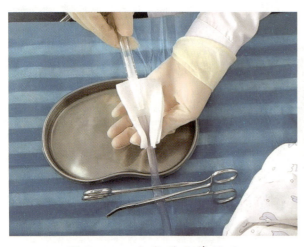

图 6-40　分离引流管接头

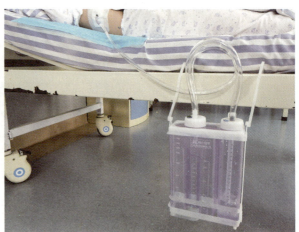

图 6-41　观察水柱波动

2. 操作关键点

（1）保持密闭引流：引流管伤口用凡士林纱布包裹；引流装置衔接处密封良好；水封瓶长管插入水面下 3～4cm，始终保持直立；更换引流瓶或搬运时，须用双钳反向夹闭胸管，暂停引流；引流管不慎脱出，应立即用手捏住引流管口处皮肤，防止空气进入。

（2）保持引流通畅：观察水封瓶长管内水柱随呼吸上下波动 4～6cm，若出现呼吸困难、发绀、水柱停止波动等应考虑引流管堵塞；安置病人半坐卧位，鼓励深呼吸、咳嗽，促进引流通畅，禁止冲洗胸管。

（3）防止逆行感染：水封瓶低于胸腔引流口水平面 60～100cm；每日更换水封瓶。

3. 操作测评标准

项目		分值	考核评价要点	评分等级				得分	存在问题
				Ⅰ	Ⅱ	Ⅲ	Ⅳ		
护士准备		4	着装整洁、表达清晰、动作轻柔	2	1	0	0		
			核对医嘱及执行单、签名正确	2	1	0	0		
操作评估		6	了解病人病情充分	2	1	0	0		
			观察置管引流情况正确	2	1	0	0		
			检查水封瓶正确	2	1	0	0		
操作准备	病人	2	理解、配合,卧位舒适	2	1	0	0		
	环境	2	符合操作要求	2	1	0	0		
	护士	3	洗手、戴口罩正确	3	2	1	0		
	用物	3	用物齐全,放置合理	3	2	1	0		
操作过程	核对解释	4	核对正确	2	1	0	0		
			解释清楚并取得合作	2	1	0	0		
	安置体位	4	病人体位适宜,保暖得当	2	1	0	0		
			铺治疗巾、置弯盘正确	2	1	0	0		
	备水封瓶	22	检查、打开水封瓶方法正确,无污染	5	4	3	2		
			检查瓶身正确,无遗漏	3	2	1	0		
			水封瓶内装 0.9% 氯化钠溶液方法正确,量适宜,无污染	6	4	2	1		
			胶布标识、注明水位线和时间正确	2	1	0	0		
			延长管与瓶内长管连接正确,管道连接紧密、牢固	6	4	2	1		
	换水封瓶	28	挤压引流管、观察是否通畅正确	2	1	0	0		
			夹闭胸腔引流管方法、位置正确	4	3	2	1		
			消毒胸管连接口正确	4	3	2	1		
			分离引流管方法正确,保持胸腔管密闭	5	3	2	1		
			消毒胸腔引流管末端方法正确	3	2	1	0		
			连接引流瓶与胸腔引流管正确、紧密	3	2	1	0		
			检查管道是否密闭正确	3	2	1	0		
			观察病人反应、撤污水封瓶正确	2	1	0	0		
			水封瓶挂于床沿下位置适宜	2	1	0	0		

项目		分值	考核评价要点	评分等级				得分	存在问题
				I	II	III	IV		
操作过程	观察指导	6	松开双钳、观察引流效果正确	2	1	0	0		
			观察引流液、脱手套、指导正确	4	3	2	1		
	整理	6	病人卧位舒适	2	1	0	0		
			整理病床单位、清理用物正确	2	1	0	0		
			洗手、摘口罩、记录、签名正确	2	1	0	0		
操作评价		10	注重人文关怀、关爱病人	3	2	1	0		
			病人卧位正确、舒适,有利于引流	3	2	1	0		
			操作熟练、准确、安全,时间不超过8min	4	3	2	1		
关键缺陷			无沟通指导,管道连接口消毒错误、各管道连接不紧密致气体进入胸膜腔等均不及格						
总分		100							

技能9 腹腔引流护理

1. 操作流程

操作程序	简要流程	操作要点
护士准备	素质要求	着装整洁、表达清晰、动作轻柔
	核对签名	核对医嘱及执行单,签名
操作评估	病人病情	意识状态,生命体征,对留置管道的心理反应和认知,自理能力及合作程度
	置管情况	切口敷料有无渗血、渗液;引流管固定情况、有无移位或脱出;引流是否通畅,引流液的颜色、性质、量;置管时间及上次更换引流袋时间
操作准备	病人准备	了解操作目的、方法、注意事项及配合要点,愿意合作,卧位舒适
	环境准备	整洁安静、温湿度及光线适宜
	护士准备	洗手,戴口罩
	用物准备	治疗车上层:治疗盘、一次性引流袋、胶布、安尔碘、棉签、手套、弯盘、手消毒凝胶(图6-42) 治疗车下层:医疗废物桶、生活垃圾桶

操作程序	简要流程	操作要点
操作过程	核对解释	核对病人，解释并取得合作
	安置体位	协助病人取半坐卧位或平卧位，揭开病人盖被露出腹腔引流管，注意保暖
	备引流袋	检查无菌引流袋包装、有效期；打开外包装，检查引流袋质量，拧紧引流袋底部出口开关，挂于床沿旧引流袋内侧
	检查管道	戴手套，再次检查引流管位置是否正常、有无移位或脱出、固定是否妥当；于置入引流管处身体下方铺治疗巾，置弯盘于引流管接头下，由近心端向远心端挤压引流管、检查是否通畅
	换引流袋	血管钳夹住引流管末端3~6cm处；消毒引流管连接处（以接口为中心环形消毒，再向接口以上及以下各纵行消毒至少2.5cm）；无菌纱布包住连接处，分离引流管；再次消毒引流管管口（图6-43）；连接已备好的新引流袋（图6-44），撤污引流袋；松开血管钳，由近心端向远心端挤压引流管，观察是否通畅；脱手套
	观察指导	检查连接是否紧密、牢固，别针妥善固定引流袋连接管于床单上（图6-45），引流管长度适宜；指导病人及家属翻身活动时勿牵拉扭曲、折叠引流管，下床活动时松开床单别针、将引流袋别在衣服下摆，勿使引流袋高于引流管口而导致反流污染
	整理记录	协助病人取舒适卧位，整理病床单位，清理用物；洗手，摘口罩；记录、签名
操作评价	病人感受	安全，无特殊不适
	操作效果	更换引流袋方法正确、无污染，未污染床单被褥，沟通有效，指导正确

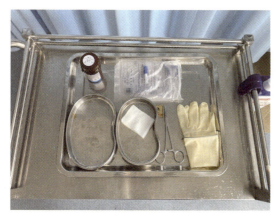

图 6-42　用物准备

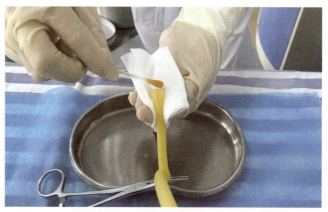

图 6-43　消毒引流管管口

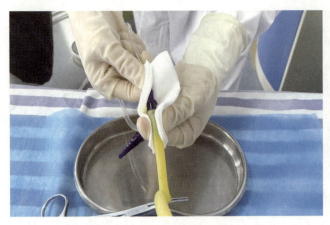
图 6-44　更换引流袋

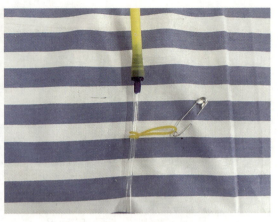
图 6-45　固定引流袋

2. 操作关键点

（1）保持通畅：经常由近心端向远心端挤捏引流管，避免堵塞；观察并记录引流液的颜色、性状、量。

（2）防止感染：严格遵守无菌技术原则，每日更换引流袋；定时倾倒引流液，引流袋位置低于引流管出口防止逆行感染。

3. 操作测评标准

项目		分值	考核评价要点	评分等级				得分	存在问题
				I	II	III	IV		
护士准备		4	着装整洁、表达清晰、动作轻柔	2	1	0	0		
			核对医嘱与执行单、签名正确	2	1	0	0		
操作评估		6	了解病人病情充分	3	2	1	0		
			观察引流管及切口敷料情况正确	3	2	1	0		
操作准备	病人	2	理解、配合，卧位舒适	2	1	0	0		
	环境	2	符合操作要求	2	1	0	0		
	护士	3	洗手、戴口罩正确	3	2	1	0		
	用物	3	用物齐全，放置合理	3	2	1	0		
操作过程	核对解释	4	核对正确	2	1	0	0		
			解释清楚并取得合作	2	1	0	0		
	安置体位	4	体位适宜，暴露腹腔引流管充分	3	2	1	0		
			保暖得当	1	0	0	0		

项目		分值	考核评价要点	评分等级				得分	存在问题
				I	II	III	IV		
操作过程	备引流袋	6	检查无菌引流袋包装、有效期正确	2	1	0	0		
			打开外包装、检查引流袋质量正确	2	1	0	0		
			拧紧引流袋底部出口开关正确	2	1	0	0		
	检查管道	6	戴手套、检查引流管是否通畅方法正确	3	2	1	0		
			检查引流管位置、固定情况正确	3	2	1	0		
	换引流袋	34	夹闭引流管位置、方法正确	3	2	1	0		
			消毒引流管连接处方法正确	6	4	2	1		
			分离引流管方法正确	4	3	2	1		
			再次消毒引流管管口方法正确	7	5	3	1		
			连接新引流袋、撤污引流袋正确,无污染	6	4	2	1		
			松血管钳、挤压引流管观察正确	6	4	2	1		
			脱手套正确	2	1	0	1		
	观察指导	8	固定引流袋位置、方法正确	4	3	2	1		
			指导正确	4	3	2	1		
	整理记录	8	病人卧位舒适,整理病床单位正确	4	3	2	1		
			清理用物、洗手、摘口罩、记录、签名正确	4	3	2	1		
操作评价		10	注重人文关怀、关爱病人	3	2	1	0		
			更换引流袋方法正确,无污染	3	2	1	0		
			操作熟练、准确、安全,时间不超过8min	4	3	2	1		
关键缺陷			无沟通指导,引流管口未消毒连接、引流管污染、引流管脱出等均不及格						
总分		100							

【评价】

（一）术前

1. 病人营养素摄入是否足够,营养状况有无改善。

2. 病人情绪是否平稳,睡眠有无改善,能否主动配合手术前检查、治疗和护理。

3. 病人能否说出所患疾病的病因、治疗配合要点和促进康复的相关知识。

（二）术后

1. 病人疼痛是否逐渐减轻。

2. 病人有无发生体液不足,水、电解质、酸碱能否维持平衡。

3. 病人皮肤是否完好,有无发生压疮。

4. 病人有无发生并发症或出现并发症能否被及时发现并有效控制。

【拓展训练】

 案例

病人,男,45 岁。病人昨晚饱餐后夜间开始上腹部疼痛,凌晨 2:00 腹痛突然加重,呈刀割样剧痛并迅速波及全腹,伴恶心呕吐 2 次,吐出黄色液伴食物残渣、量多,吐后疼痛无缓解,无呕血、黑便,6:00 由家人送至急诊。

急诊查体:T 37.9℃、P 110 次 /min、R 22 次 /min、BP 90/65mmHg,面色苍白,痛苦貌,烦躁不安,蜷曲体位,腹部稍膨隆,全腹明显压痛、反跳痛,以上腹部明显,腹肌紧张呈“板状”强直,叩诊肝浊音界缩小,移动性浊音(+),肠鸣音减弱。查立位腹 X 线摄片:膈下游离气体。血常规检查:白细胞计数 $12×10^9$/L、中性粒细胞占比 0.7。既往有消化性溃疡病史 10 年,以空腹疼痛为主,伴反酸、嗳气等不适;否认糖尿病、高血压病、心脏病病史。胃肠外科会诊后以“消化性溃疡急性穿孔”收住胃肠外科。

入院后经急诊术前准备,于 8:30 在全身麻醉下行“剖腹探查 + 溃疡穿孔缝合修补术”,术后被诊断为“十二指肠球部溃疡穿孔伴急性弥漫性腹膜炎”。病人 12:00 由麻醉恢复室送返病房,全身麻醉后未完全清醒,上腹部创口敷料清洁干燥,留置胃肠减压管、鼻空肠营养管、腹腔引流管、导尿管各 1 条,留置静脉镇痛泵 1 个,给予一级护理、床边心电监护、禁食、胃肠减压、制酸、抗炎、补液支持等治疗。

[情景与任务]

(一)术前护理

1. 情景导入 病人 7:20 由急诊收住胃肠外科病房。长期医嘱:一级护理,每 30min 测血压、脉搏、呼吸,禁食、禁水,留置胃肠减压管、导尿管,记录出入液量,并给予抗炎、制酸、补液治疗。临时医嘱:8:30 全身麻醉下行“剖腹探查术”,备皮,床边心电图,查血液生化、凝血四项、病毒系列(乙肝、梅毒、艾滋病),术前 30min 头孢米诺 2.0g 静脉输液。

2. 工作任务 护士协助病人完成各项急诊检查,做好术前准备。

(二)术中护理

1. 情景导入 8:00 病人各项急诊检查与术前准备已完成,已留置胃肠减压管和导尿管,左上肢 0.9% 氯化钠溶液静脉输液通畅,带入术中头孢米诺针 2.0g,青霉素皮试(-)。平车送病人至手术室,8:30 全身麻醉下行“剖腹探查 + 溃疡穿孔缝合修补术”。

2. 工作任务 巡回护士与器械护士做好自身与手术物品准备,协助实施麻醉、安置手术体位,配合医生完成手术。

（三）术后护理

1. 情景导入　病人在全身麻醉下行"剖腹探查 + 溃疡穿孔缝合修补术"，手术过程顺利，术后被诊断为"十二指肠球部溃疡穿孔伴急性弥漫性腹膜炎"。12:00 由麻醉恢复室送返病房，查体：T 38.3℃、P 95 次 /min、R 20 次 /min、BP 90/65mmHg，全身麻醉后未完全清醒，上腹部创口敷料清洁干燥，留置胃肠减压管、鼻空肠营养管、腹腔引流管、导尿管各 1 条，留置静脉镇痛泵 1 个，检查鼻空肠营养管留置长度 100cm。术后医嘱：一级护理，床边心电监护，禁食、胃肠减压，并给予制酸、抗炎、补液支持治疗。

2. 工作任务　护士密切观察病情，为病人拟订术后护理计划，预防术后并发症。做好疼痛护理、空肠营养护理，加强导管护理。

[分析与实践]

（一）分析指引

1. 病人既往有消化性溃疡病史，饱餐后夜间出现上腹痛，凌晨腹痛突然加剧并迅速蔓延至全腹，且出现急性腹膜炎体征与"气腹征"，提示发生消化性溃疡急性穿孔继发急性腹膜炎；病人面色苍白、烦躁不安、脉搏增快、脉压缩小，提示并发轻度休克。应尽快建立静脉通路，给予补液、扩容、抗休克；应禁食、胃肠减压，减少消化道内容物流入腹腔，避免加重腹膜炎；协助完成各项检查，严密观察生命体征和腹部体征变化；做好急诊术前准备，为病人备皮，禁食、禁水，禁灌肠、导泻，诊断未明时禁用止痛药；病人发病突然，且病情危急，应注意观察病人情绪，及时给予心理护理。

2. 病人急诊手术，巡回护士接到手术通知单后，根据病人病毒系列化验结果，确定是否需要安排隔离手术间，立即检查手术间清洁、消毒是否合格，根据手术名称备好用物和抢救设备；器械护士提前开始做好自身无菌准备和准备器械台。病人入手术间后，巡回护士热情接待，认真核对病人身份信息和手术部位标识，协助麻醉师尽快完成麻醉，安置病人平卧位并做好约束，防止坠床；核对执行带入手术室的术前抗生素静脉输液医嘱并签名。与器械护士共同清点手术器械、敷料并做好记录；协助手术医生穿手术衣；手术期间及时补充手术台上所需用物，加强病情观察，保证病人安全；器械护士及时、准确传递手术器械，配合医生完成手术。

3. 病人手术后送返病房，神志未完全清醒，应安置去枕平卧位、头偏向一侧，密切观察意识、血压、呼吸变化；病人清醒后血压平稳可安置半坐卧位，术后第二日鼓励及早下床活动，以促进肠蠕动防止肠粘连。病人术后需禁食、胃肠减压 2～3d，术后第二日开始经鼻空肠营养管滴注营养液，补充营养；待肛门排气后拔除胃管，当日可少量饮水，无不适后给予半量流质饮食，少量多餐、循序渐进，术后 1 周开始半流质饮食。由于手术创伤、留置多条导管等导致术后疼痛，应关心爱护病人，做好疼痛护理；严密观察切口敷料、腹部体征和生命体征，做好导管护理，预防发生术后并发症。

（二）分组实践

1. 将全班学生分成若干小组，各小组针对上述案例、情景与任务，开展小组讨论分析，要求书面列出该病人的主要护理诊断／合作性问题，并初步制订护理计划。

2. 各小组成员分配任务，分别扮演护士、病人、家属、医生等不同角色，进行角色扮演、模拟综合技能实训。

（陈　琦）

项目七 │ 急、危重症病人的抢救配合

07项目 数字内容

学习目标

1. 具有强烈的急救意识、严谨的思维方法，严格遵守急、危重症护理原则；具有较强的应变能力，具有观察、分析、判断、解决问题的能力和团队合作精神。
2. 熟练掌握徒手心肺复苏术、简易呼吸气囊的使用、氧气吸入、经口鼻腔吸痰等技能。
3. 学会洗胃技术、电除颤技术、静脉留置针输液、输液泵的使用、气管切开术后护理等技能。

 案例

病人，男，31 岁。病人 2h 前因误服农药被家人送至医院急诊科救治，当时神志不清，躁动，口内有大蒜味，双侧瞳孔直径 1.5mm，对光反射迟钝。病人被诊断为"急性有机磷农药中毒"，立即给予洗胃，阿托品、解磷定等解毒及对症治疗。当洗胃液灌洗至 3 000ml 左右时，病人突然出现抽搐、颜面部发绀、血压测不到、呼吸停止、颈动脉搏动消失。心电图检查：心室颤动。立即停止洗胃，初步判断为"心搏骤停，心源性休克"，立即给予电除颤、心肺复苏。经抢救病人心跳、呼吸恢复，但仍处于昏迷状态，遂收住 ICU 进一步治疗。

入院后查体：T 36.7℃、P 112 次 /min、R 25 次 /min、BP 120/60mmHg、SpO_2 82%，神志不清、GCS 评分 6 分，营养中等，呼吸急促，呼之不应，查体不合作，头颅五官端正，瞳孔等大等圆、双侧瞳孔散大、直径 5mm、对光反射消失，胸廓对称无畸形，双肺呼吸音粗、叩诊清音、听诊可闻及痰鸣音和湿啰音，心律齐、未闻及病理性杂音。给予氧气吸入、气管切开、抗感染、化痰、营养脑细胞、维持酸碱平衡、营养支持、对症治疗等处理。

【护理评估】

1. 病人误服农药，送至急诊科时神志不清，躁动，口内有大蒜味，双侧瞳孔直径1.5mm、对光反射迟钝。提示病人为急性有机磷农药中毒引起的意识障碍。

2. 病人在洗胃过程中突然出现抽搐、颜面部发绀、血压测不到、呼吸停止、颈动脉搏动消失。心电图检查：心室颤动。提示病人突发心搏骤停。

3. 病人经抢救心跳、呼吸恢复，呼吸急促，R 25 次 /min，SpO_2 82%。提示病人存在缺氧问题。

4. 病人肺部听诊可闻及痰鸣音和湿啰音。提示病人有痰液积聚，而病人昏迷不能自行排痰。

5. 病人收住 ICU 后，神志不清，GCS 评分 6 分。提示病人有受伤的危险。

6. 病人被诊断为"急性有机磷农药中毒"，疾病的发展可能会发生肺水肿、脑水肿、呼吸衰竭，治疗中应用阿托品有可能引发阿托品中毒。

【护理诊断/合作性问题】

1. 急性意识障碍　与有机磷农药作用于中枢神经系统及脑水肿有关。

2. 外周组织灌注无效　与突发心搏骤停有关。

3. 气体交换受损　与毒物引起呼吸道分泌物增多、支气管痉挛、肺水肿和呼吸肌麻痹有关。

4. 清理呼吸道无效　与气道分泌物增多、痰液黏稠、无自主咳嗽有关。

5. 有受伤的危险　与意识障碍有关。

6. 潜在并发症：脑水肿、肺水肿、呼吸衰竭、阿托品中毒。

【护理计划】

1. 护理目标

（1）病人意识障碍程度减轻。

（2）病人心排出量、自主呼吸恢复至正常范围。

（3）病人呼吸困难程度减轻，缺氧改善，血氧分压、血氧饱和度增高。

（4）病人呼吸道通畅，无痰鸣音。

（5）病人未发生意外伤害。

（6）病人未发生并发症或出现并发症能及时被发现和治疗。

2. 护理措施

（1）迅速清除毒物，用温开水或遵医嘱用拮抗剂反复洗胃，直至洗出胃内容物澄清无味止；遵医嘱给予硫酸钠导泻和应用解毒药。

（2）病人发生心跳、呼吸停止时，立即配合医生进行有效的心肺复苏。

（3）保持病人呼吸道通畅，给予氧气吸入、雾化吸入，定时翻身、拍背和体位引流排痰，随时给予经口鼻腔吸痰，必要时行气管切开术。

（4）安置病人平卧位、头偏向一侧，防止呕吐时发生窒息。加强安全保护措施，防止发生坠床。

（5）密切观察病情、神志、瞳孔、呼吸困难及肺部啰音的变化，及时采集与送检血、痰标本，监测动脉血气分析，床边监测心电、血氧饱和度变化，监测并记录生命体征等。

（6）建立静脉通路，遵医嘱及时给予强心、利尿、抗炎、祛痰等药物对症治疗；熟悉阿托品化征象，随时警惕和防止阿托品过量引发阿托品中毒；输液时严格控制药物输注速度，并注意观察用药效果及有无药物副作用，预防肺水肿、脑水肿的发生。

【实施】

一、紧急救护

（一）情景与任务

1. 情景导入　病人误服农药，被家人发现后送至医院急诊科。神志不清，躁动，口内有大蒜味，双侧瞳孔直径 1.5mm、对光反射迟钝。病人被诊断为"急性有机磷农药中毒"。医嘱：洗胃 st.。

2. 工作任务　护士迅速为病人实施洗胃。

（二）操作评估

1. 病人病情　神志不清，躁动，口内有大蒜味，双侧瞳孔直径 1.5mm、对光反射迟钝。既往无胃部疾病和心脏病史，口鼻腔黏膜无异常，无活动义齿。

2. 操作目的　迅速清除胃内毒物，减少毒物吸收。

3. 项目分析　洗胃是快速彻底清除胃内毒物最有效的方法，服毒后 6h 内洗胃效果最好；急性中毒或服毒量少且清醒合作者可采用口服催吐法；中毒较重者宜采用自动洗胃机或电动吸引器洗胃法，洗胃时可安置左侧卧位以减慢胃排空、减缓毒物进入十二指肠；昏迷者谨慎洗胃，洗胃时宜安置平卧位、头偏向一侧，以防误吸导致窒息；中毒物质不明时应先用温开水或 0.9% 氯化钠溶液洗胃，待中毒物质明确后再选用拮抗剂洗胃；根据病人年龄选择正确的胃管型号，插入胃管长度为 55～60cm，以确保胃管前端达胃体部。

（三）操作计划

1. 采用自动洗胃机洗胃，中毒物送检结果未回报之前，选用 25～38℃温开水 10 000～20 000ml 迅速洗胃，毒物性质确定后遵医嘱采用拮抗剂洗胃，直至洗出胃内容物澄清无味止。

2. 洗胃时给病人安置平卧位、头偏向一侧，可用枕头稍垫高病人右侧躯体，以减慢胃排空、减缓毒物进入十二指肠从而减少毒物吸收。

3. 洗胃过程中密切观察病人面色、神志、瞳孔、生命体征等变化，保持气道通畅，并注意观察洗出液的气味、颜色、量和性状等。

（四）操作流程与测评标准

技能1 洗胃技术

1. 操作流程

操作程序	简要流程	操作要点
护士准备	素质要求	着装整洁、表达清晰、反应迅速、动作敏捷
	核对签名	核对医嘱及执行单,签名
操作评估	病人病情	意识状态、心理状态、合作程度,中毒物、中毒时间及途径
	局部情况	口腔黏膜情况,有无活动义齿和插胃管禁忌证
	洗胃装置	性能是否完好、运作是否正常
操作准备	病人准备	清醒者及家属了解洗胃目的、方法及配合要点,愿意合作
	环境准备	整洁安静,温湿度及光线适宜
	护士准备	洗手,戴口罩
	用物准备	自动洗胃机(图7-1),塑料桶2个(一个盛25～38℃洗胃液10 000～20 000ml、另一个盛污水),水温计、洗胃管、纱布数块、治疗碗、镊子、压舌板、灌注器、石蜡油、治疗巾、弯盘、标本瓶、胶布、手套、听诊器、手电筒、手消毒凝胶,必要时备开口器
操作过程	核对解释	核对病人,向清醒者及家属解释并取得合作
	接管调机	将洗胃机的进液管、排污管分别插入盛有洗胃液的桶和污水桶中,接通电源,调节参数13.3kPa,检查洗胃机性能良好后关闭电源
	安置体位	协助病人取平卧位、头偏向一侧或左侧卧位,铺治疗巾于颌下,置弯盘及纱布于口角旁(图7-2),如有活动义齿应取出
	插入胃管	备胶布,戴手套,检查胃管,测量胃管插入长度(图7-3),用石蜡油棉球润滑胃管前端约15cm,经口腔插入胃管(图7-4),不能合作者需使用开口器,验证胃管在胃内,用胶布固定胃管
	洗胃观察	用灌注器抽取胃内容物送检,将胃管末端与洗胃机导管连接(图7-5),开电源开关,按"自动"键开始洗胃,观察病人、洗胃机运转情况及洗出液情况
	停机拔管	当洗出液澄清、无味时,在显示胃排空状态下按"停机"键停止洗胃,关闭电源。分离胃管和洗胃机导管,撤去胶布,反折胃管末端,用纱布包裹胃管,边拔胃管边擦拭(图7-6),至咽部时嘱病人屏气或呼气,迅速拔出胃管,脱手套,清洁病人面部,撤去治疗巾、弯盘

操作程序	简要流程	操作要点
操作过程	观察记录	观察病人反应及洗出液性状；记录洗胃时间及洗胃液名称、量及洗出液的气味、颜色、量、性状等
	整理归原	协助病人取舒适卧位，整理病床单位，清洗洗胃机及导管，消毒备用，清理用物，洗手，摘口罩
操作评价	病人感受	痛苦减轻、无不良反应
	操作效果	操作方法正确，胃内容物及时排出，无并发症发生

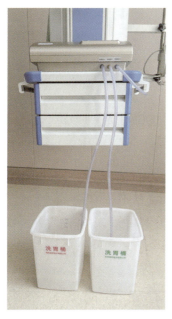

图 7-1　自动洗胃机

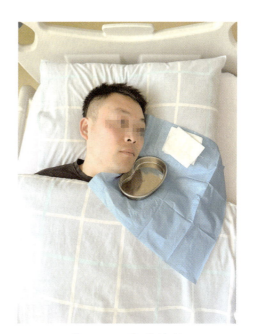

图 7-2　安置体位

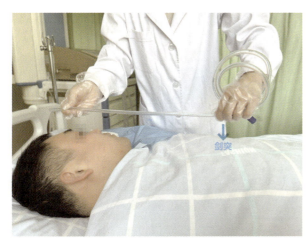

图 7-3　测量胃管插入长度

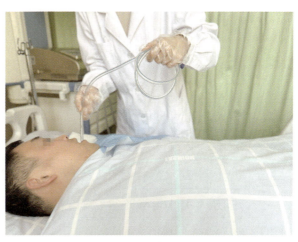

图 7-4　插入胃管

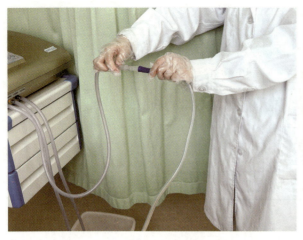

图7-5　连接胃管与洗胃机

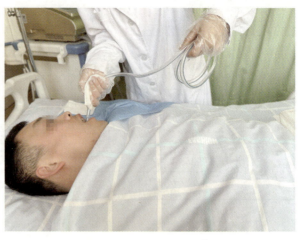

图7-6　停机拔管

2. 操作关键点

（1）洗胃前评估病人中毒情况，如中毒时间、途径及毒物种类、性质、量等，并正确选择洗胃管、洗胃方法、洗胃溶液和安置洗胃体位。

（2）准确掌握洗胃的适应证和禁忌证。适应证为非腐蚀性毒物中毒，如有机磷、安眠药、重金属类、食物等中毒。禁忌证为强腐蚀性毒物中毒（强酸、强碱）、肝硬化伴食管－胃底静脉曲张、胸主动脉瘤、胃癌、近期有上消化道出血或胃穿孔者。

（3）验证胃管在胃内的3种方法：①接灌注器抽吸有胃液抽出。②将听诊器放于胃部，用灌注器快速注入10ml空气，能听到气过水声。③将胃管末端放入水中观察，无气泡逸出。

3. 操作测评标准

项目		分值	考核评价要点	评分等级				得分	存在问题
				I	II	III	IV		
护士准备		4	着装整洁、表达清晰、反应迅速、动作敏捷	2	1	0	0		
			核对医嘱及执行单、签名正确	2	1	0	0		
操作评估		7	了解病人病情及毒物情况充分	3	2	1	0		
			观察口腔情况正确	2	1	0	0		
			检查洗胃装置正确	2	1	0	0		
操作准备	病人	2	理解、配合	2	1	0	0		
	环境	2	符合操作要求	2	1	0	0		
	护士	2	洗手、戴口罩正确	2	1	0	0		
	用物	4	准备齐全、放置合理	4	3	2	1		
操作过程	核对	4	核对正确	2	1	0	0		
	解释		解释清楚并取得合作	2	1	0	0		

项目		分值	考核评价要点	评分等级				得分	存在问题
				I	II	III	IV		
操作过程	接管调机	4	连接洗胃机各管道正确	2	1	0	0		
			检查测试洗胃机方法正确	2	1	0	0		
	安置体位	6	病人体位正确、舒适	3	2	1	0		
			铺治疗巾、置弯盘正确	2	1	0	0		
			必要时取出活动义齿正确	1	0	0	0		
	插入胃管	22	备胶布、戴手套、检查胃管正确	3	2	1	0		
			测量胃管插入长度方法正确，长度适宜	3	2	1	0		
			润滑胃管长度准确	3	2	1	0		
			插入胃管方法正确	8	6	4	2		
			验证胃管在胃内方法正确	3	2	1	0		
			胶布固定正确、美观	2	1	0	0		
	洗胃观察	13	留取胃内容物方法正确，送检及时	2	1	0	0		
			胃管和自动洗胃机导管连接正确	4	3	2	1		
			自动洗胃机洗胃操作正确	4	3	2	1		
			观察病人、洗胃机运转和洗出液情况正确	3	2	1	0		
	停机拔管	10	停止洗胃指标符合要求，操作方法正确	4	3	2	1		
			分离胃管和洗胃机导管方法正确	1	0	0	0		
			拔出胃管方法、脱手套正确	3	2	1	0		
			清洁病人面部、撤治疗巾及弯盘正确	2	1	0	0		
	观察记录	4	观察病人反应和洗出液性状正确	2	1	0	0		
			记录内容正确	2	1	0	0		
	整理归原	6	病人卧位舒适、病床单位整洁	2	1	0	0		
			清洗及消毒洗胃机、清理用物正确	2	1	0	0		
			洗手、摘口罩正确	2	1	0	0		
操作评价		10	动作轻稳、准确、安全	3	2	1	0		
			关爱病人、沟通有效	3	2	1	0		
			操作熟练，时间不超过 15min	4	3	2	1		
关键缺陷			无人文关怀、无沟通，无安全意识、查对不严等均不及格						
总分		100							

二、现场复苏

（一）情景与任务

1. 情景导入　护士为病人实施洗胃，当洗胃液灌洗至3 000ml左右时，病人突然出现抽搐、颜面部发绀、血压测不到、呼吸停止、颈动脉搏动消失。心电图检查：心室颤动。初步判断为心搏骤停、心源性休克。医生指示：停止洗胃，立即电除颤、心肺复苏。

2. 工作任务　护士立即电除颤、心肺复苏。

（二）操作评估

1. 病人病情　突然出现抽搐，颜面部发绀，血压测不到，呼吸停止，颈动脉搏动消失。心电图检查：心室颤动。

2. 操作目的　纠正心律失常；恢复有效循环和呼吸功能，恢复全身血氧供应。

3. 项目分析

（1）电除颤是目前最有效终止心室颤动的方法，可迅速纠正心律失常，为心肺复苏做准备。应根据心律失常的类型选择合适的电击能量：①室性心动过速、心房颤动一般选择100~150J。②心房扑动一般选择50~100J。③心室颤动采取非同步电复律，单向电流除颤仪成人选择360J，双向电流除颤仪成人选择150~200J。

（2）心肺复苏（CPR）是对各种原因导致的呼吸、心搏骤停，紧急采取重建和促进心脏、呼吸有效功能恢复的一系列措施。基础生命支持技术（BLS）是在事发现场对病人实施及时、有效的徒手抢救措施，为进一步治疗奠定基础。BLS主要包括"C-B-A"，即"胸外心脏按压－开放气道－人工呼吸"。开放气道时，如病人颈部无损伤，采用仰头抬颏法；如怀疑或有颈椎损伤，采用双手抬颌法。人工呼吸则根据现场条件可采用口对口人工呼吸或气囊－面罩人工呼吸。

（三）操作计划

1. 迅速组织人力物力，小组协调合作，争分夺秒实施抢救。

2. 立即进行电除颤，选择非同步电复律，电击能量200J，若一次除颤不成功，持续胸外心脏按压2min，判断仍为室颤，再次除颤，连续除颤不超过3次。

3. 进行徒手心肺复苏，为进一步急救赢得时间。采用仰头抬颏法开放气道，采用口对口人工呼吸，简易呼吸气囊备妥后改用气囊－面罩人工呼吸。

4. 严密观察病人病情变化，根据动脉搏动、血压、口唇、面色、甲床、皮肤、瞳孔的变化判断病人复苏是否有效。

5. 做好病人家属安抚工作，采取回避措施并做好解释。

（四）操作流程与测评标准

技能 2　电除颤技术

1. 操作流程

操作程序	简要流程	操作要点
护士准备	素质要求	着装整洁、表达清晰、反应迅速、动作敏捷
	双人核对	向医生复述口头医嘱
操作评估	病人病情	意识状态、自主呼吸情况
	治疗情况	判断心电图，心电图波形示心室颤动（图7-7）
	局部情况	局部皮肤干燥无损伤，体内无植入型金属
操作准备	家属准备	家属了解除颤目的、方法，愿意配合
	环境准备	整洁安静，关闭门窗，无关人员回避
	护士准备	洗手，戴口罩，急救状态
	用物准备	电除颤仪（图7-8）、电极片、导电糊（胶）、手消毒凝胶、弯盘，另备呼吸机、抢救车
操作过程	核对检查	核对病人，检查床边人员位置、确保人员安全
	安置定位	安置病人去枕平卧位，暴露胸廓皮肤，取下金属物品
	检查仪器	接通电源，打开开关，检查除颤仪功能完好
	电除颤	根据心电图确认存在心室颤动，选择放电模式（图7-9）；将导电糊（胶）涂在电极板上，根据医嘱调节能量、进行充电；将阳极放于胸骨右缘第2肋间（心底部），阴极放于左锁骨中线第5肋间（心尖部）（图7-10）；再次观察心电图，确认需除颤，嘱他人离开床边；将电极板紧贴皮肤，两手同时按放电钮放电除颤，移去电极板
	观察记录	放电后立即观察除颤效果，观察心电图、生命体征和皮肤情况；准确记录放电能量、次数，心电图波形，局部皮肤和意识等情况
	整理归原	为病人安置舒适卧位、继续心电监护，整理病床单位，清理用物，清洁电极板，洗手，摘口罩
操作评价	病人感受	安全、皮肤无灼伤
	操作效果	判断心电图正确、电极板放置位置正确、选择除颤能量正确，除颤有效

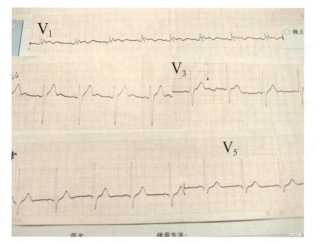

图7-7　心电图波形

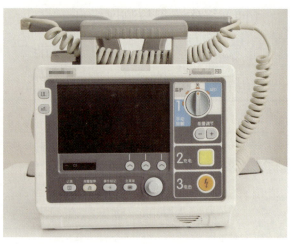

图7-8　电除颤仪

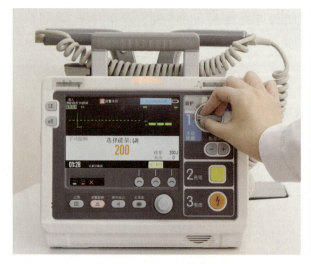

图7-9　选择放电模式

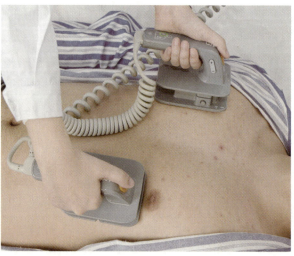

图7-10　除颤位置

2. 操作关键点

（1）保护皮肤，保持局部皮肤清洁、干燥，电极板导电糊（胶）涂抹均匀，电极板紧贴皮肤，避免灼伤皮肤。

（2）选择合适的电击能量，电极板放置位置正确。

（3）放电时确认周围人员无直接或间接接触病人，防止伤及他人。

（4）电极板切忌空放电，以免伤及他人或损伤仪器。

3. 操作测评标准

项目	分值	考核评价要点	评分等级				得分	存在问题
			I	II	III	IV		
护士准备	4	着装整洁、表达清晰、反应迅速、动作敏捷	2	1	0	0		
		双人核对医嘱正确	2	1	0	0		

项目		分值	考核评价要点	评分等级				得分	存在问题
				I	II	III	IV		
操作评估		9	了解病人病情充分	3	2	1	0		
			判断心电图正确	3	2	1	0		
			观察局部皮肤情况正确	3	2	1	0		
操作准备	家属	2	知情同意	2	1	0	0		
	环境	2	符合操作要求,无关人员回避	2	1	0	0		
	护士	2	洗手、戴口罩正确,处于急救状态	2	1	0	0		
	用物	4	准备齐全、放置合理	4	3	2	1		
操作过程	核对检查	4	核对正确	2	1	0	0		
			检查正确、安全	2	1	0	0		
	安置定位	8	安置卧位正确	4	3	2	1		
			暴露胸廓皮肤、取下金属物品正确	4	3	2	1		
	检查仪器	8	接通电源、打开开关正确	3	2	1	0		
			检查除颤仪正确,功能完好	5	4	3	2		
	电除颤	34	根据心电图选择放电模式正确	7	5	3	1		
			电击板上涂导电糊(胶)均匀	3	2	1	0		
			根据医嘱调节能量准确	6	4	2	1		
			电极板放置位置正确,再次确认需除颤	9	7	5	3		
			电极板紧贴皮肤、放电方法正确	9	7	5	3		
	观察记录	7	观察正确、全面	4	3	2	1		
			记录正确、全面	3	2	1	0		
	整理归原	6	病人卧位舒适,继续心电监护	2	1	0	0		
			整理病床单位、清理用物正确	2	1	0	0		
			洗手、摘口罩正确	2	1	0	0		
操作评价		10	动作轻稳、准确、安全	4	3	2	1		
			关爱病人、沟通有效	3	2	1	0		
			操作熟练,时间不超过10min	3	2	1	0		
关键缺陷			无人文关怀、无沟通、未保护病人隐私,无安全意识、查对不严,未检查仪器性能等均不及格						
总分		100							

技能3　徒手心肺复苏术

1. 操作流程

操作程序	简要流程	操作要点
护士准备	素质要求	着装整洁、表达清晰、反应迅速、动作敏捷
操作评估	病人病情	意识状况,有无抽搐、颈动脉搏动、呼吸
	局部情况	有无颈部损伤、肋骨骨折
操作准备	环境准备	整洁安静、宽敞明亮、利于现场抢救
	护士准备	急救意识强、判断准确
	用物准备	一次性CPR屏障消毒面膜或纱布、手电筒、记录本、笔,按需备脚踏板、手消毒凝胶
操作过程	判断呼救	轻拍双肩并大声呼唤病人,确认无意识;触摸颈动脉,同时观察呼吸,10s内未触及动脉搏动(图7-11)、无呼吸或仅有喘息,立即呼救(图7-12)
	安置体位	病人去枕、平卧于硬板床上或平坦地面上,头、颈、躯干在同一轴线上,双手放于两侧,身体无扭曲,解开衣领、腰带,暴露病人胸腹部
	胸外按压	护士站于或跪于病人右侧 ①按压部位:胸骨中下1/3交界处 ②按压方法:两手掌根部重叠,双手十指相扣,手指翘起不接触胸壁,上半身前倾,两臂伸直,垂直向下用力按压(图7-13) ③按压深度:胸骨下陷至少5cm,不能超过6cm,按压与放松比为1∶1 ④按压频率:100~120次/min ⑤按压次数:连续胸外按压30次,尽量减少中断,中断时间不超过10s
	开放气道	①清除口鼻腔分泌物或异物,取出活动义齿 ②判断:颈部无损伤 ③仰头抬颏法开放气道(图7-14):一手置于病人前额、适当用力向后按压,另一手示指和中指托起下颏、将颏部向上抬起,使下颏尖、耳垂的连线与地面垂直

操作程序	简要流程	操作要点
操作过程	人工呼吸	①口对口人工呼吸(图7-15):铺一次性CPR屏障消毒面膜或纱布于病人口唇部,按于病人前额一手的拇指和示指捏紧病人鼻孔,另一手向上提颏并用拇指将病人口部掰开以开放气道,深吸一口气、双唇包严病人口部,缓慢吹气2s以上使病人胸廓抬起,吹气毕,松开捏紧鼻孔的手,让病人被动呼出气体。连续有效吹气2次 ②每次通气量:500~600ml,6~7ml/kg ③通气频率:10~12次/min ④胸外按压与人工呼吸比为30:2
	判断效果	连续胸外按压与人工呼吸5个循环后,判断复苏效果(图7-16) ①循环:颈动脉恢复搏动,收缩压>60mmHg ②呼吸:自主呼吸恢复 ③瞳孔:瞳孔缩小,对光反射存在 ④皮肤、黏膜:面色、口唇、甲床和皮肤色泽转红润
	观察记录	安置病人平卧位、头偏向一侧,观察病人病情变化,进一步生命支持,记录抢救开始和停止时间、抢救过程、生命体征、抢救措施及效果等
	整理归原	整理病床单位,清理用物,洗手
操作评价	病人感受	安全、无发生并发症
	操作效果	动作迅速、判断正确,操作安全、无损伤,复苏有效

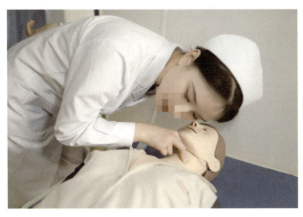

图7-11 判断颈动脉搏动

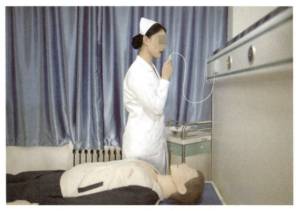

图7-12 呼救

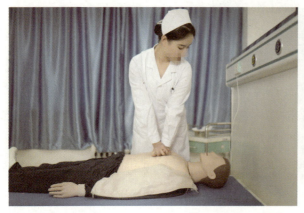

图 7-13　胸外心脏按压

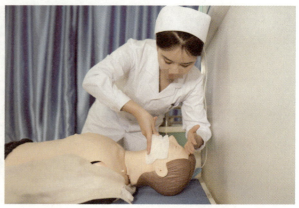

图 7-14　仰头抬颏法开放气道

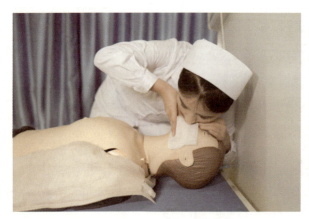

图 7-15　口对口人工呼吸

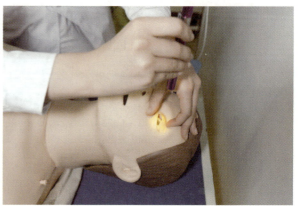

图 7-16　判断复苏效果

2. 操作关键点

（1）就地抢救：病人平卧，立即抢救，避免因搬动而延误抢救时机。

（2）迅速判断：判断意识、颈动脉搏动和呼吸是否存在应在 10s 内完成，不可因反复判断而延误抢救时机。

（3）按压要点：胸外按压时，确保按压频率和深度正确，用力均匀，每次按压后应让胸廓充分回弹，尽可能持续不间断按压。按压者的肩、肘、腕在一条直线上，手掌根部不能离开病人胸壁。

（4）保证气道通畅：人工呼吸前应清除病人口鼻腔内的痰、呕吐物等，如有义齿应取出以免义齿脱落坠入气管。

（5）通气量合适：人工呼吸时通气量不宜过大，以免引起胃部胀气。

（6）禁忌证：严重心、胸外伤者，禁忌胸外心脏按压。

3. 操作测评标准

项目		分值	考核评价要点	评分等级				得分	存在问题
				I	II	III	IV		
护士准备		5	着装整洁、表达清晰、反应迅速、动作敏捷	5	3	2	1		
操作评估		7	判断意识、颈动脉搏动、呼吸正确	4	3	2	1		
			观察有无颈部损伤、肋骨骨折正确	3	2	1	0		
操作准备	环境	2	符合操作要求	2	1	0	0		
	护士	2	急救意识强,判断准确	2	1	0	0		
	用物	2	准备齐全、放置合理	2	1	0	0		
操作过程	判断呼救	6	判断准确,时间适宜	4	3	2	1		
			呼救及时	2	1	0	0		
	安置体位	5	安置体位正确	3	2	1	0		
			暴露胸腹部正确	2	1	0	0		
	胸外按压	20	按压部位正确	5	4	3	2		
			按压方法正确,按压力度、深度合适	9	7	5	3		
			按压频率、次数正确	6	4	2	1		
	开放气道	12	清除口鼻腔分泌物或异物正确	3	2	1	0		
			判断颈部有无损伤准确	3	2	1	0		
			开放气道手法正确,气道通畅	6	4	2	1		
	人工呼吸	14	人工呼吸方法、次数、频率、通气量正确	9	7	5	3		
			胸外按压与人工呼吸比正确	5	4	3	2		
	判断效果	6	连续胸外按压与人工呼吸5个循环后判断	2	1	0	0		
			判断方法正确、结果准确	4	3	2	1		
	观察记录	6	安置卧位、观察病情正确	4	3	2	1		
			记录内容正确	2	1	0	0		
	整理归原	3	整理病床单位、清理用物正确	1	0	0	0		
			洗手正确	2	1	0	0		
操作评价		10	动作迅速、稳重、准确、安全、无损伤	4	3	2	1		
			关爱病人、沟通有效	3	2	1	0		
			操作熟练,时间不超过4min	3	2	1	0		
关键缺陷			无人文关怀、无沟通,无急救意识、无安全意识、查对不严等均不及格						
总分		100							

技能 4　简易呼吸气囊的使用

1. 操作流程

操作程序	简要流程	操作要点
护士准备	素质要求	着装整洁、表达清晰、反应迅速、动作敏捷
操作评估	病人病情	意识状态、呼吸情况
	局部情况	口鼻部情况、有无活动义齿
	气囊状况	呼吸气囊装置及性能是否完好
操作准备	病人准备	清醒者了解操作目的、方法、注意事项及配合要点，愿意合作
	环境准备	整洁安静、温湿度及光线适宜，有氧源
	护士准备	洗手，戴口罩
	用物准备	简易呼吸气囊（图7-17）、手电筒、压舌板、听诊器、血压计、氧气装置、手消毒凝胶，按需备开口器、牙垫等
操作过程	核对解释	核对病人，清醒者给予解释并取得合作
	安装检查	安装呼吸气囊，如有氧源连接氧气、调节氧流量8L/min，检查呼吸气囊性能完好
	开放气道	协助病人去枕平卧、头后仰，取出活动义齿，解开领扣、领带、腰带，清除呼吸道分泌物或呕吐物，站于病人头顶侧，托起下颌
	放置面罩	将面罩紧扣于病人口鼻部，确保密闭不漏气，固定面罩
	挤压气囊	（1）挤压方法 ①一人法（图7-18）：站于病人头顶侧，右手拇指和示指置于面罩顶部，其余三指置于下颌骨，适当用力密闭面罩并使头后仰；左手挤压气囊 ②两人法（图7-19）：一人站于病人头顶侧，双手拇指和示指分别按住面罩两侧边缘，双手其余手指分别置于两侧下颌骨，适当用力密闭面罩并使头后仰；另一人挤压气囊 （2）通气量：500～600ml/次 （3）挤压频率：10次/min
	停用气囊	分离面罩，分离、关闭氧气，擦净病人面部
	观察记录	观察效果：血氧饱和度升高，胸廓起伏，发绀减退，面色、甲床转红润为有效；若无效，立即准备进行气管插管或气管切开。记录抢救情况
	整理归原	协助病人安置舒适卧位，询问病人感受及需要，整理病床单位，清理用物，洗手，摘口罩，记录、签名

操作程序	简要流程	操作要点
操作评价	病人感受	呼吸恢复、无不良反应
	操作效果	放置面罩不漏气,挤压气囊方法、频率和通气量正确

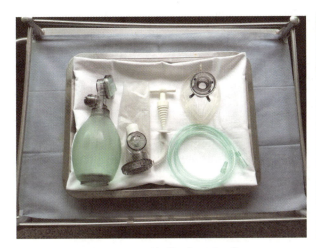

图 7-17　简易呼吸气囊

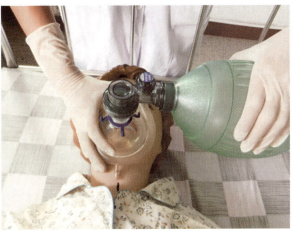

图 7-18　一人使用呼吸气囊法

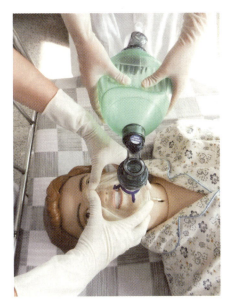

图 7-19　两人使用呼吸气囊法

2. 操作关键点

（1）保持气道通畅,清除口腔与咽喉异物、取出活动义齿,保持气道开放,必要时插入口咽通气管,注意防止舌咬伤和舌后坠。

（2）面罩紧扣病人口鼻部手法正确,确保密闭不漏气。

（3）病人有自主呼吸,人工呼吸与自主呼吸应同步,即病人吸气初顺势挤压呼吸气囊,达到一定潮气量便完全松开气囊,让病人自行完成呼气动作。

（4）观察病人胸部起伏情况，血氧饱和度，面色、甲床等末梢循环情况。

3. 操作测评标准

项目		分值	考核评价要点	评分等级				得分	存在问题
				I	II	III	IV		
护士准备		4	着装整洁、表达清晰、反应迅速、动作敏捷	4	3	2	1		
操作评估		7	观察意识、呼吸情况正确	3	2	1	0		
			观察口鼻部情况及有无活动义齿正确	2	1	0	0		
			检查呼吸气囊装置及性能正确	2	1	0	0		
操作准备	病人	2	理解、配合	2	1	0	0		
	环境	2	符合操作要求，有氧源	2	1	0	0		
	护士	2	洗手、戴口罩正确	2	1	0	0		
	用物	3	准备齐全、放置合理	3	2	1	0		
操作过程	核对解释	4	核对正确	2	1	0	0		
			解释清楚并取得合作	2	1	0	0		
	安装检查	4	安装、检查呼吸气囊方法正确	2	1	0	0		
			如有氧源连接氧气正确	2	1	0	0		
	开放气道	6	安置体位、清除呼吸道异物、取出活动义齿正确	3	2	1	0		
			开放气道手法正确，护士站立位置正确	3	2	1	0		
	放置面罩	12	放置、固定面罩手法正确	9	7	5	3		
			测试密闭性正确	3	2	1	0		
	挤压气囊	26	挤压气囊方法及送气量正确	9	7	5	3		
			通气频率正确，与病人自主呼吸同步	9	7	5	3		
			通气时无漏气	8	6	4	2		
	停用气囊	6	分离面罩、关闭氧气方法正确	4	3	2	1		
			擦净病人面部正确	2	1	0	0		
	观察记录	6	观察病人病情及有效指标正确	4	3	2	1		
			记录抢救情况正确	2	1	0	0		
	整理归原	6	病人卧位舒适，询问病人正确	2	1	0	0		
			整理病床单位、清理用物正确	2	1	0	0		
			洗手、摘口罩、记录、签名正确	2	1	0	0		

项目	分值	考核评价要点	评分等级				得分	存在问题
			I	II	III	IV		
操作评价	10	动作迅速、敏捷、稳重、准确、安全	4	3	2	1		
		关爱病人、沟通有效	3	2	1	0		
		操作熟练,时间不超过 4min	3	2	1	0		
关键缺陷		无人文关怀、无沟通,无安全意识、查对不严,无效通气等均不及格						
总分	100							

三、维持静脉输液

(一)情景与任务

1. 情景导入　病人收住 ICU 后,处于持续昏迷、缺氧状态。长期医嘱: 5% 葡萄糖溶液 250ml + 神经节苷脂 0.4g i.v.gtt. q.d. 慢速,5% 葡萄糖溶液 250ml + 维生素 C 3.0g + 维生素 B$_6$ 0.2g + 10% 氯化钾溶液 7.5ml i.v.gtt. q.d.,给予静脉留置针输液和输液泵。

2. 工作任务　护士为病人采用静脉留置针输液,并使用输液泵控制滴速。

(二)操作评估

1. 病人病情　处于持续昏迷、缺氧状态。

2. 操作目的　保持静脉通畅便于随时急救和用药;输入药物营养脑细胞、修复脑神经、维持电解质平衡;控制输液速度,维持用药效果。

3. 项目分析

(1)静脉留置针可减少病人因反复穿刺而造成血管损伤和精神上的痛苦,并有利于长期维持静脉输液通畅。应根据病人年龄、病情、静脉条件和治疗需要选择合适型号的留置针,如休克、大出血、脱水者宜选用直径粗的留置针[0.91mm(20G)至 1.21mm(18G)];需长期输液、年老体弱、婴幼儿及无须快速输液者宜选用直径细的留置针[0.61mm(24G)至 0.76mm(22G)]以减少对静脉的损伤。

(2)神经节苷脂给药后 2h 在脑和脊柱可达高峰,4~8h 后减半,药物清除缓慢,要求缓慢静脉滴注。

(3)氯化钾对血管有刺激作用,输液时应充分稀释并缓慢滴注。

(三)操作计划

1. 选择粗直、弹性好、走向清晰的静脉。尽量选用双上肢静脉,如手背静脉,利于为病人安置舒适卧位和便于活动。

2. 选用型号为 0.76mm(22G)的静脉留置针,留置时间 72~96h,最长不超过 96h。

3. 采用输液泵控制输液速度,调节滴速 20~30 滴/min。

4. 输液过程中严密观察病人的意识、瞳孔、呼吸、面色等变化,注意监测血氧饱和度,观察用药后效果及有无不良反应。

(四)操作流程与测评标准

技能 5　静脉留置针输液

1. 操作流程

操作程序	简要流程	操作要点
护士准备	素质要求	着装整洁、表达清晰、动作轻柔
	双人核对	医嘱及输液卡,签名
操作评估	病人病情	年龄、生命体征、意识状态、血液循环状况、自理能力、心理状态、对用药的认知和合作程度
	治疗情况	用药史、过敏史和目前用药情况
	局部情况	局部皮肤:无感染、硬结、瘢痕、出血点 血管情况:充盈程度、管壁弹性
操作准备	病人准备	了解操作目的、方法、注意事项及配合要点,愿意合作;体位舒适,已排大小便
	环境准备	整洁安静,温湿度及光线适宜,操作台、治疗车、治疗盘已用消毒液抹布擦拭
	护士准备	洗手,戴口罩
	用物准备	治疗车上层:治疗盘、按医嘱备药、静脉留置针1套(图7-20)、无菌透明敷贴(图7-21)、封管用物(2～5ml注射器、封管液)、安尔碘、棉签、治疗碗、止血带,手消毒凝胶、输液卡、输液瓶签、小垫枕、笔、表,按需备无菌手套 治疗车下层:医疗废物桶、生活垃圾桶、锐器盒、污物回收桶或弯盘
操作过程	配备药液	同项目四　技能2　周围静脉输液(头皮针)
	核对解释	同项目四　技能2　周围静脉输液(头皮针)
	挂瓶排气	同项目四　技能2　周围静脉输液(头皮针)
	备留置针、打开敷贴	检查静脉留置针、无菌透明敷贴型号及有效期,确认包装完好,打开无菌透明敷贴外包装;准备胶布3条,一条注明置管日期、时间和签名
	选择静脉	协助病人取舒适卧位,选择粗直、弹性好的静脉,避开静脉瓣;在穿刺肢体下垫小垫枕及治疗巾;在穿刺点上方10cm处扎止血带,选好静脉,松止血带

操作程序	简要流程	操作要点
操作过程	皮肤消毒	消毒皮肤2次，消毒直径8cm以上
	静脉穿刺	取出留置针，将输液器上头皮针插入留置针的肝素帽内至针头根部（图7-22）；排尽空气，关闭调节器，检查针头及输液器内无气泡；取下留置针针套，旋转针芯（图7-23），松动外套管，调整针尖斜面，再次排气；嘱病人握拳，一手绷紧静脉下端皮肤，另一手持针柄，针尖斜面向上，针头与皮肤呈15°～30°进针（图7-24），见导管尾部有回血，降低穿刺角度，顺静脉方向再将穿刺针推进0.2cm；固定留置针、撤出针芯0.5cm，持针座、将套管全部送入静脉，再安全撤出针芯（图7-25）；一手固定针柄，另一手松开止血带，嘱病人松拳，松调节器
	固定针头	观察液体流入通畅、病人无不适，用透明敷贴密闭式固定留置针；用注明置管日期、时间和签名的小胶布再次固定留置针管；用胶布固定留置针延长管及头皮针与肝素帽连接处（图7-26）
	调速记录	调节输液滴速，记录（输液卡上记录输液开始时间和药液名称、量、滴速，签名；输液瓶签上签名），再次核对，挂输液卡
	观察告知	安置舒适卧位，询问病人感受、观察局部及全身反应，交代注意事项，给予健康指导
	整理巡视	整理病床单位，清理用物，洗手，摘口罩，记录（护理记录单上记录静脉留置针的穿刺部位、日期及时间），每15～30min巡视病房一次
	注液封管	输液毕，关闭调节器，将吸有封管液的注射器连接头皮针，先拔出肝素帽上头皮针的部分针头，仅剩下针尖斜面留在肝素帽内，推注封管液 ①正压封管：缓慢向留置针导管内推注封管液2～5ml（图7-27），当剩余0.5～1ml时，用边推注边退针的方法，使留置针内充满封管液，用小夹子在靠近静脉端卡住延长管后拔出头皮针头 ②脉冲式封管：每推注0.2ml封管液，暂停1s，再推注0.2ml，如此反复将全部封管液推注完毕后拔出头皮针头
	再次输液	消毒留置针肝素帽，将排好气体的输液管上头皮针头插入肝素帽内，观察输液畅通
	拔针按压	除去胶布和透明敷贴，关调节器；将无菌棉签放于穿刺点上方，快速拔出留置针头；嘱病人按压1～2min至不出血止
	整理归原	同项目四　技能2　周围静脉输液（头皮针）

操作程序	简要流程	操作要点
操作评价	病人感受	安全、无特殊不适
	操作效果	严格查对制度和无菌技术操作原则,输液器一次排气成功,静脉穿刺一次成功,滴速适宜,沟通有效

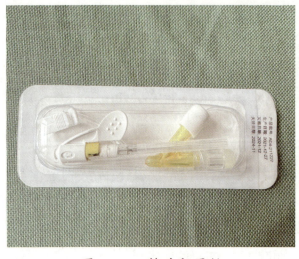

图7-20　静脉留置针

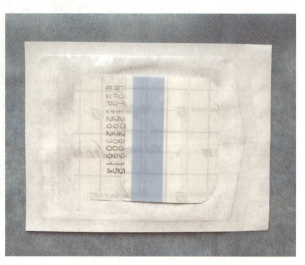

图7-21　无菌透明敷贴

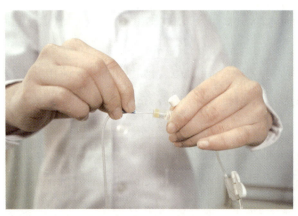

图7-22　连接留置针

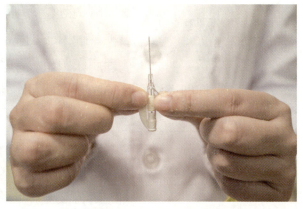

图7-23　旋转针芯

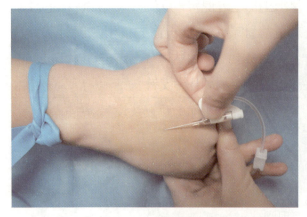

图7-24　穿刺

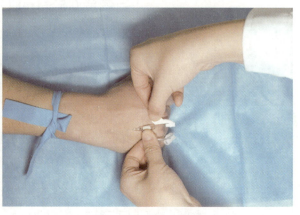

图7-25　套管送入撤出针芯

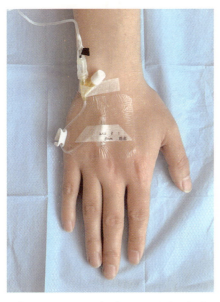

图7-26 记录时间、固定妥当

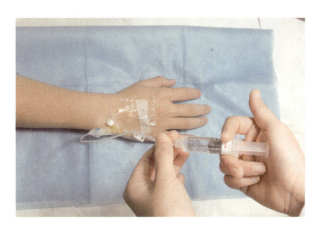

图7-27 推封管液

2. 操作关键点

（1）严格遵守查对制度和无菌技术操作原则，做好职业防护。

（2）根据病情和药物性质选择合适静脉，一般选择粗直、弹性好、走向清晰的静脉，能下床活动者避免选择下肢静脉置管。

（3）教会病人在输液过程中保护留置针的方法，以减少留置针脱落及局部发生渗漏、阻塞、静脉炎等。

（4）每次输液后均应检查局部静脉有无红、肿、热、痛及硬结。询问病人有无不适，如有异常情况应及时拔针并给予局部处理。

3. 操作测评标准

项目		分值	考核评价要点	评分等级				得分	存在问题
				I	II	III	IV		
护士准备		3	着装整洁、表达清晰、动作轻柔	1	0	0	0		
			双人核对医嘱及输液卡、签名正确	2	1	0	0		
操作评估		6	了解病人病情充分	2	1	0	0		
			询问用药史、过敏史和目前用药情况正确	2	1	0	0		
			选择、观察穿刺静脉正确	2	1	0	0		
操作准备	病人	2	理解、配合，体位舒适，已排大小便	2	1	0	0		
	环境	1	符合无菌技术操作要求	1	0	0	0		
	护士	2	洗手、戴口罩正确	2	1	0	0		
	用物	3	准备齐全、放置合理	3	2	1	0		

项目		分值	考核评价要点	评分等级				得分	存在问题
				I	II	III	IV		
操作过程	配备药液	8	双人核对医嘱及药物正确	2	1	0	0		
			检查药物质量、倒贴输液瓶签正确	2	1	0	0		
			按医嘱加药、方法正确	2	1	0	0		
			检查输液器、针头插入药瓶正确,无污染	2	1	0	0		
	核对解释	2	双人核对正确	1	0	0	0		
			解释清楚并取得合作	1	0	0	0		
	挂瓶排气	4	挂输液瓶、展开输液管正确	1	0	0	0		
			排气方法正确、未浪费药液、一次排气成功,墨菲滴管内液面高度适宜	3	2	1	0		
	备留置针、打开敷贴	4	检查静脉留置针、无菌透明敷贴正确	2	1	0	0		
			打开无菌透明敷贴外包装正确	1	0	0	0		
			准备胶布,注明置管日期、时间和签名	1	0	0	0		
	选择静脉	3	病人卧位舒适,垫小垫枕及治疗巾正确	1	0	0	0		
			选择穿刺静脉合适,扎止血带正确	2	1	0	0		
	皮肤消毒	3	消毒皮肤方法、范围正确	3	2	1	0		
	静脉穿刺	15	再次核对正确	1	0	0	0		
			连接留置针与输液器正确	2	1	0	0		
			再次排气方法正确,未浪费药液	2	1	0	0		
			进针手法正确,进针角度、深度适宜	4	3	2	1		
			一次静脉穿刺成功,撤出针芯方法正确	4	3	2	1		
			穿刺后松止血带、嘱松拳、松调节器及时	2	1	0	0		
	固定针头	3	敷贴固定方法正确,密封、牢固	2	1	0	0		
			注明穿刺日期和时间、签名正确	1	0	0	0		
	调速记录	6	调节滴速准确,符合病情及药物性质	4	3	2	1		
			输液卡记录、放置正确	2	1	0	0		
	观察告知	4	病人卧位舒适	1	0	0	0		
			询问、观察、告知、健康指导正确	3	2	1	0		
	整理巡视	4	整理病床单位、清理用物正确	2	1	0	0		
			洗手、记录正确,巡视时间符合要求	2	1	0	0		

项目		分值	考核评价要点	评分等级				得分	存在问题
				I	II	III	IV		
操作过程	注液封管	5	关调节器、注射器连接头皮针正确	2	1	0	0		
			推注封管液、拔出针头正确	3	2	1	0		
	再次输液	4	消毒肝素帽正确	2	1	0	0		
			将头皮针插入肝素帽正确,无污染	2	1	0	0		
	拔针按压	4	除去胶布和透明敷贴、关调节器正确	2	1	0	0		
			拔管、按压方法正确	2	1	0	0		
	整理归原	4	病人卧位舒适,用物处理妥当	2	1	0	0		
			洗手、摘口罩正确	2	1	0	0		
操作评价		10	关爱病人、沟通有效	3	2	1	0		
			无菌观念强,无污染、无跨越无菌区	3	2	1	0		
			操作熟练、准确、安全,时间不超过15min	4	3	2	1		
关键缺陷			无人文关怀、无沟通,查对不严、执行医嘱错误,严重违反无菌技术操作原则、严重污染等均不及格						
总分		100							

技能 6　输液泵的使用

1. 操作流程

操作程序	简要流程	操作要点
护士准备	素质要求	着装整洁、表达清晰、动作轻柔
	双人核对	医嘱及执行单,签名
操作评估	病人病情	年龄、意识状态、心理状态、对使用输液泵的认知及合作程度
	治疗情况	目前静脉输液情况
	局部情况	局部血管情况、血液循环状况
操作准备	病人准备	了解使用输液泵目的、方法、注意事项及配合要点,愿意合作,已排大小便
	环境准备	整洁安静、温湿度及光线适宜
	护士准备	洗手,戴口罩
	用物准备	输液泵(图7-28)、电源线、输液泵管、输注药液、静脉穿刺用物等

操作程序	简要流程	操作要点
操作过程	核对解释	核对病人,解释并取得合作,安置舒适卧位
	装输液泵	将输液泵通过托架固定于输液架上
	置输液管	打开电源开关,接通电源;排尽输液管内气体;打开输液泵门,将与之相配套的输液管置入输液泵管道槽内(图7-29),关闭输液泵门
	设置参数	遵医嘱设定输液量和输液速度(图7-30)
	启动输液	消毒静脉留置针肝素帽,按"排气"键再次排气,将头皮针与静脉留置针肝素帽连接,确认设置参数无误,按"开始 / 停止"键,启动输液
	观察记录	定期巡视、观察病人反应和输液泵运行情况,交代注意事项,记录药液名称、量及速度等
	停输液泵	当输液量接近预先设定值时,输液量显示键闪烁,提示输液即将结束,按"开始 / 停止"键关输液泵,打开输液泵门,取出输液管,遵医嘱更换输注液体或停止输液
	整理归原	协助病人取舒适卧位,整理病床单位,清理用物,洗手,摘口罩,记录、签名
操作评价	病人感受	安全、无特殊不适
	操作效果	放置输液管正确,设置参数准确、符合要求,处理报警正确

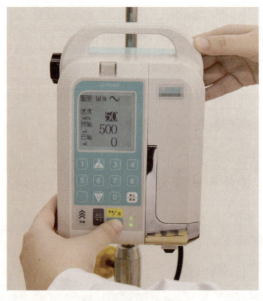

图7-28 输液泵

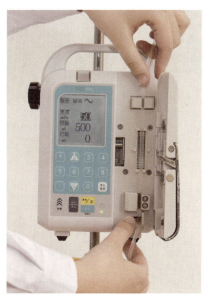
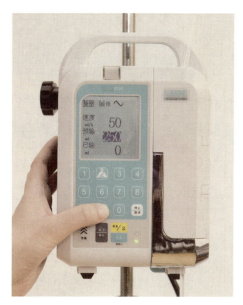

图 7-29　置输液管　　　　　　　　　　图 7-30　设置参数

2. 操作关键点

（1）连接输液泵前注意彻底排尽输液泵管内空气。

（2）更换治疗作用不同的液体时，应根据病情变化重新设置输液速度。

（3）熟悉并正确处理各种报警，如输液管道堵塞、管道内有气泡、断电、液体滴空等。

（4）使用过程中不能随意打开输液泵门。如确实需要打开输液泵门，务必先关闭输液泵管调节器，严防药物快速输入引起不良反应。

3. 操作测评标准

项目		分值	考核评价要点	评分等级				得分	存在问题
				I	II	III	IV		
护士准备		4	着装整洁、表达清晰、动作轻柔	2	1	0	0		
			双人核对医嘱及执行单、签名正确	2	1	0	0		
操作评估		6	了解病人病情充分	2	1	0	0		
			了解治疗情况全面	2	1	0	0		
			观察局部血管、血液循环情况正确	2	1	0	0		
操作准备	病人	2	理解、配合，体位舒适，已排大小便	2	1	0	0		
	环境	2	符合无菌技术操作要求	2	1	0	0		
	护士	2	洗手、戴口罩正确	2	1	0	0		
	用物	4	准备齐全、放置合理	4	3	2	1		

项目		分值	考核评价要点	评分等级				得分	存在问题
				I	II	III	IV		
操作过程	核对解释	4	双人核对正确 解释清楚并取得合作	2 2	1 1	0 0	0 0		
	装输液泵	6	输液泵安装于输液架上方法正确 输液泵固定牢固	4 2	3 1	2 0	1 0		
	置输液管	15	打开电源开关正确 输液管排气、置入输液泵管道槽内正确 开、关输液泵门正确	2 9 4	1 7 3	0 5 2	0 3 1		
	设置参数	12	遵医嘱设置参数 设置输液量、输液速度准确	3 9	2 6	1 3	0 1		
	启动输液	12	消毒静脉留置针肝素帽正确 按"排气"键再次排气、将头皮针与静脉留置针肝素帽连接正确 确认设置参数无误,启动输液正确	4 4 4	3 3 3	2 2 2	1 1 1		
	观察记录	8	定期巡视、观察及告知正确 记录正确	6 2	4 1	2 0	1 0		
	停输液泵	6	关输液泵、取出输液管正确 更换输注液体或停止输液处理正确	3 3	2 2	1 1	0 0		
	整理归原	7	病人卧位舒适 整理病床单位、清理用物正确 洗手、摘口罩、记录、签名正确	2 2 3	1 1 2	0 0 1	0 0 0		
操作评价		10	关爱病人、沟通有效 无菌观念强,无污染 操作熟练、准确、安全,时间不超过5min	3 3 4	2 2 3	1 1 2	0 0 1		
关键缺陷			无人文关怀、无沟通,查对不严、执行医嘱错误,严重违反无菌技术操作原则、严重污染等均不及格						
总分		100							

四、改善通气

（一）情景与任务

1. 情景导入　病人入院后查体：T 36.7℃、P 112 次 /min、R 25 次 /min、BP 120/60mmHg、SpO_2 82%，神志不清，GCS 评分 6 分，听诊双肺呼吸音粗、可闻及痰鸣音及湿啰音。医嘱：中流量吸氧，吸痰 p.r.n.。

2. 工作任务　护士立即为病人执行吸氧操作，并按需给予经口鼻腔吸痰。

（二）操作评估

1. 病人病情　神志不清、R 25 次 /min、SpO_2 82%，听诊双肺呼吸音粗、可闻及痰鸣音及湿啰音，不能自主排痰。

2. 操作目的　供给氧气提高动脉血氧分压，增加动脉血氧含量，纠正组织缺氧；清除呼吸道分泌物，保持呼吸道通畅。

3. 项目分析

（1）氧气吸入：应根据病人年龄、病情、缺氧程度及医院设备条件等选择合适的供氧装置、吸氧方法和吸氧流量。

1）低流量吸氧：氧流量 1～3L/min（氧浓度 25%～35%），适用于低氧血症伴 CO_2 潴留者，如慢性阻塞性肺疾病和慢性呼吸衰竭病人，宜选用鼻塞法或双侧鼻导管法吸氧。

2）中流量吸氧：氧流量 4～6L/min（氧浓度 35%～50%），适用于明显通气 / 灌注比例失调或明显弥散障碍无 CO_2 潴留者，如急性肺水肿、心肌梗死、休克和脑缺血等病人，宜选用双侧鼻导管法或面罩法吸氧。

3）高流量吸氧：氧流量 >7L/min（氧浓度 >50%），适用于无 CO_2 潴留的极度通气 / 灌注比例失调者，如成人呼吸窘迫综合征病人，宜选用面罩法吸氧。

（2）吸痰：根据病人年龄、病情、痰液量及医院的设备条件等选择合适的吸痰装置、吸痰管型号、吸痰方法和吸痰负压。吸痰负压成年人 40.0～53.3kPa，儿童 <40kPa。如病情允许，吸痰前后应给予短时间高流量吸氧，以增加病人氧储备，减少吸痰过程中可能发生的低氧血症损害。

（三）操作计划

1. 采用中心供氧装置给予病人双侧鼻导管吸氧，氧流量 5L/min。

2. 采用中心吸引装置给予病人经口鼻腔吸痰，负压 40.0～53.3kPa，吸痰管经口腔插入深度 10～15cm，经鼻腔插入深度 22～25cm。

3. 吸痰开始前给予高流量吸氧 1～2min，吸痰时停止吸氧，吸痰结束后先给予高流量吸氧 1～2min 再恢复至 5L/min。

4. 用氧过程中严密观察病人缺氧症状有无改善，定时测量脉搏、呼吸、血压，观察意识状态、呼吸方式、皮肤颜色和温度等。

（四）操作流程与测评标准

技能 7　氧气吸入

1. 操作流程

操作程序	简要流程	操作要点
护士准备	素质要求	着装整洁、表达清晰、动作轻柔
	核对签名	核对医嘱及执行单,签名
操作评估	病人病情	意识状态、呼吸状态、缺氧程度、心理状态、对吸氧的认知和合作程度
	局部情况	鼻中隔有无偏曲,鼻腔有无出血、是否通畅
操作准备	病人准备	了解吸氧目的、方法、注意事项及配合要点,愿意合作,体位舒适
	环境准备	整洁安静、温湿度及光线适宜,病房内无明火、无热源
	护士准备	洗手,戴口罩
	用物准备	治疗车上层:氧气装置1套(流量表、湿化瓶内盛1/3~1/2冷开水或蒸馏水)、一次性双腔鼻导管、纱布、棉签、清水、弯盘、手电筒、记录单(图7-31),手消毒凝胶
		治疗车下层:医疗废物桶、生活垃圾桶
操作过程	核对解释	核对病人,解释并取得合作
	安装氧表	将湿化瓶(内盛1/3~1/2冷开水或蒸馏水)安装在流量表上,检查、关闭流量开关,将流量表安装在中心供氧装置上(图7-32),当听到"咔嚓"声响时,说明接头已锁住
	供给氧气	用棉签蘸清水清洁鼻腔,检查一次性双腔鼻导管并连接在流量表上,根据医嘱调节氧流量(图7-33);湿润鼻导管并检查鼻导管通畅,将鼻导管轻轻插入病人鼻腔;于耳后或颌下固定鼻导管
	观察告知	密切观察病人病情及用氧效果,按需调节氧流量,告知病人及家属安全用氧的注意事项
	整理记录	协助病人取舒适卧位,整理病床单位,清理用物,洗手,摘口罩,记录用氧时间、氧流量,签名
	停用氧气	遵医嘱停氧:核对解释,拔出鼻导管,清洁鼻部,关流量开关,分离鼻导管,取下流量表及湿化瓶(图7-34)
	整理归原	协助病人取舒适卧位,整理病床单位,清理用物,湿化瓶消毒备用,洗手,记录停氧时间、签名
操作评价	病人感受	缺氧症状改善,安全舒适,无不良反应
	操作效果	操作方法正确,供氧流量准确,用氧安全、有效,沟通有效

274

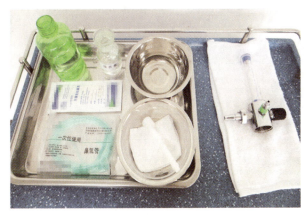

图 7-31　吸氧用物

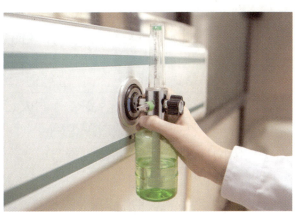

图 7-32　安装氧气装置

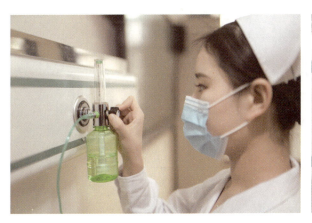

图 7-33　调节氧流量

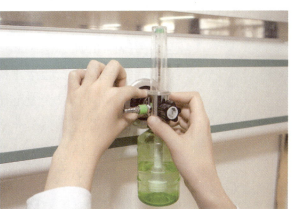

图 7-34　取下流量表及湿化瓶

2. 操作关键点

（1）注意用氧安全，切实做好"四防"，即防震、防火、防热、防油。

（2）使用氧气时，应调节好氧流量，再插入鼻导管；停用氧气时，应先拔出鼻导管，再关流量开关；用氧中途改变流量时，应先分离鼻导管，调节好流量再重新插入鼻导管；以免一旦开关出错，大量氧气进入呼吸道而损伤肺部组织。

（3）持续吸氧者应保持鼻导管通畅，每日更换鼻导管2次，每日更换湿化瓶、冷开水或蒸馏水。

3. 操作测评标准

项目	分值	考核评价要点	评分等级				得分	存在问题
			I	II	III	IV		
护士准备	4	着装整洁、表达清晰、动作轻柔	2	1	0	0		
		核对医嘱及执行单、签名正确	2	1	0	0		
操作评估	6	了解病人病情充分	3	2	1	0		
		检查鼻腔情况正确	3	2	1	0		

项目		分值	考核评价要点	评分等级				得分	存在问题
				I	II	III	IV		
操作准备	病人	2	理解、配合,体位舒适	2	1	0	0		
	环境	3	符合操作要求,无明火、无热源	3	2	1	0		
	护士	2	洗手、戴口罩正确	2	1	0	0		
	用物	3	准备齐全、放置合理	3	2	1	0		
操作过程	核对解释	4	核对正确	2	1	0	0		
			解释清楚并取得合作	2	1	0	0		
	安装氧表	10	湿化瓶内盛冷开水或蒸馏水正确	3	2	1	0		
			安装湿化瓶、检查并关闭流量开关正确	4	3	2	1		
			安装流量表正确	3	2	1	0		
	供给氧气	18	清洁鼻腔正确	2	1	0	0		
			鼻导管与流量表连接正确,无漏气	3	2	1	0		
			根据医嘱调节氧流量准确	5	4	3	2		
			湿润鼻导管正确,鼻导管通畅	3	2	1	0		
			插入及固定鼻导管方法正确	5	3	2	1		
	观察告知	10	观察病情及用氧效果及时	2	1	0	0		
			按需调节氧流量方法正确	5	4	3	2		
			告知病人及家属用氧注意事项正确	3	2	1	0		
	整理记录	8	病人卧位舒适,病床单位整洁	2	1	0	0		
			清理用物、洗手、摘口罩正确	4	3	2	1		
			记录用氧时间和氧流量、签名正确	2	1	0	0		
	停用氧气	12	核对、解释正确	2	1	0	0		
			拔出鼻导管、清洁鼻部正确	4	3	2	1		
			关流量开关、分离鼻导管正确	3	2	1	0		
			取下流量表及湿化瓶正确	3	2	1	0		
	整理归原	8	病人卧位舒适,病床单位整洁	2	1	0	0		
			清理用物、洗手、摘口罩正确	4	3	2	1		
			记录停氧时间及签名正确	2	1	0	0		
操作评价		10	动作轻稳、准确、安全	4	3	2	1		
			关爱病人、沟通有效	3	2	1	0		
			操作熟练,时间不超过 8min	3	2	1	0		
关键缺陷			无人文关怀、无沟通,无安全意识、查对不严,造成病人肺部损伤等均不及格						
总分		100							

技能 8　经口鼻腔吸痰

1. 操作流程

操作程序	简要流程	操作要点
护士准备	素质要求	着装整洁、表达清晰、动作轻柔
	核对签名	核对医嘱及执行单，签名
操作评估	病人病情	意识状态、呼吸状态、心理状态、合作程度
	痰液状况	呼吸道分泌物的量、黏稠度、部位，听诊呼吸音、痰鸣音
	局部情况	鼻腔、口腔情况，有无活动义齿
操作准备	病人准备	了解吸痰目的、方法、注意事项及配合要点，愿意合作；已取下活动义齿
	环境准备	整洁安静，温湿度及光线适宜，治疗车、治疗盘已用消毒液抹布擦拭
	护士准备	洗手，戴口罩
	用物准备	治疗车上层：中心负压吸引装置 1 套，治疗盘内备一次性吸痰管、0.9% 氯化钠溶液、治疗碗、镊子、纱布、一次性手套、弯盘、听诊器、手消毒凝胶 治疗车下层：医疗废物桶、生活垃圾桶，按需备压舌板、开口器
操作过程	核对解释	核对病人，解释并取得合作
	安置吸氧	协助病人取舒适卧位，给予高流量吸氧 1～2min
	调节负压	安装中心负压吸引装置，检查各部件连接紧密，打开负压开关，调节负压为 40.0～53.3kPa（图 7-35）
	试吸痰管	停止吸氧，戴手套，连接吸痰管，吸 0.9% 氯化钠溶液测试负压及检查吸痰管是否通畅
	吸净痰液	①经口腔吸痰：嘱病人张口（昏迷者用压舌板、开口器协助张口），关闭负压，将吸痰管由口腔经咽部插入气管（图 7-36），打开负压，一边旋转一边向上提拉吸痰管、自深部向上吸净痰液，吸痰时间不超过 15s；吸痰后，吸 0.9% 氯化钠溶液冲管（图 7-37） ②经鼻腔吸痰：关闭负压，将吸痰管由鼻腔前庭、下鼻道、后鼻孔、咽部插入气管（图 7-38），同上法吸净痰液、冲管 ③弃去吸痰管，如需再次吸痰应更换吸痰管。关负压开关，擦净病人面部，脱手套，给予高流量吸氧 1～2min 后恢复至吸痰前氧流量

操作程序	简要流程	操作要点
操作过程	观察记录	观察病人病情及吸痰反应，交代注意事项，记录吸痰时间、次数及痰液性状、颜色、量
	整理归原	协助病人取舒适卧位，整理病床单位，清理用物，负压装置及连接导管消毒备用，及时倾倒储液瓶，洗手，摘口罩
操作评价	病人感受	呼吸顺畅、无特殊不适
	操作效果	吸痰方法、部位正确，吸净痰液，无损伤呼吸道黏膜，沟通有效

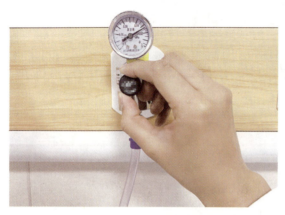

图 7-35　调节负压

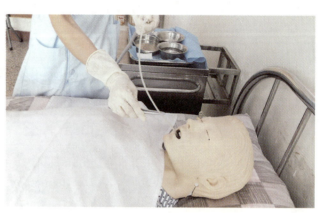

图 7-36　经口腔吸痰

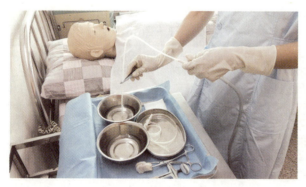

图 7-37　冲洗吸痰管

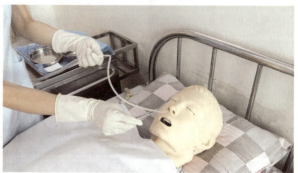

图 7-38　经鼻腔吸痰

2. 操作关键点

（1）严格无菌操作：每次吸痰应更换吸痰管，更换吸痰用物 1～2 次 /d。

（2）确保安全：动作轻柔，插管时关闭负压以免损伤呼吸道黏膜，每次吸痰时间不超过 15s 以免造成缺氧。

（3）密切观察：如病人出现发绀、心率下降等缺氧症状，应立即停止吸痰。

（4）储液瓶内液体量应不超过 2/3，注意及时倾倒。

3. 操作测评标准

项目		分值	考核评价要点	评分等级				得分	存在问题
				I	II	III	IV		
护士准备		4	仪表着装规范、表达清晰、动作轻柔	2	1	0	0		
			核对医嘱及执行单、签名正确	2	1	0	0		
操作评估		7	了解病人病情充分	2	1	0	0		
			观察痰液状况正确	3	2	1	0		
			检查鼻腔、口腔情况正确	2	1	0	0		
操作准备	病人	2	理解、配合,已取下活动义齿	2	1	0	0		
	环境	2	符合操作要求	2	1	0	0		
	护士	2	洗手、戴口罩正确	2	1	0	0		
	用物	4	准备齐全、放置合理	4	3	2	1		
操作过程	核对解释	4	核对正确	2	1	1	0		
			解释清楚,并取得合作	2	1	1	0		
	安置吸氧	5	病人卧位舒适	2	1	0	0		
			高流量吸氧正确,时间适宜	3	2	1	0		
	调节负压	9	安装中心负压吸引装置正确	3	2	1	0		
			检查各部件连接紧密	2	1	0	0		
			打开负压开关,调节负压准确	4	3	2	1		
	试吸痰管	5	停止吸氧、戴手套正确	2	1	0	0		
			连接吸痰管测试压力及检查吸痰管正确	3	2	1	0		
	吸净痰液	36	经口腔插入吸痰管方法正确,深度适宜	7	5	3	1		
			经鼻腔插入吸痰管方法正确,深度适宜	7	5	3	1		
			吸痰手法正确,时间适宜,吸净痰液	9	7	5	3		
			吸痰后冲管、处理吸痰管正确	5	3	2	1		
			关负压开关、擦净面部、脱手套正确	3	2	1	0		
			高流量吸氧正确,时间适宜	3	2	1	0		
			恢复吸痰前氧流量正确	2	1	0	0		
	观察记录	4	观察病情、告知正确	2	1	0	0		
			记录正确	2	1	0	0		
	整理归原	6	病人卧位舒适,病床单位整洁	2	1	0	0		
			清理及消毒用物、洗手、摘口罩正确	4	3	2	1		

项目	分值	考核评价要点	评分等级				得分	存在问题
			I	II	III	IV		
操作评价	10	动作轻稳、准确、安全、无污染 关爱病人、沟通有效 操作熟练,时间不超过 8min	4 3 3	3 2 2	2 1 1	1 0 0		
关键缺陷		无人文关怀、无沟通,无安全意识、查对不严,吸痰方法、时间错误,损伤呼吸道黏膜等均不及格						
总分	100							

五、气道管理

（一）情景与任务

1. 情景导入　病人收住 ICU 第二日,昏迷状态,SpO_2 85%、无明显升高,呼吸急促,气道分泌物黏稠、量多。请麻醉师为病人行气管切开术。术后医嘱:气管切开术后护理。

2. 工作任务　护士为病人进行气管切开术后护理。

（二）操作评估

1. 病人病情　昏迷状态,SpO_2 85%、无明显升高,呼吸急促,痰液黏稠、量多。

2. 操作目的　保持呼吸道通畅,便于清除气道分泌物,促进气体交换;保持局部敷料清洁、干燥,避免感染。

3. 项目分析　气管切开病人吸痰法与普通病人不同,包括经口鼻腔吸痰和经气管套管吸痰。经气管套管吸痰,应根据气管套管直径选择粗细长短适宜的吸痰管,要求吸痰管管径小于气管套管内径 1/2,插入深度 10～20cm 至套管内口为宜。吸痰前后应给予短时间高流量吸氧,机械通气者给予高流量正压吸氧 1～2min,未行机械通气者应用弯针头或氧气面罩给氧,不可将氧气导管直接插入气管套管内给氧。

（三）操作计划

1. 准备无菌气管切开护理盘,置于床旁,必要时准备好抢救物品。

2. 每日更换切口纱布、消毒切口及周围皮肤 1 次,内套管每 6～8h 更换 1 次,如气管内有干痂、痰液量多且黏稠、气管套管周围敷料被痰液或血液污染等应及时更换。

3. 吸痰前后给予高流量面罩给氧 1～2min。

4. 严格无菌操作,吸痰时经口鼻腔吸痰与经气管套管吸痰的吸痰管应严格分开、不能混用,由内向外消毒切口、切口周围皮肤及气管套管。

5. 密切观察切口及周围皮肤有无红、肿、异常分泌物和出血等,询问病人有无发热、疼痛等不适,如发现异常情况及时报告医生。

（四）操作流程与测评标准

技能 9　气管切开术后护理

1. 操作流程

操作程序	简要流程	操作要点
护士准备	素质要求	着装整洁、表达清晰、动作轻柔
	核对签名	核对医嘱及执行单，签名
操作评估	病人病情	意识状态、呼吸状态、心理状态、合作程度
	治疗情况	缺氧程度、痰液的量及黏稠度
	局部情况	气管切开套管及固定情况
操作准备	病人准备	清醒者及家属了解操作目的、方法、注意事项及配合要点，愿意合作
	环境准备	整洁安静、光线适宜，室内温度 22～24℃、湿度 50%～60%，治疗车、治疗盘已用消毒液抹布擦拭
	护士准备	洗手，戴口罩
	用物准备	治疗车上层：无菌治疗盘内置无菌气管内套管、0.9% 氯化钠溶液、无菌棉球、止血钳 2 把、无菌纱布、切口纱布，气管套管固定带、无菌手套、0.5% 聚维酮碘、弯盘、吸氧和吸痰装置各 1 套、急救药品及物品、手消毒凝胶 治疗车下层：医疗废物桶、生活垃圾桶
操作过程	核对解释	核对病人，向病人或家属解释并取得合作
	吸氧吸痰	取去枕平卧位，面罩高流量给氧 1～2min，戴手套，经口腔、鼻腔插入吸痰管吸净气道及口腔、鼻腔内痰液，脱手套
	换内套管	左手固定外套管两侧拨板，右手将内套管开关逆时针方向旋转 90° 打开，轻轻取出内套管；吸净外套管内痰液，面罩高流量给氧 1～2min；戴无菌手套，将新备的无菌气管内套管插入外套管，将内套管开关顺时针方向旋转、固定在外套管上；观察病人呼吸是否通畅
	切口换药	取出切口纱布，用 0.5% 聚维酮碘棉球由内向外消毒切口及周围皮肤（图 7-39），用 0.9% 氯化钠溶液棉球擦净气管套管（图 7-40），以及切口周围皮肤（图 7-41），切口周围用切口纱布包绕（图 7-42）；剪掉原有的颈部系带，更换干净系带，检查固定牢固；用 0.9% 氯化钠溶液纱布轻盖于气管切口外，脱手套

操作程序	简要流程	操作要点
操作过程	观察交代	观察病人反应,向病人及家属交代注意事项
	整理记录	协助病人取舒适卧位,整理病床单位,清理用物,洗手,摘口罩,记录痰液量及黏稠度、气管切口情况和有无出血或结痂、红肿等
操作评价	病人感受	安全,无特殊不适
	操作效果	操作方法正确、动作轻稳,吸净痰液,切口敷料清洁、干燥

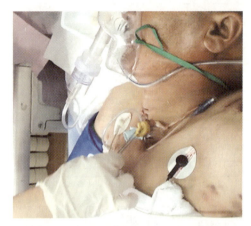

图 7-39   消毒切口及周围皮肤

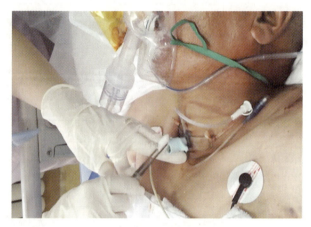

图 7-40   擦净气管套管

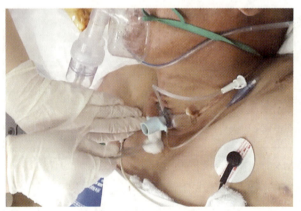

图 7-41   擦净切口周围皮肤

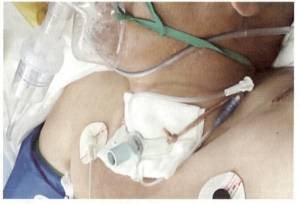

图 7-42   更换切口纱布

2. 操作关键点

(1)严格遵循无菌技术操作原则,做好职业防护。

(2)及时更换切口纱布及内套管。固定套管系带松紧适宜,以系带与颈部间可放入 1 指为宜。过松,咳嗽时套管容易脱出;过紧,可引起病人不适。应经常观察颈部皮肤受压情况。

(3)勿使被褥、衣物等盖住气管切口,以防发生窒息。

3. 操作测评标准

项目	分值	考核评价要点	评分等级				得分	存在问题
			I	II	III	IV		
护士准备	4	着装整洁、表达清晰、动作轻柔	2	1	0	0		
		核对医嘱及执行单、签名正确	2	1	0	0		
操作评估	8	了解病人病情充分	2	1	0	0		
		观察缺氧程度及痰液情况全面	3	2	1	0		
		检查气管切开套管及固定情况正确	3	2	1	0		
操作准备	病人 2	理解、配合	2	1	0	0		
	环境 2	符合操作要求	2	1	0	0		
	护士 2	洗手、戴口罩正确	2	1	0	0		
	用物 4	准备齐全、放置合理	4	3	2	1		
操作过程	核对解释 4	核对正确	2	1	0	0		
		解释清楚并取得合作	2	1	0	0		
	吸氧吸痰 8	卧位安置、面罩高流量给氧正确	3	2	1	0		
		戴手套、经口腔和鼻腔吸净气道及口鼻腔内痰液、脱手套正确	5	3	2	1		
	换内套管 22	取出内套管、吸净外套管内痰液方法正确	9	6	3	1		
		面罩高流量给氧正确	2	1	0	0		
		戴无菌手套、更换及固定内套管方法正确	9	6	3	1		
		观察病人呼吸通畅	2	1	0	0		
	切口换药 22	取出切口纱布正确	2	1	0	0		
		消毒切口及周围皮肤方法、顺序正确	9	7	5	3		
		更换切口纱布正确	3	2	1	0		
		更换系带正确,系带固定牢固	4	3	2	1		
		气管切口外盖 0.9% 氯化钠溶液纱布正确	2	1	0	0		
		脱手套正确	2	1	0	0		
	观察交代 4	观察病人反应正确	2	1	0	0		
		交代注意事项正确	2	1	0	0		
	整理记录 8	病人卧位舒适,整洁病床单位、清理用物	4	3	2	1		
		洗手、摘口罩、记录、签名正确	4	3	2	1		
操作评价	10	动作轻稳、准确、安全、无污染	4	3	2	1		
		关爱病人、沟通有效	3	2	1	0		
		操作熟练,时间不超过 15min	3	2	1	0		

项目	分值	考核评价要点	评分等级				得分	存在问题
			I	II	III	IV		
关键缺陷		无人文关怀、无沟通,无安全意识、查对不严,吸痰管混用或反复使用、严重污染,均不及格						
总分	100							

【护理评价】

1. 病人意识障碍程度是否减轻。

2. 病人心排出量、自主呼吸是否恢复至正常范围。

3. 病人呼吸困难程度是否减轻,缺氧是否改善,血氧分压、血氧饱和度是否增高。

4. 病人呼吸道是否通畅,有无痰鸣音。

5. 病人有无发生意外伤害。

6. 病人有无发生并发症或出现并发症能否及时被发现和治疗。

【拓展训练】

 案例

病人,男,58岁。病人1d前无明显诱因出现胸闷、胸痛,反复发作,无规律性,每次持续数分钟,疼痛部位为胸前区,偶可缓解,未经特殊诊治。病人1h前胸闷、胸痛再次发作并加重,呈持续性剧烈疼痛,伴心悸、气促、大汗,遂来医院急诊。心电图检查:窦性心律、ST-T改变。急诊以"冠心病"收住心血管内科。

入院后查体: T 36.2℃、P 66次/min、R 23次/min、BP 100/60mmHg,神志清楚,急性病容,双肺呼吸音粗、无明显干湿啰音,心前区无隆起、心音界稍扩大、心率66次/min、律齐、无明显杂音,双下肢无浮肿。发病以来,病人精神、饮食、睡眠及大小便稍差,体重无明显变化,体力明显下降。给予负荷量、双联抗血小板、抗凝、稳定斑块、扩冠等药物治疗,并急诊给予经皮冠状动脉介入治疗(percutaneous coronary intervention, PCI)。术中出现心室颤动,即予电除颤和心肺复苏,术后转入ICU进一步治疗。

术后第二日7:30,病人出现面部发绀、呼吸急促、全身湿冷及大汗淋漓。查体:体温不升、P 106次/min、R 30次/min、BP 80/50mmHg、SpO$_2$ 70%。急查血气分析:pH 7.20、PCO$_2$ 41mmHg、PO$_2$ 45mmHg,双肺闻及大量湿啰音。立即给予高流量吸氧、吸痰,急请麻醉师行气管切开术并连接呼吸机辅助通气,病人生命体征不稳定,应用多巴胺等药物对症治疗。

[情景与任务]

（一）紧急复苏

1. 情景导入　病人收住心血管内科，并急诊行 PCI，术中病人出现心室颤动。医生指示：立即电除颤、心肺复苏。

2. 工作任务　护士立即配合医生为病人进行电除颤和心肺复苏术。

（二）维持静脉输液

1. 情景导入　病人术后生命体征不稳定。医嘱：5% 葡萄糖溶液 250ml + 多巴胺 200mg i.v.gtt. 20 滴 /min，输液泵维持滴注。

2. 工作任务　护士为病人采用静脉留置针进行输液，并使用输液泵控制输液速度。

（三）改善通气

1. 情景导入　病人术后转入 ICU 进一步治疗。术后第二日 7:30 病人出现面部发绀、呼吸急促、全身湿冷及大汗淋漓。查体：体温不升、P 106 次 /min、R 30 次 /min、BP 80/50mmHg、SpO_2 70%。急查血气分析：pH 7.20、PCO_2 41mmHg、PO_2 45mmHg，听诊双肺闻及大量湿啰音。医嘱：高流量吸氧、吸痰，急请麻醉师行气管切开术，必要时连接呼吸机。

2. 工作任务　ICU 护士立即组织人力物力，协调合作完成上述护理工作。

（四）气道管理

1. 情景导入　病人行气管切开术后，使用呼吸机辅助通气。术后医嘱：气管切开术后护理，每日 2 次。

2. 工作任务　护士遵医嘱为病人实施气管切开术后护理。

[分析与实践]

（一）分析指引

1. 病人冠心病急性发作，入院后急诊行 PCI。护士应立即为病人做好术前准备，并备好急救药物和物品。

2. 病人在 PCI 术中突然出现心室颤动，短时间的心室颤动可迅速发展为心搏骤停，应立即给予电除颤，并进行心肺复苏。护士须立即组织人力物力、争分夺秒地配合医生实施抢救，并密切观察病情。

3. 病人术后第二日病情恶化，出现休克、中度缺氧和呼吸道分泌物聚积现象。护士应立即遵医嘱给予病人高流量吸氧，氧流量 >7L/min（氧浓度 >50%），以快速纠正缺氧；应及时给予经口鼻腔吸痰，以清除呼吸道分泌物、保持呼吸道通畅，改善通气。

4. 病人行气管切开术并连接呼吸机辅助呼吸，护士应加强气管切开护理，并严密观察病情及呼吸机运作情况，根据病情合理调节呼吸机各项参数，注意湿化呼吸道及采取有效措施促进排痰。

5. 病人病情危重，随时可能发生病情变化，需采用静脉留置针输液并维持静脉通畅，有利于实施抢救和用药。应根据病人年龄、病情、血管条件和药物滴注要求等合理选择静脉留置针和穿刺静脉。由于病人出现休克，需应用多巴胺等血管活性药物，用药剂量、浓度可直接影响血压的变化，需使用输液泵严格、准确控制输液速度。

（二）分组实践

1. 将全班学生分成若干小组，各小组针对上述案例、情景与任务，进行小组讨论分析，要求书面列出该病人的主要护理诊断／合作性问题，并初步制订护理计划。

2. 各小组成员分配任务，分别扮演护士、病人、家属、医生等不同角色，进行角色扮演、模拟综合实训。

（肖继红　李彦臻）

项目八 | 孕、产妇护理

08项目 数字内容

 案例

　　孕妇,27岁。孕妇因停经40周、规律宫缩3h就诊,以"孕1产0(G_1P_0),孕期40周,临产"收住产科。入院后查体:T 36.5℃、P 82次/min、R 21次/min、BP 110/70mmHg,发育正常,身高160cm,体重65kg,心肺无异常。产科检查:宫底剑突下三横指,胎位左枕前(LOA),宫缩30s/3~4min,胎心145次/min,骨盆内、外测量各径线值正常。阴道检查:先露头,坐骨棘水平上2cm(S^{-2}),宫颈展平,容三指尖,胎膜未破。估计胎儿3 500g。B超检查未提示异常。孕妇精神紧张,反复追问医护人员能否顺产,诉疼痛难忍,哭闹。

　　入院后自娩一活女婴,胎盘顺利娩出,子宫收缩良好,宫底位于脐下一横指,阴道流血量约200ml,产房观察2h无异常,送至母婴病房。产后3d遵医嘱出院。

　　产后56d,病人自觉外阴奇痒、灼痛,分泌物增多来院就诊。妇科检查:外阴红肿,阴道黏膜潮红,有斑块状白带附着于阴道壁,棉签不易拭去,宫颈糜烂样改变。白带常规:假丝酵母菌阳性。病人被诊断为"阴道假丝酵母菌病,宫颈糜烂样改变"。克霉唑150mg阴道上药,q.d.×7d。

【护理评估】

1. 孕妇,27 岁,G_1P_0,孕期 40 周,入院后精神紧张,反复追问医护人员能否顺产,诉疼痛难忍,哭闹。提示孕妇存在焦虑。

2. 产妇规律宫缩 3h 就诊,宫缩 30s/3～4min。提示产妇因宫缩产生疼痛。

3. 产妇发育正常,入院后各项检查均显示正常,说明可以正常分娩。但在正常分娩过程中仍可能存在新生儿窒息和产后出血等危险。

4. 病人产后 56d,自觉外阴奇痒、灼痛,分泌物增多。白带常规:假丝酵母菌阳性。提示病人因生殖系统感染、分泌物增多致舒适度改变。

【护理诊断/合作性问题】

1. 焦虑　与缺乏分娩知识和信心有关。

2. 疼痛　与逐渐增强的宫缩有关。

3. 潜在并发症:新生儿窒息、产后出血。

4. 舒适改变　与会阴伤口疼痛、生殖系统感染、分泌物增多有关。

【护理计划】

1. 护理目标

(1)孕妇情绪稳定,能描述正常分娩过程并主动参与,有信心正常分娩。

(2)产妇能在医护人员的指导下应用有效的方法缓解疼痛。

(3)未发生新生儿窒息和产后出血。

(4)病人外阴瘙痒、灼痛症状消失,白带正常。

2. 护理措施

(1)入院护理:协助办理入院手续,提供温馨、舒适的待产环境,完成入院护理评估。

(2)心理护理:耐心倾听,给予情感支持,增强产妇自然分娩的信心。建立良好的护患关系,使产妇能在产程中配合助产人员顺利分娩。

(3)疼痛护理:①利用播放产妇喜欢听的音乐等方法,转移其注意力。②介绍放松技巧。③适时给予抚摸、轻揉下腹部、握手等,以减轻疼痛。④产程中全程陪伴,并指导产妇用力。

(4)产程护理:①第一产程注意观察产程进展情况,适时做阴道检查以了解宫颈扩张情况及胎头下降程度。②产程中注意监测胎心音,一旦胎膜破裂,立即观察羊水的颜色、性状和量,并记录破膜时间。③做好待产、接生准备,鼓励产妇补充能量,每 2～4h 排尿 1 次,做好心理支持。④产后在产房观察 2h,重点观察血压、脉搏、子宫收缩情况、宫底高度、阴道流血量、膀胱充盈度、会阴及阴道有无血肿等,发现异常应及时处理。⑤帮助产妇接受新生儿,协助产妇和新生儿进行皮肤接触和早吸吮,建立母子情感。

(5)生殖系统感染护理:①向病人说明用药的目的和方法,以取得配合。②教会病人养成良好的卫生习惯。③告知病人性伴侣应同时治疗,预防重复感染。

一、产前护理

（一）情景与任务

1. 情景导入　孕妇，27 岁，G_1P_0，孕期 40 周。规律宫缩 3h，于 2:20 在家属陪同下就诊，立即收住产科。入院后精神紧张，反复追问医护人员能否顺产，诉疼痛难忍，哭闹。

2. 工作任务　护士为孕妇实施产科骨盆外测量、四步触诊、胎心监测，观察产程进展，并给予心理护理。

（二）操作评估

1. 孕妇情况　27 岁，G_1P_0，孕期 40 周，规律宫缩 3h 入院。入院后精神紧张，诉疼痛难忍，哭闹。

2. 操作目的　估计胎儿大小，确定胎方位、胎先露及入盆程度、胎心音正常与否、骨盆大小和宫缩情况等，以帮助产妇选择最佳的分娩方式，并消除产妇的焦虑情绪。

3. 项目分析　影响分娩的 4 个因素包括产力、产道、胎儿和产妇的精神心理状态。产科四步触诊可以估计胎儿大小、判断胎方位及先露入盆程度，骨盆外测量可以估计骨产道的大小，进而判断胎儿能否顺利通过骨产道。胎心监测是判断胎儿宫内安危的重要指标，产程中要重点监测。做好产妇的心理护理是产程顺利进展的重要保证。

（三）操作计划

1. 耐心疏导，讲解分娩的相关知识，分娩过程、配合要点等，并教会产妇缓解疼痛的方法，如听音乐、与其他产妇多交流等，把家属带入产程过程中，以缓解产妇紧张、焦虑情绪。

2. 计算孕妇预产期，核实孕周，测量宫高、腹围。

3. 为孕妇实施骨盆外测量、四步触诊和胎心听诊。

4. 观察并记录产妇阴道流血量、羊水量和子宫收缩频率，注意观察产程进展，做好胎心监测。必要时行超声检查。

5. 指导产妇取左侧卧位，以增加对胎儿的供氧。

（四）操作流程与测评标准

技能1　骨盆外测量

1. 操作流程

操作程序	简要流程	操作要点
护士准备	素质要求	着装整洁、表达清晰、动作轻柔
操作评估	孕妇情况	孕妇年龄，孕产次，孕周，心理状态，合作程度，孕期产检情况，宫缩情况
	设备情况	检查床性能是否完好、无损坏

操作程序	简要流程	操作要点
操作准备	孕妇准备	了解检查目的、过程、注意事项及配合要点,愿意合作,已排空膀胱
	环境准备	整洁安静、温湿度及光线适宜,有拉帘或屏风遮挡
	护士准备	洗手,戴口罩
	用物准备	骨盆外测量仪
操作过程	核对解释	核对孕妇,解释并取得合作
	安置体位	扶孕妇至检查床旁,再次确认孕妇已排空膀胱,护士站于孕妇右侧,协助孕妇上检查床,脱去右侧裤腿、取伸腿平卧位
	测髂棘间径	协助孕妇取伸腿平卧位,护士两示指触摸孕妇两侧髂前上棘并标示,将骨盆测量仪两脚分别置于孕妇两侧髂前上棘外缘,读取测量数值并记录,正常值为23~26cm(图8-1)
	测髂嵴间径	嘱孕妇保持伸腿平卧位,护士两示指触摸孕妇两侧髂骨最外侧突起的髂嵴并标示,将骨盆测量仪两脚分别置于孕妇两侧髂嵴外缘最宽处,读取测量数值并记录,正常值为25~28cm(图8-2)
	测骶耻外径	协助孕妇取左侧卧位,右腿伸直、左腿屈曲,护士右手触摸耻骨联合上缘中点并标示,左手在髂嵴最高点向下延线与脊柱相交点下1~1.5cm处标示(即米氏菱形窝的上角),将骨盆测量仪两脚分别置于两处标示点,读取测量数值并记录,正常值为18~20cm(图8-3)
	测坐骨结节间径	协助孕妇取平卧位,两腿屈曲、双手抱膝,护士用拇指分别触摸两侧坐骨结节并标示,将骨盆测量仪两脚分别置于两侧坐骨结节内侧缘,读取测量数值并记录,正常值为8.5~9.5cm(图8-4)
	观察告知	观察孕妇反应,询问孕妇感受,告知检查结果,交代注意事项
	整理记录	协助孕妇整理衣物、离床,整理检查床,清理用物,洗手,摘口罩,记录测量数值、签名
操作评价	孕妇感受	安全、无不适
	操作效果	测量方法正确,测量结果准确,沟通有效、指导正确

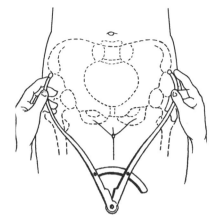

图 8-1　测量髂棘间径

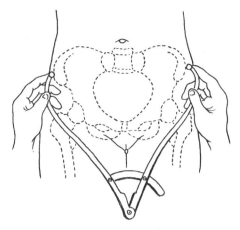

图 8-2　测量髂嵴间径

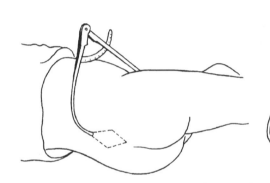

图 8-3　测量骶耻外径

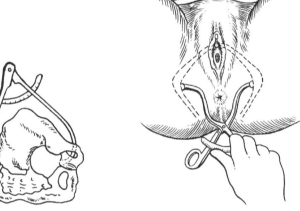

图 8-4　测量坐骨结节间径
（出口横径）

2. 操作关键点

（1）严格查对制度，做好职业防护。

（2）注意保暖，保护孕妇隐私。

（3）检查前嘱孕妇排空膀胱，接触孕妇前先温暖双手，触诊及测量动作轻柔、准确。

（4）如测量结果异常应报告医生。

3. 操作测评标准

项目		分值	考核评价要点	评价等级				得分	存在问题
				I	II	III	IV		
护士准备		4	着装整洁、表达清晰、动作轻柔	4	3	2	1		
操作评估		6	了解孕妇情况全面	4	2	1	0		
			检查设备性能完好	2	1	0	0		
操作准备	孕妇	3	理解、配合，已排空膀胱	3	2	1	0		
	环境	3	符合产科检查操作要求	3	2	1	0		

项目		分值	考核评价要点	评价等级				得分	存在问题
				I	II	III	IV		
操作准备	护士	2	洗手、戴口罩正确	2	1	0	0		
	用物	2	准备齐全，放置合理	2	1	0	0		
操作过程	核对解释	4	核对正确	2	1	0	0		
			解释清楚并取得合作	2	1	0	0		
	安置体位	4	确认孕妇已排空膀胱，护士站位正确	2	1	0	0		
			协助孕妇上检查床、安置体位正确	2	1	0	0		
	测髂棘间径	14	协助孕妇平卧位正确	4	3	2	1		
			测量点定位准确、测量方法正确	7	5	3	1		
			测得数值准确	3	2	1	0		
	测髂嵴间径	12	嘱孕妇保持平卧位正确	2	1	0	0		
			测量点定位准确、测量方法正确	7	5	3	1		
			测得数值准确	3	2	1	0		
	测骶耻外径	12	协助孕妇左侧卧位正确	2	1	0	0		
			测量点定位准确、测量方法正确	7	5	3	1		
			测得数值准确	3	2	1	0		
	测坐骨结节间径	12	协助孕妇平卧位正确	2	1	0	0		
			测量点定位准确、测量方法正确	7	5	3	1		
			测得数值准确	3	2	1	0		
	观察告知	4	观察、询问正确	2	1	0	0		
			告知检查结果、交代注意事项正确	2	1	0	0		
	整理记录	8	协助孕妇整理衣物、离床正确	2	1	0	0		
			整理检查床、清理用物正确	2	1	0	0		
			洗手、摘口罩、记录、签名正确	4	3	2	1		
操作评价		10	关爱孕妇、沟通有效、指导正确、服务周到	3	2	1	0		
			测量方法正确，测量结果准确	3	2	1	0		
			操作熟练、准确、安全，时间不超过 15min	4	3	2	1		
关键缺陷			无人文关怀、无沟通、无安全意识、查对不严，测量方法错误、测量结果不准确等均不及格						
总分		100							

技能 2　四步触诊

1. 操作流程

操作程序	简要流程	操作要点
护士准备	素质要求	着装整洁、表达清晰、动作轻柔
操作评估	孕妇情况	年龄、孕产次、孕周、心理状态、合作程度、孕期产检情况、宫缩情况
	设备情况	检查床性能是否完好、无损坏
操作准备	孕妇准备	了解检查目的、过程、注意事项和配合要点，愿意合作，已排空膀胱
	环境准备	整洁安静、温湿度及光线适宜，有拉帘或屏风遮挡
	护士准备	洗手，戴口罩
	用物准备	塑料皮尺
操作过程	核对解释	核对孕妇，解释并取得合作
	安置体位	扶孕妇至检查床旁，再次确认孕妇已排空膀胱；护士站于孕妇右侧，协助孕妇上检查床、双腿略屈外展、充分暴露腹部；护士双手抚摸孕妇腹部使其放松、消除紧张情绪
	四步触诊	第一步：护士面向孕妇头部，双手置于子宫底部；先确定子宫底高度，估计宫底高度与孕周是否相符；再以双手指腹交替轻推，分辨宫底处是胎体的哪一部分，圆而硬有浮球感的为胎头、宽而软不规则的为胎臀（图8-5） 第二步：护士面向孕妇头部，两手置于子宫两侧；一手固定、另一手深按，两手交替进行，分辨胎背及胎儿四肢各在母体腹壁的哪一侧；平坦饱满者为胎背，高低不平、有结节者为胎儿肢体（图8-6） 第三步：护士面向孕妇头部，右手拇指与其余四指分开、置于耻骨联合上方，握住先露部、检查是胎头还是胎臀，并左右推动以确定是否衔接；如先露仍高浮表示尚未衔接，如已衔接则胎先露部不能被推动（图8-7） 第四步：护士面对病人足部，两手分别插入先露部两侧，向骨盆入口深按、再次核对先露部的判断是否正确，并确定先露部入盆程度（图8-8）
	观察告知	观察孕妇反应，询问孕妇感受，告知检查结果，交代注意事项

操作程序	简要流程	操作要点
操作过程	整理记录	协助孕妇整理衣物、离床，整理检查床，清理用物，洗手，摘口罩，记录胎方位、胎先露及先露入盆程度，签名
操作评价	孕妇感受	安全、无不适
	操作效果	检查手法正确，对检查结果判断准确，沟通有效、指导正确

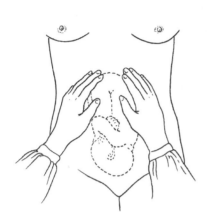

图 8-5　四步触诊第一步

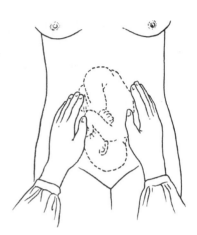

图 8-6　四步触诊第二步

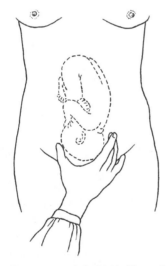

图 8-7　四步触诊第三步

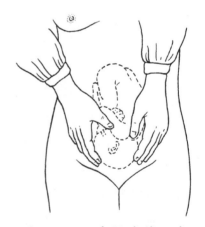

图 8-8　四步触诊第四步

2. 操作关键点

（1）严格查对制度，做好职业防护。

（2）注意保暖，保护孕妇隐私。

（3）检查前嘱孕妇排空膀胱，接触孕妇前先温暖双手，触诊动作轻柔、准确。

（4）为了触诊清楚，触诊过程中可逐渐加力，但要注意观察孕妇反应，如有不适应立即停止操作。

3. 操作测评标准

项目		分值	考核评价要点	评分等级				得分	存在问题
				I	II	III	IV		
护士准备		4	着装整洁、表达清晰、动作轻柔	4	3	2	1		
操作评估		6	了解孕妇情况全面	4	2	1	0		
			检查设备性能完好	2	1	0	0		
操作准备	孕妇	3	理解、配合,已排空膀胱	3	2	1	0		
	环境	3	符合产科检查操作要求	3	2	1	0		
	护士	2	洗手、戴口罩正确	2	1	0	0		
	用物	2	准备齐全,放置合理	2	1	0	0		
操作过程	核对解释	4	核对正确	2	1	0	0		
			解释清楚并取得合作	2	1	0	0		
	安置体位	4	确认孕妇已排空膀胱	1	0	0	0		
			协助孕妇上检查床、安置体位、放松正确	3	2	1	0		
	四步触诊	50	第一步:护士站位及触诊手法正确	9	7	5	3		
			结果判断及估计胎儿大小准确	5	3	2	1		
			第二步:护士站位及触诊手法正确	9	7	5	3		
			结果判断准确	3	2	1	0		
			第三步:护士站位及触诊手法正确	9	7	5	3		
			结果判断准确	3	2	1	0		
			第四步:护士站位及触诊手法正确	9	7	5	3		
			结果判断准确	3	2	1	0		
	观察告知	4	观察、询问正确	2	1	0	0		
			告知检查结果、交代注意事项正确	2	1	0	0		
	整理记录	8	协助孕妇整理衣物、离床正确	2	1	0	0		
			整理检查床、清理用物正确	2	1	0	0		
			洗手、摘口罩、记录检查结果、签名正确	4	3	2	1		
操作评价		10	关爱孕妇、沟通有效、指导正确、服务周到	3	2	1	0		
			检查手法正确,判断结果准确	3	2	1	0		
			操作熟练、准确、安全,时间不超过5min	4	3	2	1		
关键缺陷			无人文关怀、无沟通,无安全意识、查对不严,检查方法错误、检查结果判断不准确等均不及格						
总分		100							

技能 3 胎心监测

1. 操作流程

操作程序	简要流程	操作要点
护士准备	素质要求	着装整洁、表达清晰、动作轻柔
操作评估	孕妇情况	孕妇年龄，孕产次，孕周，心理状态，合作程度，孕前产检情况，宫缩情况
	设备情况	检查床性能是否完好、无损坏
操作准备	孕妇准备	了解检查目的、过程、注意事项和配合要点，并愿意合作
	环境准备	清洁安静、温湿度及光线适宜，有拉帘或屏风遮挡
	护士准备	洗手，戴口罩
	用物准备	治疗车上层：胎心听诊器、表、多普勒胎心听诊仪 治疗车下层：医疗废物桶、生活垃圾桶
操作过程	核对解释	核对孕妇，解释并取得合作
	安置体位	扶孕妇至检查床旁，护士站于孕妇右侧，协助孕妇上检查床、取平卧位，充分暴露腹部
	胎心听诊	胎心听诊器听诊：根据胎方位选择听诊部位，在靠近胎背侧上方的孕妇腹壁听胎心音最清楚。枕先露在脐下方左或右侧，臀先露在脐上方左或右侧，肩先露在脐部下方。将胎心听诊器置于听诊部位，听诊（图 8-9），计时 1min，计数胎心音。正常胎心音 110～160 次/min 多普勒胎心听诊仪听诊：先根据胎方位确定胎心听诊部位，听诊部位涂耦合剂，将多普勒胎心听诊仪探头充分接触听诊部位，听诊（图 8-10），计时 1min，计数胎心音
	观察告知	观察孕妇反应，询问孕妇感受，告知检查结果，交代注意事项
	整理记录	协助孕妇整理衣物、离床，整理检查床，清理用物，洗手，摘口罩，记录胎心音、签名
操作评价	孕妇感受	安全、无不适
	操作效果	听诊部位正确，听诊结果准确，沟通有效、指导正确

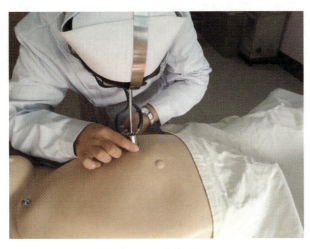

图 8-9　听诊胎心

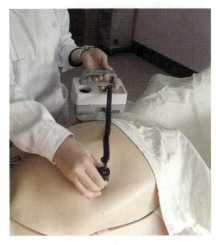

图 8-10　多普勒仪听胎心

2. 操作关键点

（1）严格查对制度，做好职业防护。

（2）注意保暖，保护孕妇隐私。

（3）不宜在孕妇空腹或饱食状态下行胎心监测，如有宫缩应在宫缩间歇时听诊胎心音。

3. 操作测评标准

项目		分值	考核评价要点	评分等级				得分	存在问题
				I	II	III	IV		
护士准备		4	着装整洁、表达清晰、动作轻柔	4	3	2	1		
操作评估		8	了解孕妇情况全面	6	4	2	1		
			检查设备性能完好	2	1	0	0		
操作准备	孕妇	3	理解、配合，已排空膀胱	3	2	1	0		
	环境	3	符合产科检查操作要求	3	2	1	0		
	护士	3	洗手、戴口罩正确	3	2	1	0		
	用物	3	准备齐全，放置合理	3	2	1	0		
操作过程	核对解释	5	核对正确	2	1	0	0		
			解释清楚并取得合作	3	2	1	0		
	安置体位	5	确认孕妇已排空膀胱，护士站位正确	2	1	0	0		
			协助孕妇上检查床、安置体位正确	3	2	1	0		
	胎心听诊	40	确定听诊部位正确	9	7	5	3		
			放置胎心听诊器或多普勒胎心听诊仪正确	9	7	5	3		
			接触良好，听诊清晰	9	7	5	3		
			计时正确、计数准确	9	7	5	3		
			判断胎心音结果正确	4	3	2	1		

项目		分值	考核评价要点	评分等级				得分	存在问题
				I	II	III	IV		
操作过程	观察告知	6	观察、询问正确	2	1	0	0		
			告知检查结果,交代注意事项正确	4	3	2	1		
	整理记录	10	协助孕妇整理衣物、离床正确	4	3	2	1		
			整理检查床、清理用物正确	2	1	0	0		
			洗手、摘口罩、记录、签名正确	4	3	2	1		
操作评价		10	关爱孕妇、沟通有效、指导正确、服务周到	3	2	1	0		
			听诊部位正确,听诊结果准确	3	2	1	0		
			操作熟练、准确、安全,时间不超过5min	4	3	2	1		
关键缺陷			无人文关怀、无沟通,无安全意识、查对不严,听诊方法错误、听诊结果不准确等均不及格						
总分		100							

二、产中护理

(一)情景与任务

1. 情景导入　产妇2:20入院后产程进展顺利,13:20破膜、羊水清,13:40宫口开全,送产妇入产房并协助上产床。护士行会阴消毒、铺产台,指导产妇屏气用力,产妇能主动配合。产妇于14:10顺娩一活女婴,阿普加评分(Apgar score)1-5-10min均为10分。14:20胎盘娩出,胎盘胎膜剥离完整,子宫收缩良好、宫底位于脐下一横指,软产道无裂伤,阴道流血量约200ml。产房观察2h产妇无异常,送至母婴病房。

2. 工作任务　接生护士为产妇实施会阴擦洗消毒、铺产台、接生、新生儿断脐等处理,正确协助胎盘娩出,检查软产道,同时做好产时心理护理。

(二)操作评估

1. 产妇情况　于13:40宫口开全,提示产妇已进入第二产程。

2. 操作目的　确保产妇正确使用腹压,积极参与、控制和配合分娩过程;确保产妇及新生儿健康平安,没有感染及产伤;预防产后出血;协助产妇接受新生儿,并开始亲子互动。

3. 项目分析

(1)指导产妇屏气用力和给予适时的心理护理可以使产妇积极参与、控制和配合分娩过程,有利于产程的顺利进行。

(2)会阴擦洗消毒、铺产台可以确保无菌的分娩环境,降低分娩过程中感染的概率。

（3）正确的接生可以避免胎儿娩出时造成产妇会阴严重裂伤，同时使胎儿安全娩出。胎儿娩出后需立即正确处理新生儿，保暖是复苏的第一步，保持呼吸道通畅是预防新生儿窒息的有效措施。

（4）产后出血80%发生在产后2h，做好产后2h病情观察是预防产后出血的有效途径。

（三）操作计划

1. 安排家属陪伴分娩，以缓解产妇紧张情绪。

2. 严密观察子宫收缩情况、宫颈扩张情况、胎头下降程度等产程进展情况，每5~10min听胎心音1次。必要时给予胎心监测及心电血氧监测。

3. 进入第二产程后指导产妇屏气用力，嘱产妇两手紧握产床把手、双脚蹬在产床上，在宫缩开始时深吸一口气、向下屏气使用腹压，如排大便样；宫缩间歇期全身放松；第二产程期间，护士应陪伴在产妇旁，及时提供产程进展信息，给予安慰、支持和鼓励，以缓解产妇紧张、恐惧情绪。

4. 初产妇宫口开全、经产妇宫口开大4cm且宫缩规律有力时，实施会阴擦洗消毒；接生者遵循无菌技术操作原则，进行外科洗手、穿无菌手术衣和戴无菌手套；铺好消毒巾，打开产包，接生。

5. 胎儿娩出后，进行新生儿断脐和阿普加评分；协助胎盘娩出，检查胎盘胎膜的完整性；检查软产道；正确填写分娩记录单。

6. 帮助产妇接受新生儿，产后"三早"（早皮肤接触、早开奶、早吸吮）尽早开始。

7. 产后观察2h无异常，送产妇和新生儿至母婴病房。重点观察产妇生命体征、子宫收缩情况、阴道流血量、膀胱充盈程度等。

（四）操作流程与测评标准

技能4 会阴擦洗消毒、铺产台、接生、新生儿断脐

1. 操作流程

操作程序	简要流程	操作要点
护士准备	素质要求	着装整洁、表达清晰、动作轻柔
操作评估	产妇情况	产妇年龄，孕产次，孕周，胎位，骨盆大小，心理状态，合作程度，孕期产检情况，对经阴道分娩的心理准备
	环境情况	室内是否安静整洁、关闭门窗，温湿度及光线是否适宜，空气是否消毒
操作准备	产妇准备	了解分娩过程可能出现的不适及配合要点，愿意合作，有自然分娩的信心
	环境准备	安静整洁，已关闭门窗，光线适宜，开放暖气或空调以保证温湿度适宜，已空气消毒

操作程序	简要流程	操作要点
操作准备	护士准备	洗手,戴口罩、圆帽
	用物准备	一次性会阴垫巾 2 块,消毒弯盘 3 个、无菌镊子或卵圆钳 3 把、无菌干棉球、无菌干纱布、38～40℃肥皂水、温开水、1% 聚维酮碘、5% 聚维酮碘、75% 乙醇,产包(内有口罩、外科手套、手术衣、治疗巾、纱布块、产垫、小垫、脐带卷、脐带绳、脐带扎、棉签、腿套、包布等)(图 8-11)、护脐包(内有脐带布、脱脂纱布、背胶、护脐纸等),聚血盘、新生儿吸痰管或洗耳球等
操作过程	核对解释	核对产妇,解释并取得合作
	安置体位	协助产妇上产床,取平卧位,两腿屈曲分开露出外阴部,臀下垫一次性会阴垫
	准备工作	预热复苏台,检查吸痰机,检查产包是否在有效期内
	清洁双手	七步洗手
	指导用力	在产妇宫口开全后指导其正确使用腹压
	会阴消毒	①肥皂水擦洗:右手持卵圆钳夹无菌肥皂水棉球或用蘸有无菌肥皂水的大棉棒擦洗会阴,顺序为小阴唇→大阴唇(由上而下)→阴阜(横向)→大腿内侧上 1/3(顺大腿方向)→会阴→肛门周围(由外向内弧形),见图 8-12 内数字(1、2、3、4)及指示线②温开水冲洗:右手持卵圆钳夹无菌干纱布或大棉球堵于阴道口,防止液体进入阴道,左手持冲水壶(内盛 38～40℃温水1 000ml),冲洗顺序为阴阜→大阴唇→小阴唇→大腿内侧上1/3→会阴→肛门周围③消毒液擦洗:右手持卵圆钳夹 1% 聚维酮碘棉球或用蘸有 1% 聚维酮碘的大棉棒消毒外阴部,顺序同肥皂水擦洗,范围不得超越已消毒区
	检查产包	嘱产妇抬高臀部,更换清洁会阴垫,检查产包无破损、在有效期内,打开第一层包布
	消毒双手	外科洗手
	穿衣铺巾	打开第二层包布,穿无菌手术衣、戴无菌手套,铺臀巾(不低于产妇腰部)、腿套、洞巾(图 8-13),铺无菌巾于复苏台上。产床铺单原则:从近到远,由内向外
	会阴侧切	必要时在会阴部神经阻滞麻醉下行会阴切开

操作程序	简要流程	操作要点
操作过程	助产分娩	①胎头拔露使会阴后联合紧张时，在会阴部盖消毒巾；接生者右肘支在产床上，右手拇指与其余四指分开、利用右手大鱼际肌顶住会阴部，宫缩时向上内方托压，同时左手轻轻下压胎头枕部，协助胎头俯屈和使胎头缓慢下降（图 8-14）；宫缩间歇时保护会阴的手稍放松。若采用不保护会阴接生法，应注意控制胎头娩出速度 ②当完全俯屈的胎头下降达到阴道外口时，协助胎头仰伸（图 8-15）；此时若宫缩强，嘱产妇呼气，在宫缩间歇时向下屏气，使胎头缓慢娩出；右手仍注意保护会阴，左手拇指自鼻根向下颏挤压，挤出胎儿口鼻内的黏液和羊水，指导产妇呼气 ③协助胎头复位及外旋转，左手向下轻压胎儿颈部，使前肩从耻骨弓下先娩出（图 8-16），再托胎儿颈部向上，使后肩缓慢娩出（图 8-17）；双肩娩出后，保护会阴的右手放松，双手协助胎体、下肢相继娩出 ④在产妇臀下放一聚血盘接血，以测量出血量 ⑤记录新生儿娩出时间，擦干新生儿，注意保暖，用洗耳球清理呼吸道、先口后鼻
	确认性别	抱新生儿给产妇看性别
	脐部处理	待脐带搏动消失后，在距脐根部 15～20cm 处用两把止血钳钳夹，两钳相距 2～3cm，在两钳之间剪断脐带
	婴儿处理	①将新生儿抱至复苏台（新生儿头部靠近接生者），用新生儿吸痰管或洗耳球吸除新生儿鼻腔及咽部的黏液和羊水，当确认呼吸道黏液和羊水已吸净而新生儿仍未啼哭时，用手轻拍新生儿足底，改变新生儿身体方向、将双下肢靠近接生者 ②进行阿普加评分：分别在新生儿出生 1min、5min、10min 时评分 ③用 75% 乙醇消毒脐带根部及周围（自脐带根部向上），在距脐根 0.5cm 处用套入气门芯的止血钳夹住，在其上端 0.5cm 处将脐带剪断，牵拉丝线将气门芯拉长套在脐带上（图 8-18），取下止血钳，挤出脐带断面残余血，取一切纱放于脐周保护新生儿皮肤，用 5% 聚维酮碘或 75% 乙醇消毒脐带断面，待断面干后用无菌纱布覆盖，再用护脐包包扎 ④将新生儿交给台下护士

操作程序	简要流程	操作要点
操作过程	助娩胎盘	确认胎盘已完全剥离时,左手握住宫底(拇指置于子宫前壁,其余四指置于子宫后壁)并按压,同时右手轻拉脐带;当胎盘大部分娩出至阴道口时,接生者用双手捧住胎盘、向一个方向旋转并缓慢向外牵引,直至全部胎盘胎膜娩出(图8-19、图8-20)
	检查胎盘胎膜	将胎盘平铺在接生台上,暴露母体面,用纱块蘸去胎盘小叶表面的血,仔细检查胎盘小叶有无缺损,测量胎盘大小;将胎盘提起,检查胎膜是否完整及胎膜边缘有无血管断裂、副胎盘。测量脐带长度;交给台下护士测量胎盘重量,记录
	查软产道	左手分开两侧大小阴唇,右手拿一无菌纱布,擦尽阴道内血迹,仔细检查会阴、小阴唇内侧、尿道口周围、阴道穹及宫颈有无裂伤。若有裂伤或会阴侧切,及时按解剖层次缝合
	整理记录	清点器械、脱手术衣及手套、清理用物、洗手、摘口罩;台下护士协助产妇躺好,将新生儿抱到产妇手中,鼓励产妇早哺乳;记录、签名
	观察指导	留产妇在产房观察2h,分别在15min、30min、60min、90min、120min监测血压、脉搏、阴道出血量、子宫高度、膀胱充盈情况、会阴缝合处有无血肿等,如无异常送产妇和新生儿至母婴病房
操作评价	产妇感受	疼痛减轻、安全、满意
	操作效果	符合无菌技术操作原则,操作熟练、准确,无软产道损伤、无新生儿窒息,沟通有效、指导正确

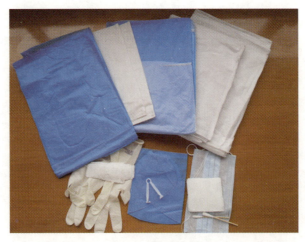

图8-11　产包内物品

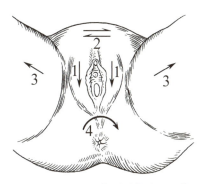

图 8-12　肥皂水擦洗顺序

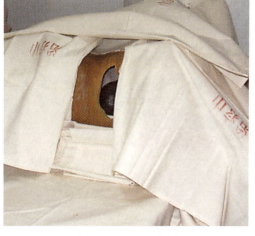

图 8-13　铺产台

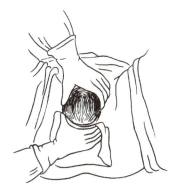

图 8-14　保护会阴协助胎儿娩出

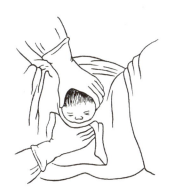

图 8-15　协助胎头仰伸

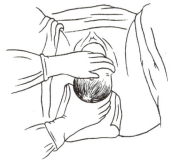

图 8-16　协助前肩娩出

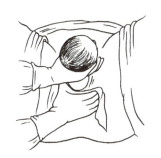

图 8-17　协助后肩娩出

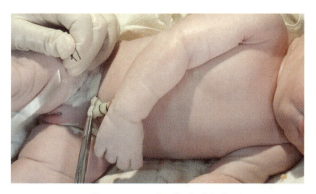

图 8-18　新生儿断脐

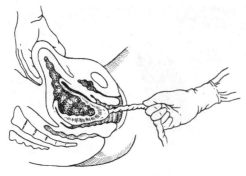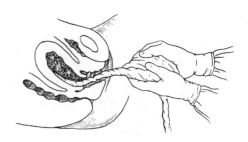

图 8-19　协助胎盘、胎膜娩出（1）　　　　图 8-20　协助胎盘、胎膜娩出（2）

2. 操作关键点

（1）严格查对制度和无菌技术操作原则，做好职业防护。

（2）会阴消毒须按顺序擦洗，原则上一个部位 1 个棉球，防止感染。

（3）正确指导产妇运用产力，操作轻柔、准确，避免软产道损伤。

（4）保持新生儿呼吸道通畅，做好保暖和检查。

（5）宫体变硬、宫底升高达脐上、阴道口外露的脐带自行延长不再回缩、阴道少量流血等为胎盘剥离征象，需待胎盘完全剥离后才能协助娩出。胎膜排出过程中若发现胎膜部分断裂，用血管钳夹住断裂上端的胎膜，再继续向原方向旋转，直至胎膜完全娩出。

3. 操作测评标准

项目		分值	考核评价要点	评分等级				得分	存在问题
				I	II	III	IV		
护士准备		2	着装整洁、表达清晰、动作轻柔	2	1	0	0		
操作评估		4	了解产妇情况全面	3	2	1	0		
			检查环境正确	1	0	0	0		
操作准备	产妇	2	理解、配合，有自然分娩的信心	2	1	0	0		
	环境	2	符合产房接生要求，温湿度及光线适宜	2	1	0	0		
	护士	2	洗手、戴口罩及圆帽正确	2	1	0	0		
	用物	3	准备齐全，放置合理	3	2	1	0		
操作过程	核对解释	2	核对正确，解释清楚并取得合作	2	1	0	0		
	安置体位	2	上产床时机正确，安置体位正确	2	1	0	0		
	准备工作	2	预热复苏台、检查吸痰机和产包正确	2	1	0	0		
	清洁双手	2	七步洗手正确	2	1	0	0		
	指导用力	2	指导产妇使用腹压正确	2	1	0	0		

项目		分值	考核评价要点	评分等级				得分	存在问题
				I	II	III	IV		
操作过程	会阴消毒	6	肥皂水擦洗会阴部方法、顺序正确	2	1	0	0		
			温开水冲洗会阴部方法、顺序正确	2	1	0	0		
			消毒液擦洗会阴部方法、顺序正确	2	1	0	0		
	检查产包	2	抬高臀部、换清洁会阴垫正确	1	0	0	0		
			检查产包、打开第一层包布正确	1	0	0	0		
	消毒双手	3	外科洗手正确，双手举放胸前	3	2	1	0		
	穿衣铺巾	6	打开第二层包布正确	1	0	0	0		
			穿手术衣、戴手套正确	3	2	1	0		
			铺臀巾、穿腿套、铺洞巾、铺复苏台正确	2	1	0	0		
	会阴侧切	2	必要时会阴侧切正确	2	1	0	0		
	助产分娩	21	摆放用物正确，开始保护会阴时间适宜	2	1	0	0		
			协助胎头俯屈、仰伸正确	3	2	1	0		
			宫缩过强时指导正确，保护会阴及时	2	1	0	0		
			挤出新生儿口鼻内黏液和羊水正确	2	1	0	0		
			指导产妇呼气正确	1	0	0	0		
			协助胎头复位及外旋转正确	3	2	1	0		
			协助前肩和后肩娩出正确	3	2	1	0		
			保护会阴的手放松时间适宜	1	0	0	0		
			协助胎体及下肢娩出正确	2	1	0	0		
			测量产妇出血量正确	1	0	0	0		
			记录娩出时间、保暖正确	1	0	0	0		
	确认性别	2	与产妇确认新生儿性别正确	2	1	0	0		
	脐部处理	2	脐部处理及剪断脐断正确	2	1	0	0		
	婴儿处理	4	清理新生儿呼吸道、阿普加评分正确	2	1	0	0		
			断脐方法正确	2	1	0	0		
	助娩胎盘	4	确认胎盘已完全剥离、协助胎盘娩出正确	4	3	2	1		
	检查胎盘胎膜	3	检查胎盘、胎膜完整性正确	3	2	1	0		
	查软产道	3	检查软产道方法正确	2	1	0	0		
			如有伤口，缝合及时、方法正确	1	0	0	0		

项目		分值	考核评价要点	评分等级				得分	存在问题
				I	II	III	IV		
操作过程	整理记录	4	清点器械、脱手术衣及手套、清理用物、洗手、摘口罩正确	2	1	0	0		
			产妇体位舒适，接纳新生儿，哺乳及时	1	0	0	0		
			记录、签名正确	1	0	0	0		
	观察指导	3	产妇留观时间适宜，观察内容正确	3	2	1	0		
操作评价		10	关爱产妇和新生儿，沟通有效，指导正确，动作轻柔	3	2	1	0		
			无菌观念强，全程无污染	3	2	1	0		
			操作规范，熟练，时间不超过30min	4	3	2	1		
关键缺陷			无人文关怀、无沟通，无安全意识、查对不严，严重污染等均不及格						
总分		100							

三、产后护理

（一）情景与任务

1. 情景导入　产妇分娩当日，生命体征平稳。产科检查：子宫收缩良好、宫底平脐，恶露量多鲜红，可见少量坏死组织及蜕膜，会阴轻度水肿。长期医嘱：0.02%~0.05%聚维酮碘外阴擦洗 b.i.d.。

2. 工作任务　护士遵医嘱为产妇实施外阴擦洗。

（二）操作评估

1. 产妇情况　恶露量多鲜红，可见少量坏死组织及蜕膜，会阴轻度水肿。

2. 操作目的　保持外阴清洁干燥，预防感染。

3. 项目分析　产褥初期，为保持外阴干燥，预防感染，常规给予外阴擦洗。恶露的量、颜色、气味及子宫复旧情况是观察有无产褥感染的重要指标，产后应在每日的同一时间观察恶露及子宫复旧情况。如恶露出现异味，应报告医生及时处理。

（三）操作计划

1. 做好产后会阴护理，遵医嘱用 0.02%~0.05% 聚维酮碘溶液外阴擦洗，每日 2 次。

2. 做好产后病情监测，测量生命体征，如体温超过 38℃应每 2h 检测一次体温并报告医生。每日在同一时间观察恶露及子宫复旧情况，如发现异常应及时排空膀胱，进行腹壁按摩子宫，并遵医嘱给予子宫收缩剂。如恶露有异味，提示有感染可能，应配合医生做好血液和组织培养标本采集，并遵医嘱应用抗生素。

3. 检测宫底高度、膀胱排空情况及母乳喂养情况。

4. 指导产妇保持外阴清洁和正确母乳喂养。

（四）操作流程与测评标准

技能 5　外阴擦洗

1. 操作流程

操作程序	简要流程	操作要点
护士准备	素质要求	着装整洁、表达清晰、动作轻柔
	核对签名	核对医嘱及执行单,签名
操作评估	产妇病情	年龄、生命体征、意识状态、心理状态、对外阴擦洗的认知和合作程度
	局部情况	询问产时、产后阴道流血情况,会阴有无侧切、撕裂伤,局部皮肤有无红肿、感染、硬结
操作准备	产妇准备	了解操作目的、方法、注意事项及配合要点,愿意合作;体位舒适,已排空膀胱
	环境准备	整洁安静、温湿度及光线适宜、关闭门窗,有床帘或屏风遮挡
	护士准备	洗手,戴口罩
	用物准备	治疗车上层:一次性会阴垫、消毒弯盘 2 个、长镊子、卵圆钳、浸有 0.02%～0.05% 聚维酮碘溶液大棉球数个、无菌干纱布、手消毒凝胶(图 8-21)、无菌手套、治疗单、笔、表 治疗车下层:医疗废物桶、生活垃圾桶
操作过程	核对解释	核对产妇,解释并取得合作
	安置体位	拉床帘遮挡产妇,护士站于产妇右侧,协助产妇取平卧位,脱去对侧裤腿盖于近侧腿上,必要时加盖浴巾,被子中下段折叠盖好对侧腿,两腿屈曲分开暴露外阴部,臀下垫一次性会阴垫
	外阴擦洗	戴无菌手套,左手持镊子夹取浸有 0.02%～0.05% 聚维酮碘溶液的棉球,递给右手所持的卵圆钳,如棉球液体过多可用镊子和卵圆钳拧干;右手持卵圆钳夹棉球擦洗外阴(图 8-22),共擦洗 3 次。 第 1 次:自上而下、由外而内,首先擦去外阴的血迹、分泌物及其他污垢,顺序为阴阜→大腿内侧上 1/3(由外向内)→大阴唇→小阴唇→会阴→肛周→肛门 第 2 次:自内而外或以伤口为中心逐渐向外,顺序为小阴唇→大阴唇→阴阜→大腿内侧上 1/3(由内向外)→会阴→肛周→肛门。 第 3 次同第 2 次。必要时多擦洗几次至干净。 用镊子夹取无菌纱布擦干外阴部残留液体,撤会阴垫、脱手套

操作程序	简要流程	操作要点
操作过程	观察指导	观察产妇反应，询问产妇感受，指导产妇保持外阴部清洁
	整理记录	协助产妇在外阴部垫卫生巾，穿好裤子，清理用物，洗手，摘口罩，记录、签名
操作评价	产妇感受	安全舒适、无特殊不适
	操作效果	严格查对制度、无菌技术操作原则，擦洗方法正确，外阴清洁、干燥，沟通有效、指导正确

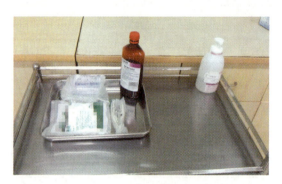

图 8-21　外阴擦洗用物

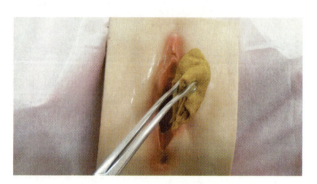

图 8-22　外阴擦洗

2. 操作关键点

（1）严格查对制度和无菌技术操作原则，做好职业防护。

（2）做好解释与沟通工作，注意保暖，保护产妇隐私。

（3）擦洗顺序正确，进行第 2 次擦洗时，擦洗范围不能超过第 1 次，原则上一个部位 1 个棉球。

（4）及时观察会阴伤口有无红肿及分泌物异常，如有异常应报告医生及时处理。

3. 操作测评标准

项目		分值	考核评价要点	评分等级				得分	存在问题
				I	II	III	IV		
护士准备		4	着装整洁、表达清晰、动作轻柔	4	3	2	1		
操作评估		6	了解产妇情况全面	2	1	0	0		
			询问、观察局部情况正确	4	3	2	1		
操作准备	产妇	2	理解、配合，体位舒适，已排空膀胱	2	1	0	0		
	环境	2	符合无菌操作要求，环境温暖、隐蔽性好	2	1	0	0		
	护士	3	洗手、戴口罩正确	3	2	1	0		
	用物	3	准备齐全、放置合理	3	2	1	0		

项目		分值	考核评价要点	评分等级				得分	存在问题
				I	II	III	IV		
操作过程	核对解释	4	核对正确	2	1	0	0		
			解释清楚并取得合作	2	1	0	0		
	安置体位	8	安置体位正确,遮挡、保暖得当	6	4	2	1		
			垫一次性会阴垫正确	2	1	0			
	外阴擦洗	44	戴手套、左手持镊子、右手持卵圆钳正确	5	4	3	2		
			第1次擦洗方法、顺序正确	9	7	5	3		
			第2次擦洗方法、顺序正确	9	7	5	3		
			第3次擦洗方法、顺序正确	9	7	5	3		
			拧干棉球正确,棉球未重复使用	7	5	3	1		
			及时擦干外阴部、撤会阴垫、脱手套正确	5	4	3	2		
	观察指导	6	观察、询问正确	3	2	1	0		
			健康指导正确	3	2	1	0		
	整理记录	8	协助产妇垫卫生巾、穿裤子正确	3	2	1	0		
			清理用物、洗手、摘口罩、记录、签名正确	5	3	2	1		
操作评价		10	关爱病人、沟通有效、指导正确	2	1	0	0		
			无菌观念强、无污染、无跨越无菌区	4	2	1	0		
			操作熟练、准确、安全,时间不超过8min	4	2	1	0		
总分		100							

四、妇科护理

(一)情景与任务

1. 情景导入 病人产后56d,自觉外阴奇痒、灼痛,分泌物增多来院就诊。妇科检查:外阴红肿,阴道黏膜潮红,有斑块状白带附着于阴道壁,棉签不易拭去,宫颈外口呈一字形、宫颈糜烂样改变。白带常规检查:假丝酵母菌阳性,线索细胞阴性,滴虫阴性,白细胞(++++)。病人被诊断为"阴道假丝酵母菌病,宫颈糜烂样改变"。医嘱:2%~4%碳酸氢钠溶液外阴、阴道冲洗;克霉唑150mg阴道、宫颈上药 q.d.×7d。

2. 工作任务 护士为病人实施外阴、阴道冲洗和阴道、宫颈上药,指导病人在家自行用药。

(二)操作评估

1. 病人病情 自觉外阴奇痒、灼痛,分泌物增多;外阴红肿,阴道黏膜潮红,有斑块状白带附着于阴道壁,宫颈糜烂样改变;假丝酵母菌阳性。

2. 操作目的　清洁外阴、阴道、宫颈,给予局部用药,以控制和治疗炎症。

3. 项目分析　外阴、阴道冲洗和阴道、宫颈上药是妇科常用的局部治疗方法,通过冲洗可使阴道和宫颈保持清洁,促进阴道血液循环,减少阴道分泌物,缓解局部充血,配合阴道、宫颈上药可达到控制和治疗炎症的目的。根据医嘱选择冲洗液。为了保证局部用药效果,应指导病人回家后按疗程继续用药,一般7d为一疗程。

(三)操作计划

1. 配制好2%~4%碳酸氢钠溶液,准备克霉唑150mg备用,准备好外阴、阴道冲洗和阴道、宫颈上药的用物。

2. 嘱病人排空膀胱后上妇科检查床,先进行外阴、阴道冲洗,擦干外阴后给予阴道、宫颈上药,操作时动作要轻柔。

3. 指导病人在家自行用药,于临睡前洗净双手或戴手套,一手分开阴唇,另一手示指及中指夹住药片向阴道后壁推进至示指完全深入为止。为保证药物局部作用的时间,宜睡前用药,每晚1次,连用7d。用药期间避免性生活,疗程结束后下次月经来潮后复诊。

(四)操作流程与测评标准

技能6　外阴、阴道冲洗

1. 操作流程

操作程序	简要流程	操作要点
护士准备	素质要求	着装整洁、表达清晰、动作轻柔
	核对签名	核对医嘱及执行单,签名
操作评估	病人病情	年龄、生命体征、意识状态、心理状态,对外阴、阴道冲洗的认知和合作程度
	局部情况	外阴清洁度及皮肤情况,外阴、阴道有无红肿、感染、流血
	设备情况	漏斗妇科检查床是否完好、无损坏
操作准备	病人准备	了解操作目的、方法、注意事项及配合要点,愿意合作;体位舒适,已排空膀胱
	环境准备	整洁安静、温湿度及光线适宜,有拉帘或屏风遮挡
	护士准备	洗手,戴口罩
	用物准备	治疗车上层:冲洗壶或冲洗袋、冲洗液(遵医嘱,温度38~40℃)、一次性会阴垫2张、一次性手套、卵圆钳、窥阴器、消毒弯盘2个、无菌棉球、无菌干纱布、手消毒凝胶、治疗单、笔、表、浴巾 治疗车下层:医疗废物桶、生活垃圾桶

操作程序	简要流程	操作要点
操作过程	核对解释	核对病人,解释并取得合作
	安置体位	带病人至治疗室,拉帘遮挡,协助病人上检查床,脱去一侧裤腿,盖于另一侧腿上,必要时另一侧腿加盖浴巾,取膀胱截石位(图8-23),臀下垫一次性会阴垫,注意保暖
	冲洗外阴	戴手套,将冲洗液倒入冲洗袋,挂于输液架上,高度距床沿60~70cm,接灌洗头、排气,用手测试温度;左手持盛有冲洗液的冲洗壶或冲洗袋接管,右手持卵圆钳夹棉球,边冲冲洗液边擦洗外阴,顺序为大阴唇→小阴唇→阴阜→大腿内侧上1/3(由内而外)→会阴→肛周→肛门(图8-24)
	冲洗阴道	左手分开小阴唇,沿阴道后壁45°插入窥阴器,旋转窥阴器成正位,暴露宫颈;左手持冲洗壶或冲洗袋接管,右手持卵圆钳夹棉球,边冲冲洗液边擦洗阴道,冲洗时缓慢转动窥阴器(图8-25),以便冲净阴道四周皱襞,必要时更换棉球重复冲洗;用无菌干纱布擦干外阴部残留液体,嘱病人抬高臀部,更换清洁会阴垫,脱手套
	观察指导	观察病人反应,询问病人感受,指导病人保持外阴部清洁
	整理记录	协助病人穿好裤子、离床,清理用物,洗手,摘口罩,记录、签名
操作评价	病人感受	安全、无特殊不适
	操作效果	严格查对制度、无菌技术操作原则,冲洗方法正确、外阴和阴道冲洗干净,沟通有效、指导正确

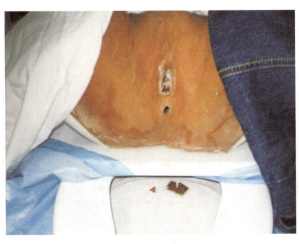

图 8-23　膀胱结石位

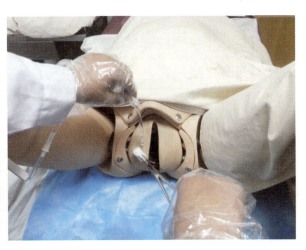

图 8-24　冲洗外阴

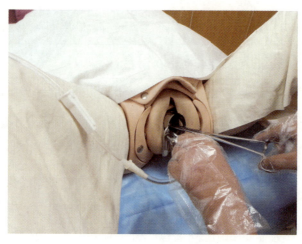

图 8-25　冲洗阴道

2. 操作关键点

（1）严格查对制度和无菌技术操作原则，做好职业防护。

（2）做好解释与沟通工作，注意保暖，保护病人隐私。

（3）冲洗顺序正确，使用窥阴器手法正确、动作轻柔，冲洗动作轻柔、水流勿过快，冲洗头不可插入阴道过深，以免损伤阴道壁或宫颈组织。

（4）嘱病人在操作过程中勿抬高臀部以免冲洗液流入后背，双手不可触碰消毒过的区域。

3. 操作测评标准

<table>
<tr><td rowspan="2" colspan="2">项目</td><td rowspan="2">分值</td><td rowspan="2">考核评价要点</td><td colspan="4">评分等级</td><td rowspan="2">得分</td><td rowspan="2">存在问题</td></tr>
<tr><td>I</td><td>II</td><td>III</td><td>IV</td></tr>
<tr><td colspan="2">护士准备</td><td>4</td><td>着装整洁、表达清晰、动作轻柔</td><td>4</td><td>3</td><td>2</td><td>1</td><td></td><td></td></tr>
<tr><td colspan="2" rowspan="3">操作评估</td><td rowspan="3">6</td><td>了解病人病情充分</td><td>2</td><td>1</td><td>0</td><td>0</td><td></td><td></td></tr>
<tr><td>观察外阴、阴道正确</td><td>3</td><td>2</td><td>1</td><td>0</td><td></td><td></td></tr>
<tr><td>检查设备正确</td><td>1</td><td>0</td><td>0</td><td>0</td><td></td><td></td></tr>
<tr><td rowspan="4">操作准备</td><td>病人</td><td>2</td><td>理解、配合，体位舒适，已排空膀胱</td><td>2</td><td>1</td><td>0</td><td>0</td><td></td><td></td></tr>
<tr><td>环境</td><td>2</td><td>符合操作要求，温暖、有遮挡设备</td><td>2</td><td>1</td><td>0</td><td>0</td><td></td><td></td></tr>
<tr><td>护士</td><td>3</td><td>洗手、戴口罩正确</td><td>3</td><td>2</td><td>1</td><td>0</td><td></td><td></td></tr>
<tr><td>用物</td><td>3</td><td>准备齐全、放置合理</td><td>3</td><td>2</td><td>1</td><td>0</td><td></td><td></td></tr>
<tr><td rowspan="4">操作过程</td><td rowspan="2">核对解释</td><td rowspan="2">4</td><td>核对正确</td><td>2</td><td>1</td><td>0</td><td>0</td><td></td><td></td></tr>
<tr><td>解释清楚并取得合作</td><td>2</td><td>1</td><td>0</td><td>0</td><td></td><td></td></tr>
<tr><td rowspan="2">安置体位</td><td rowspan="2">5</td><td>安置体位正确，保暖、遮挡得当</td><td>3</td><td>2</td><td>1</td><td>0</td><td></td><td></td></tr>
<tr><td>垫一次性会阴垫正确</td><td>2</td><td>1</td><td>0</td><td>0</td><td></td><td></td></tr>
</table>

项目		分值	考核评价要点	评分等级				得分	存在问题
				I	II	III	IV		
操作过程	冲洗外阴	15	戴手套、持冲洗壶或冲洗袋接管、持卵圆钳方法正确	4	3	2	1		
			冲洗方法、顺序正确,冲洗干净	9	7	5	3		
			未沾湿病人衣裤	2	1	0	0		
	冲洗阴道	33	放置窥阴器方法正确,动作轻柔	8	6	4	2		
			冲洗方法、范围正确,冲洗干净	9	7	5	3		
			转动窥阴器动作轻柔,与病人沟通及时	7	5	3	1		
			擦干外阴部及时	3	2	1	1		
			必要时更换棉球或大棉签正确	2	1	0	0		
			更换会阴垫、脱手套正确	2	1	0	0		
			未沾湿病人衣裤	2	1	0	0		
	观察指导	6	观察、询问正确	3	2	1	0		
			健康指导正确	3	2	1	0		
	整理记录	7	协助病人穿裤正确	2	1	0	0		
			清理用物、洗手、摘口罩、记录、签名正确	5	3	2	1		
操作评价		10	关爱病人、沟通有效、指导正确	2	1	0	0		
			无菌观念强、无污染、无跨越无菌区	4	2	1	0		
			操作熟练、准确、安全,时间不超过10min	4	2	1	0		
关键缺陷			无人文关怀、无沟通,无安全意识、查对不严,严重污染,损伤阴道黏膜等均不及格						
总分		100							

技能 7　阴道、宫颈上药

1. 操作流程

操作程序	简要流程	操作要点
护士准备	素质要求	着装整洁、表达清晰、动作轻柔
	核对签名	核对医嘱及执行单,签名

操作程序	简要流程	操作要点
操作评估	病人病情	年龄、生命体征、意识状态、心理状态，对阴道、宫颈上药的认知和合作程度
	局部情况	外阴清洁度及皮肤情况，阴道有无红肿、感染、流血，宫颈有无糜烂样改变、充血、接触性出血
操作准备	病人准备	了解上药目的、方法、注意事项及配合要点，愿意合作；体位舒适，已排空膀胱
	环境准备	整洁安静、温湿度及光线适宜，有拉帘或屏风遮挡
	护士准备	洗手，戴口罩
	用物准备	同项目八 技能6 外阴、阴道冲洗，另备卵圆钳、药物（遵医嘱）
操作过程	核对解释	核对病人，解释并取得合作
	安置体位	同项目八 技能6 外阴、阴道冲洗
	冲洗外阴、阴道	同项目八 技能6 外阴、阴道冲洗
	正确上药	保持窥阴器呈正位，根据选用药物的剂型采取不同的方法上药 ①纳入法：凡栓剂、片剂、丸剂可用卵圆钳夹药片后放入阴道后穹或护士戴无菌手套后用示指及中指夹住药片直接放入阴道后穹（图8-26） ②喷洒法：粉剂可用喷粉器吸药粉后对准宫颈进行喷射，边退窥阴器边喷药物，使阴道壁均能喷洒上药物；亦可用大棉签蘸药粉或药液深入阴道后塞于宫颈部；如为腐蚀性药物，应注意保护正常组织 退出窥阴器，用无菌干纱布擦干外阴部残留液体；嘱病人抬高臀部，更换清洁会阴垫，脱手套
	观察指导	观察病人反应，询问病人感受，如药物为栓剂、片剂、丸剂，指导病人在家使用纳入法自行上药
	整理记录	协助病人穿好裤子，清理用物，洗手，摘口罩，记录、签名
操作评价	病人感受	安全、无特殊不适
	操作效果	严格查对制度、无菌技术操作原则，阴道、宫颈上药方法正确，沟通有效、指导正确

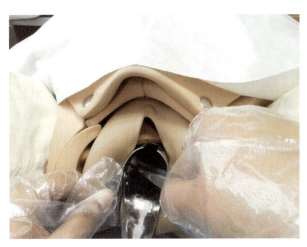

图 8-26　阴道、宫颈上药

2. 操作关键点

（1）严格查对制度和无菌技术操作原则，做好职业防护。

（2）做好解释与沟通工作，注意保暖，保护病人隐私。

（3）涂布腐蚀性药液前应用纱布或棉球垫于阴道壁或阴道后穹，药物只涂宫颈病灶局部，避免灼伤阴道壁及正常组织。如使用带线大棉球上药，则线尾留在阴道口外，12～24h取出。未婚女性上药时禁用窥阴器，可用长棉签擦涂或放药。

（4）经期及阴道出血者不宜采用阴道上药，用药期间禁止性生活。

（5）指导病人在家自行上药最好在晚上临睡前，以免药物脱落影响疗效。

3. 操作测评标准

项目		分值	考核评价要点	评分等级				得分	存在问题
				I	II	III	IV		
护士准备		4	着装整洁、表达清晰、动作轻柔	4	3	2	1		
操作评估		6	了解病人病情充分	3	2	1	0		
			询问、观察外阴和阴道情况正确	3	2	1	0		
操作准备	病人	2	理解、配合，体位舒适，已排空膀胱	2	1	0	0		
	环境	2	符合操作要求，温暖、有遮挡设备	2	1	0	0		
	护士	3	洗手、戴口罩正确	3	2	1	0		
	用物	3	准备齐全、放置合理	3	2	1	0		
操作过程	核对解释	4	核对正确	2	1	0	0		
			解释清楚并取得合作	2	1	0	0		
	安置体位	5	安置体位正确，保暖、遮挡得当	3	2	1	0		
			垫一次性会阴垫正确	2	1	0	0		

项目		分值	考核评价要点	评分等级				得分	存在问题
				I	II	III	IV		
操作过程	冲洗外阴、阴道	25	戴手套,冲洗外阴部方法、顺序正确	7	5	3	1		
			放置窥阴器方法正确,动作轻柔	3	2	1	0		
			冲洗阴道方法、范围正确,冲洗干净	6	4	2	1		
			转动窥阴器动作轻柔,与病人沟通及时	3	2	1	0		
			擦干外阴部及时	2	1	0	0		
			必要时更换棉球或大棉签正确	2	1	0	0		
			更换会阴垫正确,未沾湿病人衣裤	2	1	0	0		
	正确上药	23	根据药物剂型选择上药方法适宜	2	1	0	0		
			保持窥阴器位置、上药方法正确	9	7	5	3		
			药物涂抹或者喷洒均匀	4	3	2	1		
			腐蚀性药物上药正确,保护正常组织	2	1	0	0		
			退出窥阴器、擦干外阴部正确	4	3	2	1		
			更换清洁会阴垫、脱手套正确	2	1	0	0		
	观察指导	6	观察、询问正确	3	2	1	0		
			健康指导正确	3	2	1	0		
	整理记录	7	协助病人穿裤正确	2	1	0	0		
			清理用物、洗手、摘口罩、记录、签名正确	5	3	2	1		
操作评价		10	关爱病人、沟通有效、指导正确	2	1	0	0		
			无菌观念强、无污染、无跨越无菌区	4	2	1	0		
			操作熟练、准确、安全,时间不超过 10min	4	2	1	0		
关键缺陷			无人文关怀、无沟通,无安全意识、查对不严,严重污染,损伤阴道黏膜等均不及格						
总分		100							

【评价】

1. 孕妇情绪是否稳定,能否描述正常分娩过程并主动参与,是否有信心正常分娩。

2. 产妇在医护人员的指导下能否应用有效的方法缓解疼痛。

3. 新生儿有无发生窒息,产妇有无发生产后出血。

4. 病人外阴瘙痒、灼痛症状是否消失,白带是否正常。

【拓展训练】

 案例

孕妇，女，31岁。平素月经规律，停经超过40d有早孕反应，持续1个月余自行消失，孕5个月余自觉胎动至今。孕期定期产检，无阴道出血、头痛及头晕等不适，无不良药物和射线接触史。既往体健，曾于5年前顺产一活女婴，产后无异常。现因"停经40^{+3}周，G_2P_1，阵发性腹痛4h"来医院就诊。

入院后查体：T 37℃、P 70次/min、R 20次/min、BP 110/70mmHg，身高156cm，体重63kg，全身检查无异常。经产科检查后以"孕期40^{+3}周，枕左前位，单活胎临产"收住产科。入院后B超检查：单活胎巨大儿，脐带绕颈一周，羊水过少。

[情景与任务]

（一）产前护理

1. 情景导入　孕妇于8：00来院就诊，自诉阵发性腹痛4h。门诊以"G_2P_1孕期40^{+3}周，枕左前位，单活胎临产"收住产科。入院后B超检查：单活胎巨大儿，脐带绕颈一周，羊水过少。护士为孕妇进行产前检查。

2. 工作任务　护士为孕妇实施骨盆外测量、四步触诊、胎心听诊。

（二）产中护理

1. 情景导入　产妇入院当日12：00宫口开4cm，护士将其送入产房，协助其上产床，指导其屏气用力，并做好接生的各项准备。由于产妇为过期产，B超检查示"单活胎巨大儿、脐带绕颈一周、羊水过少"，故给予"会阴后－侧切开术"，协助产妇顺利完成分娩。

2. 工作任务　护士做好接生的各项准备工作，完成接生、新生儿断脐和产程护理。

（三）产后护理

1. 情景导入　产妇于入院当日13：45在"会阴后－侧切开术"下顺利助娩一活男婴，阿普加评分1-5-10min分别为8-10-10分，新生儿体重4 100g，胎盘于15min后自行娩出、完整，检查软产道无裂伤，会阴侧切口无延裂，行会阴缝合后无出血。产后生命体征平稳，宫底脐下1横指，在产房观察2h无异常，送至母婴病房。长期医嘱：外阴擦洗 b.i.d.，会阴红外线治疗 q.d.。

2. 工作任务　护士遵医嘱为产妇执行外阴擦洗和会阴红外线治疗。

（四）妇科护理

1. 情景导入　病人产后6个月，发现分泌物增多3d，伴有异味，来院就诊。妇科检查：外阴、阴道黏膜潮红，阴道壁上见较多灰黄色分泌物，宫颈呈一字形、光滑、无接触性出血。白带常规检查：线索细胞阳性。病人被诊断为"细菌性阴道炎"。医嘱：甲硝唑400mg b.i.d. 口服（p.o.）×7d，外阴、阴道冲洗和阴道、宫颈上药 q.d.×7d。

2. 工作任务　护士遵医嘱为病人实施外阴、阴道冲洗和阴道、宫颈上药，并指导病人在家自行用药。

[分析与实践]

（一）分析指引

1. 孕妇为经产妇，宫口开大4cm，应立即送入产房做好接生准备。

2. 孕妇虽是经产妇、胎位正常，但存在过期妊娠、羊水过少、脐带绕颈一周等异常情况，同时由于产前评估胎儿巨大，为避免产程中出现会阴裂伤、新生儿窒息等并发症，应适时行会阴切开术。

3. 新生儿体重4 100g，需加强新生儿观察及护理，预防低血糖，于出生后1~2h开始喂糖水，并及早开奶。

4. 由于会阴有伤口，产后应保持外阴清洁、干燥，遵医嘱进行外阴擦洗、会阴红外线治疗等，预防感染。

5. 产褥期妇女因机体抵抗力下降、行动不方便、恶露等原因，易发生生殖系统感染，进行出院健康教育时，应叮嘱产妇自行观察阴道分泌物的变化，如出现体温升高、外阴瘙痒、恶露增多且有异味等异常情况及时就医。

6. 病人产后6个月，被诊断为"细菌性阴道炎"，遵医嘱进行外阴、阴道冲洗和阴道、宫颈上药，并告知病人治疗期间应禁止性生活、勤换内裤等。

（二）分组实践

1. 将全班学生分成若干小组，各小组针对上述案例、情景与任务，进行小组讨论分析，要求书面列出该病人的主要护理诊断／合作性问题，并初步制订护理计划。

2. 各小组成员分配任务，分别扮演护士、病人、家属、医生等不同角色，进行角色扮演、模拟综合实训。

（郭　俊）

项目九 │ 新生儿、婴幼儿护理

项目09

09项目 数字内容

学习目标

1. 具有严格的无菌观念和严谨的工作态度，具有良好的沟通能力、爱护婴幼儿，具有观察、分析、解决问题的能力和团队合作精神。
2. 熟练掌握新生儿沐浴与脐部护理、新生儿抚触、新生儿体格测量、婴幼儿口服喂药、婴幼儿盆浴指导、母乳喂养指导、婴儿尿布更换指导等技能。
3. 学会蓝光箱使用和婴儿奶瓶喂乳等技能。

 案例

新生儿，男，胎龄 38^{+6} 周，顺产娩出。羊水清，脐带过长、绕颈 2 周，胎盘未见明显异常，阿普加评分 1-5-10min 评分均为 10 分，无产伤、无窒息抢救史，体重 3 450g，身长 50cm。查体：足月儿貌，神态、反应正常，哭声响亮，全身皮肤、巩膜无黄染，头颅五官无畸形，头围 33cm，前囟平软约 1.8cm×1.8cm，心、肺、腹无明显异常，脐部干洁，肠鸣音正常，四肢肌张力正常，原始反射正常。出生后母婴同室，吃奶吸吮有力，反应好，无发热。次日晨护士查房，产妇自诉初为人母，母乳喂养及育婴知识缺乏，需护士指导。

出生后第二日晚上新生儿无明显诱因出现皮肤黄染，伴巩膜黄染；第三日皮肤黄染逐渐加重，经皮胆红素测定 256-246-234μmol/L。经儿科医生会诊，以"新生儿高胆红素血症"收住新生儿科。

转科后查体：T 36.5℃、P 140 次/min、R 40 次/min，全身皮肤中度黄染，巩膜黄染，无发热。辅助检查：母亲血型为 B 型 Rh 阳性，患儿血型为 B 型 Rh 阳性，血清总胆红素 254.9μmol/L（14.91mg/dl），血清间接胆红素 249.0μmol/L（14.56mg/dl）。患儿发病以来精神、反应尚可，脐部清洁、干燥，大、小便正常。给予新生儿常规护理、蓝光照射、口服药物、母乳或按需配方乳喂养等处理。

【护理评估】

1. 患儿足月顺产,出生第三日,出现皮肤黄染 1d 并逐渐加重,全身皮肤中度黄染,巩膜黄染,血清总胆红素 254.9μmol/L(14.91mg/dl),血清间接胆红素 249.0μmol/L(14.56mg/dl),黄疸出现较早且程度重,考虑为病理性黄疸。若病情加重,血清总胆红素增高 >342μmol/L(20mg/dl)时,可发生胆红素脑病。

2. 产妇自诉初为人母,母乳喂养及育婴知识缺乏。

【护理诊断/合作性问题】

1. 潜在并发症:胆红素脑病。

2. 知识缺乏:缺乏母乳喂养及育婴知识。

【护理计划】

1. 护理目标

(1)患儿黄疸逐渐消退,未发生胆红素脑病。

(2)产妇及家属熟练掌握母乳喂养及育婴知识。

2. 护理措施

(1)加强保暖:室温保持 24~26℃,保持患儿体温稳定,维持腋下温度 36.5~37.3℃。

(2)合理喂养:提倡母乳喂养,按需喂养,以保证能量和水分供给;避免低血糖,建立肠道正常菌群,减少肠肝循环;监测患儿生长发育状况,定时进行体格测量,记录奶量和大小便次数等情况。

(3)日常护理:按时沐浴,做好眼、口、脐、臀部护理,及时更换尿布,适当给予抚触。

(4)配合治疗:遵医嘱正确进行蓝光照射和口服喂药,促进胆红素排出,预防胆红素脑病发生。

(5)观察病情:观察生命体征变化和黄疸消退情况;观察有无出现胆红素脑病的早期征象,若发现患儿精神反应差、吸吮无力、肌张力减退、呼吸暂停或心动过缓等异常应及时报告医生。

(6)健康指导:向患儿母亲及家属进行母乳喂养、婴幼儿盆浴、更换尿布、奶瓶喂养和口服喂药等日常护理指导;讲解所患疾病的常见原因、黄疸程度观察、治疗效果及预后等。因母婴分离,指导患儿母亲正确挤乳、储存和运送乳液等方法。

【实施】

一、常规护理

(一)情景与任务

1. 情景导入　产后 2h,产妇及新生儿被送至爱婴区,母婴同室。爱婴区护士与产房护士做好交接班,妥善安置产妇和新生儿。医生查房后开出医嘱:新生儿护理常规。

2. 工作任务　护士遵医嘱为新生儿进行沐浴与脐部护理、新生儿抚触和体格测量。

（二）操作评估

1. 新生儿情况　顺产，足月新生儿貌，阿普加评分 1-5-10min 评分均为 10 分，体格检查情况良好，全身皮肤无感染。

2. 操作目的

（1）沐浴与脐部护理：使新生儿皮肤清洁、舒适，预防感染；帮助新生儿活动肌肉和肢体，促进血液循环；保持脐部清洁干燥，避免发生脐炎；观察皮肤及全身情况。

（2）新生儿抚触：促进新生儿神经系统发育及体格的生长发育；提高免疫力；促进情感交流。

（3）体格测量：评估新生儿的生长发育情况，为临床观察病情变化、用药、输液、计算奶量等提供依据。

3. 项目分析

（1）沐浴与脐部护理：新生儿出生后如情况良好，可按常规每日实施新生儿沐浴 1次，以保持皮肤清洁和促进血液循环。脐带残端一般在出生后 3 ~ 7d 脱落，应每日给予脐部护理 2 次，保持清洁干燥。根据脱落情况选择正确的脐部护理方法：①脐部干燥、无炎症者，用 75% 乙醇消毒，保持干燥。②脐部有红肿、潮湿或分泌物者，先用 3% 过氧化氢擦拭，再用 0.5% 聚维酮碘消毒。③脐部有肉芽组织生长者，可用 5% 硝酸银烧灼局部。

（2）体格测量：新生儿体格生长常用评价指标包括体重、身高(长)、胸围、头围及前囟等。根据不同生长时期，体重测量分为婴儿测量法和幼儿测量法，身高(长)测量分为卧位测量法和立位测量法。新生儿采用婴儿体重测量法和卧位身长测量法。

（3）新生儿抚触：一般于新生儿沐浴后或喂乳后 1h 进行，如新生儿正在睡觉或哭闹、皮肤有破溃或身体有不适(发热、腹泻、黄疸等)，应暂不予以抚触，待病情稳定后再实施。

（三）操作计划

1. 先为新生儿沐浴；沐浴后进行眼、口、脐、臀部护理；无特殊情况时，给予新生儿抚触；再进行体重、身长、胸围、头围及前囟等体格测量。

2. 新生儿体温稳定，每日沐浴 1 次。选择喂乳前或喂乳后 1h 为新生儿沐浴，沐浴时调节室温 26 ~ 28℃、水温 38 ~ 40℃，若使用浴盆应先放凉水、后放热水至浴盆 1/2 ~ 2/3 满。

3. 选用 75% 乙醇消毒脐部。

4. 进行新生儿抚触时，应确保新生儿是清醒的。抚触时间：首次抚触 5min，之后逐渐延长至 15 ~ 20min，可根据新生儿的情况调整时间。一般在沐浴后抚触，可视新生儿情况增加至每日 3 次。

5. 测量体重前先矫正磅秤至零点，准确读数至 10g，每次测量在同一时间用同一磅秤进行，以晨起空腹排尿后或进食后 2h 测量结果最佳。

6. 操作时严格查对，避免抱错新生儿；注意保暖，防止受凉；动作轻柔、敏捷，以免造成新生儿损伤；注意与新生儿进行情感交流。

（四）操作流程与测评标准

技能1　新生儿沐浴与脐部护理

1. 操作流程

操作程序	简要流程	操作要点
护士准备	素质要求	着装整洁、表达清晰、动作轻柔
操作评估	新生儿情况	日龄、生命体征、意识状态、喂乳情况、全身皮肤及脐部情况
	环境情况	是否整洁安静、温湿度及光线适宜，沐浴装置是否洁净
操作准备	新生儿准备	喂乳前或喂乳后1h
	环境准备	整洁安静，调节室温26～28℃，光线充足
	护士准备	洗手，戴口罩
	用物准备	沐浴装置或浴盆（内盛温水38～40℃）及水温计、浴巾、毛巾、新生儿沐浴液、新生儿爽身粉、清洁衣服、尿布、75%乙醇或5%聚维酮碘、5%鞣酸软膏或护臀霜、消毒棉签、磅秤、记录纸、笔、指甲剪、石蜡油，手消毒凝胶
操作过程	核对解释	核对新生儿，向家长解释并取得合作
	脱衣沐浴	①放置脱衣：按顺序铺好浴巾及干净衣服于沐浴台上，将新生儿抱至沐浴台上，脱去衣物，保留尿布，用浴巾包裹新生儿 ②调温预热：调节热水器或浴盆水温至38～40℃，温热沐浴床垫 ③清洗面部：一手前臂托住新生儿背部，手掌托住头颈部，手臂及腋下夹住臀部及下肢；另一手用毛巾依次擦洗双眼（由内眦至外眦）（图9-1）、鼻部及口部，再按顺时针方向放射状擦洗额头、左脸颊、下颌、右脸颊 ④清洗头部：左手拇指和中指将新生儿双耳向内盖住其双耳外耳道口，清洗头部（图9-2），擦干水分，用干棉签擦拭外耳及耳孔周围 ⑤清洗躯干、四肢：打开浴巾，取下尿布；左手托住新生儿头颈部，右手托住双足，轻稳放于沐浴床垫上；用新生儿沐浴液，换毛巾依次清洗颈、腋下、胸腹部（保持脐部干燥）、腹股沟、双上肢、会阴部、双下肢；翻转新生儿，右手握紧新生儿左手，将新生儿头部枕于右手臂上，清洗背部（图9-3）和臀部，注意洗净皮肤皱褶处，并冲洗干净

操作程序	简要流程	操作要点
操作过程	脱衣沐浴	⑥包裹擦干：洗毕，将新生儿抱至沐浴台上，用浴巾包裹全身并擦干水分，必要时在颈下、腋窝、腹股沟等皮肤皱褶处扑少许新生儿爽身粉
	脐部护理	脐带脱落前： ①脐部干燥：用消毒干棉签蘸干脐窝水分，用一手拇指和示指上下撑开脐窝，另一手用消毒干棉签蘸75%乙醇，先擦拭脐部表面将脐痂软化，再由脐根向脐轮方向，由内向外顺时针方向擦拭消毒；同法消毒第2遍、第3遍，至脐窝处没有分泌物止（图9-4） ②脐部渗液：先用消毒干棉签深入到脐窝深处擦一圈吸走渗液，再用蘸有0.5%聚维酮碘消毒棉签深入脐窝根部消毒，至脐部没有分泌物止 ③脐部渗血：方法同脐部渗液，在脐窝根部消毒时用棉签压迫片刻 脐带脱落后： ①脐部干燥：按上法继续消毒2~3d ②脐部渗液：继续消毒至没有渗液后3d ③脐部渗血：如仍渗血，可外敷云南白药，消毒至没有渗血后2~3d
	臀部护理	涂5%鞣酸软膏或护臀霜
	观察穿衣	观察新生儿皮肤及全身情况无异常后，包好尿布，穿好衣服，必要时修剪指趾甲，妥善安置新生儿
	整理记录	清理用物，洗手、摘口罩，记录皮肤及脐部情况、沐浴时间和体重，签名
操作评价	新生儿反应	无哭闹、安静舒适、表情愉悦
	操作效果	严格查对制度、无菌技术操作原则，操作规范、动作轻柔，皮肤清洁，语言和情感交流有效

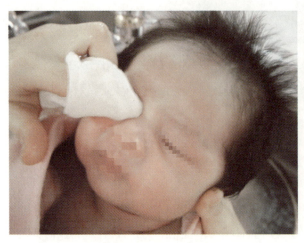

图 9-1　擦洗双眼

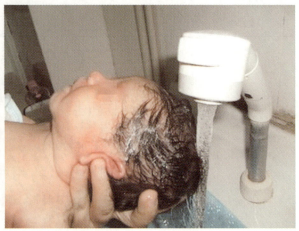

图 9-2　清洗头部

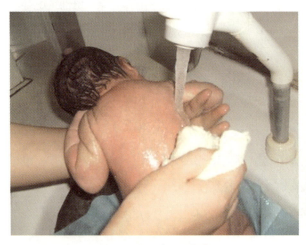

图 9-3　清洗背部

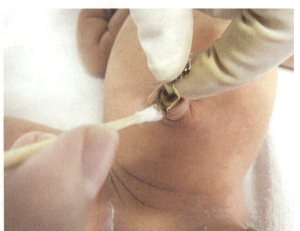

图 9-4　脐部护理

2. 操作关键点

（1）保暖、安全：沐浴时减少暴露，防止受凉。沐浴液不可直接倒于新生儿皮肤上。流动水沐浴时，水压不可过大，温水通过护士手臂传送，不可直接对着新生儿皮肤冲洗。避免水进入新生儿的鼻、耳内，避免沾湿脐部。不可用力清洗新生儿头顶部的皮脂结痂，可涂石蜡油浸润，待次日再予清洗。颈下扑爽身粉时要用手掌遮盖新生儿口鼻，防止粉末吸入呼吸道。

（2）保持脐部干燥，脐部护理方法正确。

（3）注意观察新生儿皮肤和肢体活动情况，如发现异常应及时处理。

3. 操作测评标准

项目		分值	考核评价要点	评分等级				得分	存在问题
				I	II	III	IV		
护士准备		4	着装整洁、表达清晰、动作轻柔	4	3	2	1		
操作评估		7	了解新生儿情况全面	4	3	2	1		
			观察环境、检查沐浴装置正确	3	2	1	0		
操作准备	新生儿	2	喂乳前或喂乳后1h	2	1	0	0		
	环境	2	符合操作要求,沐浴装置洁净	2	1	0	0		
	护士	2	洗手、戴口罩正确	2	1	0	0		
	用物	3	准备齐全,放置合理	3	2	1	0		
操作过程	核对解释	4	核对正确	2	1	0	0		
			解释清楚,家长理解配合	2	1	0	0		
	脱衣沐浴	38	铺浴巾及干净衣服于沐浴台上正确	2	1	0	0		
			抱新生儿于沐浴台上正确	2	1	0	0		
			脱衣服、包裹新生儿方法正确	4	3	2	1		
			调节室温、水温及预热沐浴床垫正确	6	4	2	1		
			清洗眼、鼻、口和面部顺序、方法正确	6	4	2	1		
			清洗头部方法正确	6	4	2	1		
			清洗躯干和四肢顺序、方法正确	8	6	4	2		
			擦干全身水分方法正确	4	3	2	1		
	脐部护理	10	脐部消毒符合无菌技术操作原则	5	3	2	1		
			脐部消毒方法、步骤正确	5	3	2	1		
	臀部护理	6	臀部护理方法正确	6	4	2	1		
	观察穿衣	6	观察新生儿皮肤及全身情况正确	2	1	0	0		
			包尿布、穿衣服、包被方法正确	4	3	2	1		
	整理记录	6	清理用物正确	2	1	0	0		
			洗手、摘口罩、记录、签名正确	4	3	2	1		
操作评价		10	关爱新生儿、语言和情感交流有效	3	2	1	0		
			操作熟练、准确,动作轻柔、舒适安全	4	3	2	1		
			操作时间不超过10min	3	2	1	0		
关键缺陷			无人文关怀、无情感交流,查对不严,操作流程混乱、操作方法错误等均不及格						
总分		100							

技能 2　新生儿抚触

1. 操作流程

操作程序	简要流程	操作要点
护士准备	素质要求	着装整洁、表达清晰、动作轻柔
操作评估	新生儿情况	日龄、生命体征、意识状态、喂乳情况、全身皮肤情况,有无黄疸
	环境情况	是否清洁安静、温湿度适宜,门窗是否关闭,操作台面是否清洁
操作准备	新生儿准备	沐浴后或喂乳后 1h
	环境准备	整洁安静,调节室温 26～28℃,光线充足
	护士准备	洗手,戴口罩
	用物准备	平整的操作台、润肤油,清洁衣服、尿布、包被,记录纸、笔,手消毒凝胶
操作过程	核对解释	核对新生儿,向家长解释并取得合作
	放置脱衣	将新生儿置于操作台上,解开包被,脱去衣物
	倒润肤油	将少量润肤油倒于掌心,两掌轻轻摩擦,温暖双手
	面部抚触	按眼、前额、下颌顺序抚触(图 9-5) ①眼:将四指放于新生儿头枕处,拇指放于内眼角处,双手拇指外侧交替从内眼角推向对侧眉头,反复 4 次 ②前额:双手拇指相对,两手拇指先从眉头同时向两侧分别滑向眉尾,再从印堂穴(两眉头中间)分别滑向太阳穴;最后从大发际分别滑向小发际,反复 4 次 ③下颌:两拇指指腹从下颌中央向外上滑动至耳前,使新生儿呈"微笑"状,反复 4 次
	头部抚触	①一手轻托新生儿头部,另一手五指相对呈半握拳状,中指为主,四指为辅,放在前发际中心点处,从前往后经百会穴向后到第七颈椎,然后中指从第七颈椎滑向耳后根 ②中指从小发际滑向枕后垂直到第七颈椎,再滑向耳后根 ③用拇指和示指轻轻按压耳朵,从最上面按到耳垂处,反复向下轻轻拉扯,再不断揉捏 ④以上操作为 1 次,反复 4 次
	胸部抚触	两手掌分别从胸部的外下方、向对侧胸部的外上方滑动至肩部,交替进行,在胸部形成一个大的交叉(图 9-6);反复 4 次

操作程序	简要流程	操作要点
操作过程	腹部抚触	方法①：双手交替在脐部按顺时针方向抚触，右手放在新生儿右腹部，在脐上划半圆，左手接右手放在新生儿左腹部，在脐下划V字形。一圈为1次，反复4次 方法②：用右手指腹从右上腹部滑向右下腹部划一个英文字母"I"，由右上腹经左上腹滑向左下腹划一个倒"L"(LOVE)，由右下腹经右上腹、左上腹滑向左下腹划一个倒"U"(YOU)，避开脐部和膀胱(图9-7)；反复4次
	四肢抚触	①上肢：双手呈半圆形交替握住新生儿一侧上臂，从肩部捋向腕部，再从上向下轻捏肩关节、肘关节、腕关节(图9-8)；同法依次抚触对侧上肢；反复4次 ②下肢：双手呈半圆形交替握住新生儿一侧大腿，从髋关节捋向踝部，再从上向下轻捏髋关节、膝关节、踝关节；同法依次抚触对侧下肢；反复4次
	手足抚触	手部：双手托住新生儿腕部，两手拇指从掌根部开始以麦穗状推向指尖，使手掌张开；让新生儿抓住护士的拇指，其余四指按摩新生儿的手背；一手托住新生儿的手，另一手拇指和示指轻轻捏住新生儿的手指，从小指开始依次转动、拉伸每个手指(图9-9)；同法抚触另一只手；反复4次 足部：双手托住新生儿的脚踝，两手拇指从脚跟处开始以麦穗状推至脚尖；两手示指和中指分别从新生儿脚背底部捋向脚尖；一手托住新生儿脚踝，另一手拇指和示指轻捏一下跖趾关节，再从跖趾关节捋向趾关节，再轻捏一下趾关节，然后从趾关节捋向脚尖(图9-10)；同法抚触另一只脚；反复4次
	背部抚触	置新生儿俯卧位、头偏向一侧，两手掌分别置于新生儿脊柱两侧由中央向两侧滑动，从上而下，遍及整个背部(图9-11)；以中指为着陆点，其余四指作辅助，从颈椎捋向腰椎，轻轻按揉一下腰椎及肾俞穴；反复4次
	臀部抚触	双手大鱼际分别放在新生儿臀部，右手顺时针，左手逆时针同时进行轻揉，一圈为1次，反复4次
	穿衣安置	置新生儿仰卧位，包好尿布，穿好衣服，妥善安置新生儿
	整理记录	清理用物，洗手、摘口罩，记录抚触时间及新生儿反应，签名
操作评价	新生儿反应	无哭闹，安静舒适、表情愉悦
	操作效果	严格查对制度，抚触方法正确、动作轻柔，语言和情感交流有效

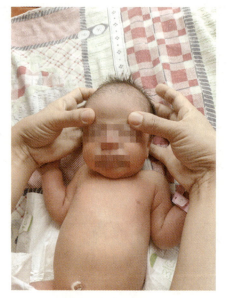

图 9-5　面部抚触

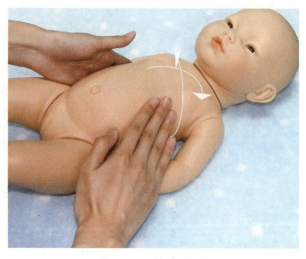

图 9-6　胸部抚触

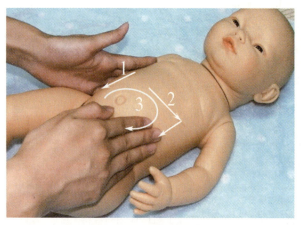

图 9-7　腹部抚触

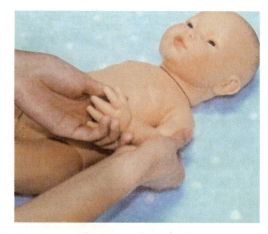

图 9-8　上肢抚触

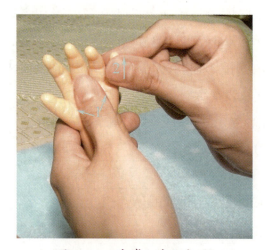

图 9-9　手掌、手指抚触

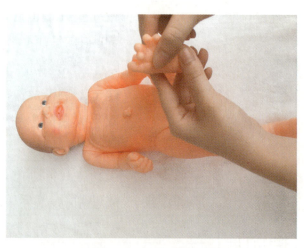

图 9-10　脚掌抚触

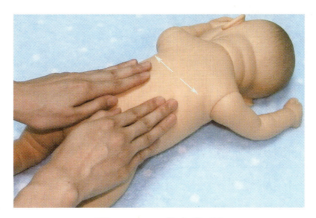

图 9-11　背部抚触

2. 操作关键点

（1）保暖、安全：抚触时注意调节环境温度，做好保暖。动作开始轻柔，逐渐增加力量，让新生儿慢慢适应。脐痂未脱落者不进行腹部抚触。

（2）抚触过程中若新生儿出现呕吐、哭闹等异常反应，应停止抚触。

（3）抚触时面带微笑，与新生儿进行语言和情感交流，使新生儿产生愉悦感。

（4）润肤油须在手上摩擦均匀再行抚触，抚触时不可触及新生儿眼睛。

3. 操作测评标准

项目		分值	考核评价要点	评分等级				得分	存在问题
				I	II	III	IV		
护士准备		4	着装整洁、表达清晰、动作轻柔	4	3	2	1		
操作评估		7	了解新生儿情况全面	4	3	2	1		
			观察环境、检查操作台正确	3	2	1	0		
操作准备	新生儿	2	沐浴后或喂乳 1h 后	2	1	0	0		
	环境	1	符合操作要求，操作台洁净	1	0	0	0		
	护士	3	洗手、戴口罩正确	3	2	1	0		
	用物	3	准备齐全，放置合理	3	2	1	0		
操作过程	核对解释	4	核对正确	2	1	0	0		
			解释清楚，家长理解配合	2	1	0	0		
	放置脱衣	4	将新生儿置于操作台上正确	2	1	0	0		
			解开包被、脱去衣物方法正确	2	1	0	0		
	倒润肤油	2	倒润肤油、双手摩擦正确，手温适宜	2	1	0	0		
	面部抚触	4	面部抚触顺序、手法正确	4	3	2	1		
	头部抚触	4	头部抚触顺序、手法正确	4	3	2	1		

项目		分值	考核评价要点	评分等级				得分	存在问题
				I	II	III	IV		
操作过程	胸部抚触	8	胸部抚触手法正确	8	6	4	2		
	腹部抚触	8	腹部抚触顺序、手法正确	8	6	4	2		
	四肢抚触	8	四肢抚触顺序、手法正确	8	6	4	2		
	手足抚触	8	手足抚触顺序、手法正确	8	6	4	2		
	背部抚触	6	背部抚触顺序、手法正确	6	4	2	1		
	臀部抚触	4	臀部抚触顺序、手法正确	4	3	2	1		
	穿衣安置	4	置仰卧位、包尿布、穿衣方法正确，新生儿安置妥当	4	3	2	1		
	整理记录	6	清理用物正确	2	1	0	0		
			洗手、摘口罩、记录、签名正确	4	3	2	1		
操作评价		10	观察新生儿正确，关爱新生儿，语言情感交流有效	4	3	2	1		
			操作熟练、准确，动作轻柔、舒适安全	4	3	2	1		
			操作时间不超过20min	2	1	0	0		
关键缺陷			无人文关怀、无情感交流，查对不严，抚触方法错误等均不及格						
总分		100							

技能 3　新生儿体格测量

1. 操作流程

操作程序	简要流程	操作要点
护士准备	素质要求	着装整洁、表达清晰、动作轻柔
操作评估	新生儿情况	日龄、生命体征、意识状态、出生体重、营养状况、进食情况
	用物情况	磅秤是否准确，测量板是否洁净平整
操作准备	新生儿准备	已空腹、排尿或进食后2h
	环境准备	整洁安静，温湿度及光线适宜
	护士准备	洗手，戴口罩
	用物准备	磅秤(盘式)，身长测量板，清洁衣服、尿布、包被、清洁布、记录本，手消毒凝胶

操作程序	简要流程	操作要点
操作过程	核对解释	核对新生儿,向家长解释并取得合作
	测量体重	将清洁布铺在磅秤的秤盘上,调整磅秤至零点(图9-12);脱去新生儿衣服及尿布,将其轻放于磅秤上(图9-13);观察重量,准确读数
	测量身长	将清洁布铺在身长测量板上(图9-14),将新生儿平卧于测量床中线;助手固定新生儿头部,使头顶轻贴测量板顶端;护士一手按住新生儿双膝使双下肢伸直,另一手滑动滑测板至双足底(图9-15);观察长度,准确读数
	测量胸围	将新生儿放于操作台上,取平卧位,两手自然伸直放于两侧;护士站在新生儿正前方或右方,将软尺从平一侧乳头下缘处经肩胛下角平行绕胸1周,取平静呼气、吸气时厘米数的平均值(图9-16);穿好衣服、包好尿布
	测量头围	将软尺从新生儿眉间开始,经眉弓上缘至枕后结节绕头1周,读取厘米数(图9-17)
	测量前囟	检查前囟,无凹陷隆起,确认4条边的位置;用软尺测量对边中点连线长度,读取厘米数(图9-18);戴好帽子,包好包被,注意保暖
	整理记录	妥善安置新生儿,清理用物,洗手、摘口罩,记录测量数值、签名
操作评价	新生儿反应	配合,较少哭闹,无特殊不适
	操作效果	严格查对制度,动作轻柔、测量方法正确,测量数值准确

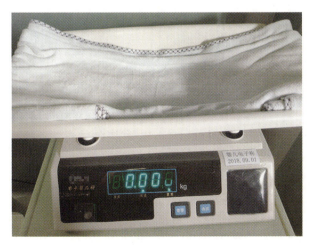

图 9-12　磅秤调至零点

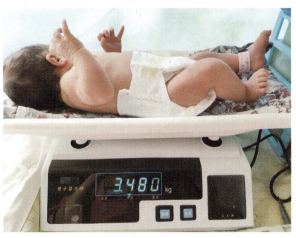

图 9-13　测量体重

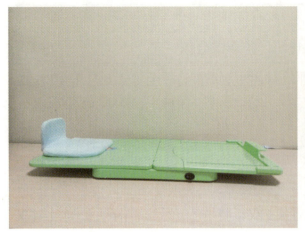

图9-14　身长测量板

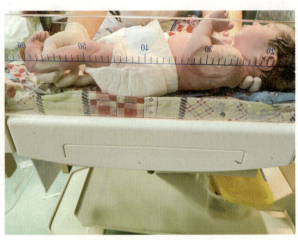

图9-15　测量身长

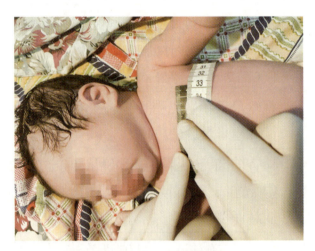

图9-16　测量胸围

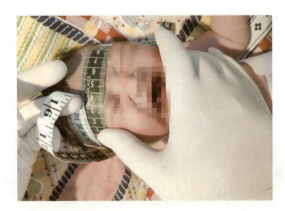

图9-17　测量头围

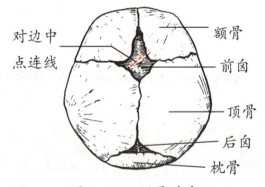

图9-18　测量前囟

对边中
点连线

额骨

前囟

顶骨

后囟

枕骨

2. 操作关键点

（1）操作中注意保暖，防止受凉。若天气寒冷或为低体重儿、病重儿等测量体重，可先把衣服、尿布、毛毯等称重，给新生儿穿上衣服、包好毛毯后再次称重，将所得数值减去衣物重量即为新生儿体重。

（2）保证测量数值准确：①测量体重时，不可摇晃或接触其他物品。若测得数值与前次测量差异较大时应重新测量，体重变化过大应报告医生。②测量身长时，要保证头顶轻贴测量板顶端，身正、腰平、腿直，滑测板与足底呈90°，读数时眼睛与滑测板在同一个水平面上，准确读数至小数点后1位数。③测量胸围时，将软尺"0"点固定于一侧乳头下缘，动作要轻。④测量前囟时，先准确找出前囟的四边，若边界模糊，需多人检查确定。

3. 操作测评标准

项目		分值	考核评价要点	评分等级				得分	存在问题
				I	II	III	IV		
护士准备		4	着装整洁、表达清晰、动作轻柔	4	3	2	1		
操作评估		7	了解新生儿情况全面	5	3	2	1		
			检查磅秤、测量板正确	2	1	0	0		
操作准备	新生儿	2	已空腹、排尿或进食后2h	2	1	0	0		
	环境	1	符合操作要求	1	0	0	0		
	护士	3	洗手、戴口罩正确	3	2	1	0		
	用物	3	准备齐全、准确，放置合理	3	2	1	0		
操作过程	核对解释	4	核对正确	2	1	0	0		
			解释清楚，家长理解配合	2	1	0	0		
	测量体重	14	磅秤上铺清洁布正确，磅秤调至零点	5	3	2	1		
			脱新生儿衣服、尿布正确	2	1	0	0		
			新生儿放于磅秤上正确，读数准确	7	5	3	1		
	测量身长	14	测量床铺清洁布正确	2	1	0	0		
			新生儿卧于测量床中线正确	2	1	0	0		
			助手固定新生儿头部正确	2	1	0	0		
			测量身长方法正确，读数准确	8	6	4	2		
	测量胸围	13	新生儿平卧、两手放置正确	3	2	1	0		
			测量胸围方法正确，读数准确	8	6	4	2		
			穿衣、包尿布、包被方法正确	2	1	0	0		
	测量头围	6	测量头围方法正确，读数准确	6	4	2	1		
	测量前囟	11	检查前囟、确认四条边位置正确	2	1	0	0		
			测量前囟方法正确，读数准确	6	4	2	1		
			戴帽子、包包被、保暖正确	3	2	1	0		
	整理记录	8	整理及安置新生儿妥当，清理用物正确	4	3	2	1		
			洗手、摘口罩、记录、签名正确	4	3	2	1		

项目	分值	考核评价要点	评分等级				得分	存在问题
			I	II	III	IV		
操作评价	10	关爱新生儿,语言和情感交流有效	3	2	1	0		
		操作熟练、准确,动作轻柔、舒适安全	4	3	2	1		
		操作时间不超过10min	3	2	1	0		
关键缺陷		无人文关怀、无情感交流,查对不严,测量方法错误、测量数值不准确等均不及格						
总分	100							

二、育婴指导

(一)情景与任务

1. 情景导入　婴儿出生后第二日,护士查房,产妇自诉初为人母、母乳喂养及育婴知识缺乏,护士预约进行育婴指导。

2. 工作任务　护士对产妇及家属进行婴幼儿盆浴、母乳喂养和婴儿尿布更换等育婴指导。

(二)操作评估

1. 母婴情况　产妇顺产第二日,身体恢复良好,可下床活动;婴儿一般情况良好。

2. 操作目的　指导产妇及家属熟练掌握婴幼儿盆浴、母乳喂养和婴儿尿布更换等技能,出院后能自我护理婴儿,以满足婴儿饮食营养、清洁卫生等需要,促进婴儿健康成长、发育。

3. 项目分析

(1)育婴指导可通过宣教、演示、实操、播放视频等多种方式进行。

(2)母乳能提供6个月以内婴儿生长发育所需的营养,且易于消化、吸收,可促进婴儿生长发育,还可增强婴儿的抵抗力和免疫力,提倡早接触、早吸吮、按需哺乳,应鼓励母亲坚持正确母乳喂养。母乳喂养的体位主要有摇篮式、橄榄球式、交叉式和卧位式,常用的体位为摇篮式,剖宫产术后、自然分娩第一日或夜间喂哺时采用卧位式,双胎新生儿、含接困难儿或母亲乳腺管堵塞时采用橄榄球式,新生儿体重较轻时采用交叉式。

(三)操作计划

1. 向产妇及家属说明育婴指导的目的、内容及重要性,预约充足的时间。

2. 在婴儿喂乳前或喂乳1h后先进行婴幼儿盆浴指导,喂乳时再进行母乳喂养指导,在婴儿大便或小便后进行尿布更换指导。边讲解、边演示,产妇及家属用婴儿模型同步模仿实操,以保证产妇及家属能熟练掌握。

3. 操作过程中注意保暖,防止婴儿受凉;动作轻柔,避免造成婴儿损伤;及时与婴儿、产妇及家属进行语言和情感交流。

（四）操作流程与测评标准

技能4 婴幼儿盆浴指导

1. 操作流程

操作程序	简要流程	操作要点
护士准备	素质要求	着装整洁、表达清晰、动作轻柔
操作评估	婴幼儿情况	生命体征、意识状态、喂乳情况、全身皮肤情况
	用物情况	沐浴用物是否完好、洁净
	产妇及家属情况	接受能力,沟通能力
操作准备	产妇及家属准备	了解操作目的、方法,并愿意合作;修剪指甲、取下手表、洗手
	婴幼儿准备	喂乳前或喂乳后1h
	环境准备	整洁安静,温湿度及光线适宜
	护士准备	修剪指甲,取下手表,洗手,戴口罩
	用物准备	浴盆(底部铺垫浴巾)、水温计、温水(38～40℃)、婴幼儿沐浴液和洗发液、浴巾、毛巾、婴幼儿爽身粉、清洁衣服、尿布、棉签、记录纸、笔、手消毒凝胶,必要时备指甲剪、婴幼儿模型
操作过程	核对解释	核对婴幼儿,向家长解释并取得合作
	备水调温	浴盆内盛温热水(盆2/3满),用水温计或手腕测试水温
	脱衣包裹	护士演示,产妇及家属用模型同步实操:物品按需摆放,脱去婴幼儿衣物、保留尿布,用浴巾包裹婴幼儿(图9-19),抱至浴盆旁
	清洗面部	护士演示、产妇及家属用模型同步实操:左手前臂托住婴幼儿背部,左手掌托住头颈部,左臂及腋下夹住臀部及下肢,用毛巾依次擦洗双眼(由内眦至外眦)、鼻部及口部,再按顺时针方向放射状擦洗额头、左脸颊、下颌、右脸颊
	清洗头部	护士演示、产妇及家属用模型同步实操:左手拇指和中指将婴幼儿双耳向内盖住其双耳外耳道口,右手涂婴幼儿洗发液,清洗头部(图9-20)、耳后,再用小毛巾带水清洗,拧干毛巾擦干头发,用干棉签擦拭外耳及耳孔周围

操作程序	简要流程	操作要点
操作过程	放入浴盆	护士演示、产妇及家属用模型同步实操：打开浴巾、取下尿布，以左前臂托住婴幼儿头颈部，握住左肩部，以右手托住臀部，握住左下肢，将其轻轻放入浴盆中（图9-21）
	清洗身体	护士演示、产妇及家属用模型同步实操：保持左手握持姿势，右手涂抹婴幼儿沐浴液按顺序清洗颈下、腋下、前胸、腹部、腹股沟、上肢、手部、会阴、下肢、足部；右手从婴幼儿前方握住左肩及腋窝处，使其翻身，头颈及上胸部俯于护士右前臂上；左手涂抹婴幼儿沐浴液清洗后颈部、背部（图9-22）、臀部，边洗边用水冲净
	抱出浴盆	护士演示、产妇及家属用模型同步实操：按放入浴盆的方法抱出婴幼儿，迅速用浴巾包裹并擦干水分
	观察穿衣	护士演示、产妇及家属用模型同步实操：观察婴幼儿皮肤及全身情况，必要时在颈下、腋窝、腹股沟等皮肤皱褶处扑少许婴幼儿爽身粉，包好尿布，穿好清洁衣服，必要时修剪指（趾）甲
	包裹安置	护士演示、产妇及家属用模型同步实操：包好包被，妥善安置婴幼儿
	整理记录	向产妇及家属交代注意事项，清理用物，洗手、摘口罩，记录盆浴时间、皮肤情况，签名
操作评价	产妇及家属反应	理解接受，检测学习效果表现良好
	操作效果	讲解和演示操作正确，速度适宜；与产妇及家属沟通有效，产妇及家属学会操作

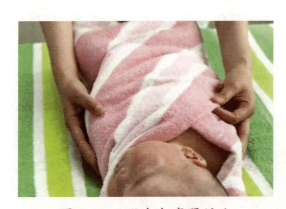

图 9-19　浴巾包裹婴幼儿

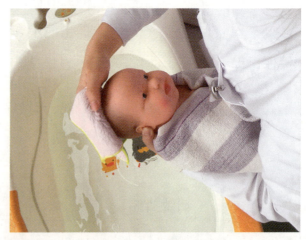

图 9-20　清洗头部

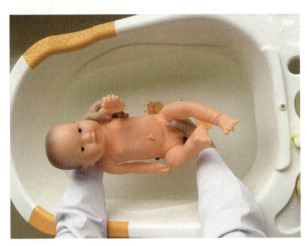
图 9-21　抱持婴儿入盆浴法

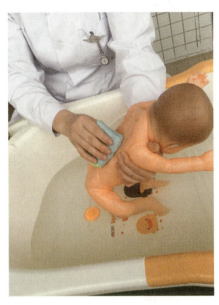
图 9-22　清洗背部

2. 操作关键点

（1）为婴幼儿盆浴时应动作轻柔，尽量减少暴露，防止受凉。

（2）盆浴时护士不得离开婴幼儿，避免水或沐浴液泡沫进入鼻、耳、眼内，避免爽身粉进入眼内或吸入呼吸道。脐带未脱落者，避免脐部被水浸泡，可用脐带贴保护脐部。

（3）注意观察婴幼儿面色、呼吸、全身皮肤和肢体活动等情况，如发现异常应立即停止操作并报告医生及时处理。

3. 操作测评标准

项目		分值	考核评价要点	评分等级				得分	存在问题
				I	II	III	IV		
护士准备		3	着装整洁、表达清晰、动作轻柔	3	2	1	0		
操作评估		7	了解婴幼儿情况全面	3	2	1	0		
			检查沐浴用物完好	2	1	0	0		
			了解产妇及家属情况充分	2	1	0	0		
操作准备	产妇及家属	2	理解、配合，已修剪指甲、取下手表、洗手	2	1	0	0		
	婴幼儿	2	喂乳前或喂乳后 1h	2	1	0	0		
	环境	1	符合操作要求	1	0	0	0		
	护士	2	洗手、戴口罩正确，已修剪指甲、取下手表	2	1	0	0		
	用物	3	准备齐全，放置合理	3	2	1	0		

项目		分值	考核评价要点	评分等级				得分	存在问题
				I	II	III	IV		
操作过程	核对解释	4	核对正确 解释清楚，产妇及家属理解配合	2 2	1 1	0 0	0 0		
	备水调温	4	备温水及调试水温正确，温度适宜	4	3	2	1		
	脱衣包裹	6	脱衣、保留尿布和包裹浴巾方法正确 指导产妇及家属实操正确	4 2	3 1	2 0	1 0		
	清洗面部	8	清洗眼睛、鼻、口及面部顺序、方法正确 指导产妇及家属实操正确	5 3	4 2	3 1	2 0		
	清洗头部	8	清洗头部顺序、方法准确 指导产妇及家属实操正确	5 3	4 2	3 1	2 0		
	放入浴盆	8	握持婴幼儿、放入浴盆方法正确 指导产妇及家属实操正确	5 3	4 2	3 1	2 0		
	清洗身体	8	清洗身体顺序、方法正确 指导产妇及家属实操正确	5 3	4 2	3 1	2 0		
	抱出浴盆	8	将婴幼儿抱出浴盆、包裹擦干全身正确 指导产妇及家属实操正确	5 3	4 2	3 1	2 0		
	观察穿衣	6	观察婴幼儿皮肤及全身情况正确 包尿布、穿衣服正确. 指导产妇及家属实操正确	2 2 2	1 1 1	0 0 0	0 0 0		
	包裹安置	4	包好包被，婴幼儿安置妥当 指导产妇及家属实操正确	2 2	1 1	0 0	0 0		
	整理记录	6	告知全面，清理用物正确 洗手、摘口罩、记录、签名正确	2 4	1 3	0 2	0 1		
操作评价		10	关爱婴幼儿、语言和情感交流有效 操作熟练、准确，动作轻柔、舒适安全 操作时间不超过20min	3 4 3	2 3 2	1 2 1	0 1 0		
关键缺陷			无人文关怀、无沟通，查对不严，操作方法错误，指导不到位、产妇及家属未学会操作等均不及格						
总分		100							

338

技能 5　母乳喂养指导

1. 操作流程

操作程序	简要流程	操作要点
护士准备	素质要求	着装整洁、表达清晰、动作轻柔
操作评估	婴儿情况	日龄、意识状态、营养状况、进食情况、吸吮及吞咽能力
	产妇情况	年龄、健康状况、适合的哺乳体位、乳汁分泌和乳房畅通情况，对母乳喂养的认知及合作程度
操作准备	婴儿准备	更换清洁尿布
	产妇准备	先用温水洗净双手，再擦洗乳房及乳头
	护士准备	洗手，按需戴口罩
	环境准备	整洁安静，温湿度及光线适宜
	用物准备	尿布、尿布桶、小凳子、清洁小毛巾，必要时备屏风，温水，手消毒凝胶
操作过程	核对解释	核对婴儿，向产妇解释并取得合作
	安置体位	指导产妇在不同时间、地点、情景下选择不同的哺乳体位 ①摇篮式：产妇坐在靠背椅上，背部紧靠椅背，两腿自然下垂达到地面，哺乳侧脚踩在小凳上，哺乳侧胳膊下垫专用喂奶枕或家用软枕，用胳膊怀抱婴儿，使婴儿头、肩枕于肘弯，面对乳房（图9-23） ②环抱式：产妇用一手扶持婴儿颈部，抱起婴儿，将婴儿斜卧于怀中，头、肩枕于产妇哺乳侧肘弯，面对乳房（图9-24） ③侧卧式：产妇与婴儿均侧卧，可于婴儿身下置一枕头稍垫高，婴儿贴近产妇，面对乳房（图9-25）
	托起乳房	指导产妇另一手大拇指放在乳房上方，示指支撑着乳房基底部，其余手指靠在乳房下胸壁上，呈C字形托起乳房（图9-26）
	含接乳头	指导产妇用乳头轻触婴儿口唇，刺激觅乳反射，待婴儿张大嘴时迅速将全部乳头及大部分乳晕送进婴儿口中（图9-27）
	有效吸吮	婴儿慢而深地吸吮，能听到吞咽的声音；吸空一侧乳房再吸另一侧
	拔出乳头	哺乳毕，指导产妇用示指轻压婴儿下颌，将乳头轻轻拔出（图9-28）；用小毛巾擦拭嘴边溢出的乳液

操作程序	简要流程	操作要点
操作过程	拍背驱气	指导产妇身体前倾用肩部接住婴儿头部,将婴儿竖直抱起,使其头部偏向一侧靠于产妇肩上,用空心掌轻拍婴儿背部,以排出咽下的气体(图9-29)
	安置交代	协助产妇将婴儿置于右侧卧位,以防溢乳造成窒息;交代注意事项
	整理记录	清理用物,洗手,按需摘口罩,记录哺乳时间和婴儿反应,签名
操作评价	婴儿反应	舒适安全,安静入睡,无哭闹
	产妇感受	舒适、安全、愉悦
	操作效果	沟通有效、指导正确、母乳喂养成功

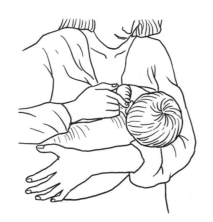

图9-23 摇篮式哺乳体位

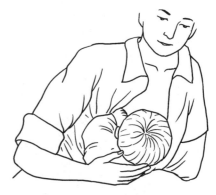

图9-24 环抱式哺乳体位

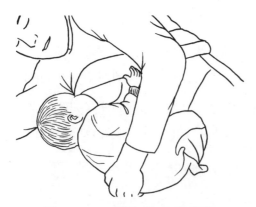

图9-25 侧卧式哺乳体位

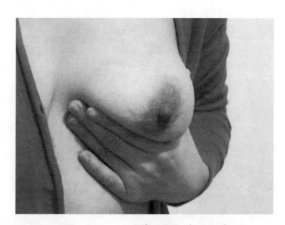

图9-26 C字形托起乳房

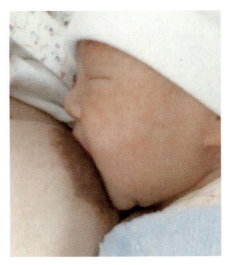

图 9-27 含乳姿势

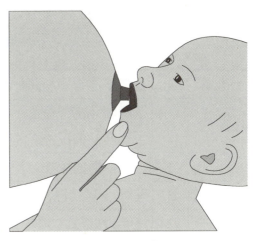

图 9-28 拔出乳头

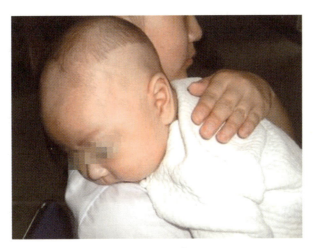

图 9-29 拍背驱气

2. 操作关键点

（1）每次哺乳时间不超过 20min，两侧乳房轮流吸空，先吸空一侧再吸另一侧，下次哺乳则先吸上次未吸空的一侧。哺乳时防止乳房阻塞婴儿鼻部导致窒息。

（2）指导产妇在哺乳过程中与婴儿进行语言及情感交流，使婴儿产生愉悦感。

（3）防止产妇发生乳头皲裂或乳腺炎。如乳房有硬块或胀痛，应及早给予局部热敷或轻轻按摩将其软化，并于哺乳后用吸奶器将乳汁吸尽，防止发生乳腺炎；若发生乳腺炎不应停止母乳喂养，否则会影响婴儿喂养和增加乳汁淤积的机会。若暂不哺乳，应及时吸出乳汁，避免乳汁淤积加重病情。

3. 操作测评标准

项目		分值	考核评价要点	评分等级				得分	存在问题
				I	II	III	IV		
护士准备		4	着装整洁、表达清晰、动作轻柔	4	3	2	1		
操作评估		6	了解婴儿情况全面	3	2	1	0		
			了解产妇情况充分	3	2	1	0		
操作准备	婴儿	3	已更换清洁尿布	3	2	1	0		
	产妇	3	理解、配合,已洗手,已擦洗乳房及乳头	3	2	1	0		
	护士	2	洗手,按需戴口罩正确	2	1	0	0		
	环境	1	符合操作要求	1	0	0	0		
	用物	2	准备齐全,放置合理	2	1	0	0		
操作过程	核对解释	4	核对正确	2	1	0	0		
			宣教到位、解释清楚,产妇愿意合作	2	1	0	0		
	安置体位	10	指导产妇选择哺乳体位正确	5	3	2	1		
			指导产妇抱婴儿姿势正确	5	3	2	1		
	托起乳房	5	指导产妇托起乳房方法正确	5	3	2	1		
	含接乳头	15	指导产妇刺激婴儿觅乳反射正确	5	3	2	1		
			婴儿含住全部乳头及大部分乳晕	5	3	2	1		
			婴儿能自由用鼻呼吸	5	3	2	1		
	有效吸吮	10	告知产妇判断有效吸吮方法正确	5	3	2	1		
			指导双乳轮流哺乳正确	5	3	2	1		
	拔出乳头	5	指导产妇拔出乳头方法正确	5	3	2	1		
	拍背驱气	10	指导产妇哺乳后将婴儿竖直抱起正确	5	3	2	1		
			手掌轻拍婴儿背部正确,有效排气	5	3	2	1		
	安置交代	6	协助产妇将婴儿置于右侧卧位正确	4	2	1	0		
			交代注意事项正确	2	1	0	0		
	整理记录	4	清理用物正确	1	0	0	0		
			洗手、按需摘口罩、记录、签名正确	3	2	1	0		
操作评价		10	关爱母婴,母婴情感交流有效	3	2	1	0		
			操作熟练、准确,动作轻柔、舒适安全	4	3	2	1		
			操作时间不超过 15min	3	2	1	0		

项目	分值	考核评价要点	评分等级				得分	存在问题
			I	II	III	IV		
关键缺陷		无人文关怀、无沟通,指导哺乳方法错误,婴儿未喂饱、哭闹等均不及格						
总分	100							

技能 6　婴儿尿布更换指导

1. 操作流程

操作程序	简要流程	操作要点
护士准备	素质要求	着装整洁、表达清晰、动作轻柔
操作评估	婴儿情况	日龄、生命体征、意识状态、喂乳情况、排便情况、臀部皮肤情况
	产妇及家属情况	接受能力,沟通能力
	环境情况	是否洁净、温湿度适宜,门窗是否关闭
操作准备	产妇及家属准备	了解操作目的、方法,并愿意合作,洗手
	婴儿准备	大便或小便后
	环境准备	整洁安静,温湿度及光线适宜
	护士准备	洗手,戴口罩
	用物准备	合适的一次性尿布、尿布桶,湿纸巾,必要时备小盆及温水、小毛巾,按臀部皮肤情况备护臀霜、5% 鞣酸软膏或其他软膏、棉签,记录纸、笔,手消毒凝胶,婴儿模型
操作过程	核对解释	核对婴儿,向产妇及家属解释并取得合作
	解开盖被	护士演示、产妇及家属同步实践:轻轻掀开盖被下端,暴露婴儿下半身(图 9-30)
	解污尿布	护士演示、产妇及家属同步实践:解开尿布粘贴,一手握住婴儿两脚轻轻提起(图 9-31),露出臀部,另一手用污湿尿布尚洁净的上端由前向后将会阴部及臀部擦净,对折尿布、将污湿部分盖住并垫于臀下
	清洗臀部	护士演示、产妇及家属同步实践:用湿纸巾由前向后擦净会阴部及臀部,必要时用温水擦洗,轻轻用小毛巾吸干水分

操作程序	简要流程	操作要点
操作过程	更换尿布	护士演示、产妇及家属同步实践：取出污湿尿布，卷折放入尿布桶内；握住并轻轻提起婴儿双脚，使臀部抬高，将清洁尿布垫于腰骶部；臀部涂护臀霜，必要时涂软膏；放下双脚，将尿布两端拉平、上折、粘贴，兜好尿布（图9-32），松紧以能插入一指为宜（图9-33）
	盖被安置	护士演示、产妇及家属同步实践：拉平婴儿衣服，盖好盖被，妥善安置婴儿
	整理记录	向产妇及家属交代注意事项，观察尿液及大便性质，清理用物，洗手、摘口罩，记录排泄物颜色、性状和量等情况，签名
操作评价	母婴感受	产妇舒适安全、无劳累，婴儿安静、无哭闹
	操作效果	讲解和演示正确，注重人文关怀，与产妇及家属沟通有效，指导正确

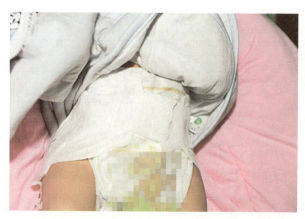

图9-30　暴露婴儿下半身

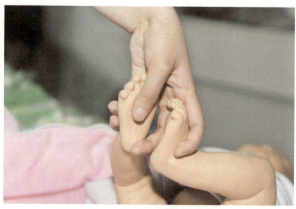

图9-31　提起婴儿双脚

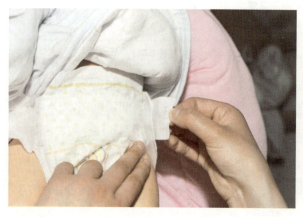

图9-32　兜好尿布

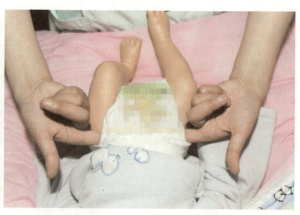

图9-33　尿布松紧适宜

2. 操作关键点

（1）选择质地柔软、透气性好、吸水性强的棉质尿布或一次性尿布，以避免对臀部皮肤产生刺激。

（2）注意保暖，更换尿布时动作敏捷，尽量减少暴露，防止受凉。

（3）尿布松紧适宜，避免因过紧而影响婴儿活动或擦伤外生殖器；或者因过松而造成大便外溢。

（4）注意观察婴儿大便颜色、性状、量和臀部皮肤情况，若出现尿布皮炎可用1：5 000高锰酸钾溶液擦洗臀部。

3. 操作测评标准

项目		分值	考核评价要点	评分等级				得分	存在问题
				I	II	III	IV		
护士准备		3	着装整洁、表达清晰、动作轻柔	3	2	1	0		
操作评估		7	了解婴儿情况全面	3	2	1	0		
			了解产妇及家属情况充分	2	1	0	0		
			观察环境正确	2	1	0	0		
操作准备	产妇及家属	2	理解、配合，已洗手	2	1	0	0		
	婴儿	2	大便或小便后	2	1	0	0		
	环境	1	符合操作要求	1	0	0	0		
	护士	2	洗手、戴口罩正确	2	1	0	0		
	用物	3	准备齐全，放置合理	3	2	1	0		
操作过程	核对解释	4	核对正确	2	1	0	0		
			解释清楚，产妇及家属愿意合作	2	1	0	0		
	解开盖被	4	掀开盖被下端、暴露婴儿下半身正确	2	1	0	0		
			指导产妇及家属实操正确	2	1	0	0		
	解污尿布	18	解开尿布、提起双脚方法正确，保暖得当	6	4	2	1		
			尿布洁净端擦拭会阴部及臀部正确	6	4	2	1		
			对折尿布将污湿部分盖住并垫于臀下正确	3	2	1	0		
			指导产妇及家属实操正确	3	2	1	0		
	清洗臀部	15	擦洗会阴及臀部方法正确	7	5	3	1		
			选用护臀霜或软膏正确，涂抹方法正确	5	4	3	2		
			指导产妇及家属实操正确	3	2	1	0		

项目		分值	考核评价要点	评分等级				得分	存在问题
				I	II	III	IV		
操作过程	更换尿布	20	取出污湿尿布及处理正确	4	3	2	1		
			放置清洁尿布方法、位置正确	7	5	3	1		
			尿布松紧适宜	6	4	2	1		
			指导产妇及家属实操正确	3	2	1	0		
	盖被安置	3	整理衣服、盖被正确，婴儿安置妥当	2	1	0	0		
			指导产妇及家属实操正确	1	0	0	0		
	整理记录	6	告知、观察正确，清理用物正确	3	2	1	0		
			洗手、摘口罩、记录、签名正确	3	2	1	0		
操作评价		10	产妇操作正确、无劳累，婴儿安静无哭闹	4	3	2	1		
			注重人文关怀，沟通有效，指导正确	3	2	1	0		
			操作时间不超过20min	3	2	1	0		
关键缺陷			无人文关怀、无沟通，查对不严，操作方法错误，尿布过松、过紧等均不及格						
总分		100							

三、协助治疗

（一）情景与任务

1. 情景导入　患儿出生后第三日，经皮胆红素测定为 256-246-234μmol/L，经儿科医生会诊，以"新生儿高胆红素血症"收住新生儿科。医生查房后开出医嘱：蓝光治疗 24h，苯巴比妥片 5mg p.o. q.d.，维生素 B$_2$ 5mg p.o. q.d.，布拉氏酵母菌散 250mg p.o. q.d.。因母婴分离，护士按需给予患儿奶瓶喂乳补充营养和水分。

2. 工作任务　护士为患儿执行蓝光治疗，遵医嘱给予口服喂药，按需给予奶瓶喂乳。

（二）操作评估

1. 患儿病情　出生体重 3 450g，出生后第三日，出现皮肤黄染 1d 且逐渐加重，经皮胆红素测定为 256-246-234μmol/L，全身皮肤中度黄染，伴巩膜黄染，血清总胆红素 254.9μmol/L（14.91mg/dl），血清间接胆红素 249.0μmol/L（14.56mg/dl）。

2. 操作目的

（1）蓝光治疗：通过蓝光照射，使血中的间接胆红素转变为水溶性异构体，随胆汁、尿液排出体外，降低血清胆红素的浓度。

（2）口服喂药：苯巴比妥片是转氨酶诱导剂，可增加葡糖醛酸基转移酶的生成和肝摄取间接胆红素的能力,用于血清间接胆红素升高或中、重度黄染时辅助治疗。维生素 B_2 又称为核黄素,蓝光照射可引起维生素 B_2 减少而加重溶血,应遵医嘱及时补充。布拉氏酵母菌散可建立肠道正常菌群,减少胆红素的肠肝循环。

(3)奶瓶喂乳:保证患儿营养与水分摄入,增加肠道吸收和排泄。

3. 项目分析

(1)蓝光箱:一般采用波长 425~475nm 的蓝色荧光灯,以 160~320W 为宜,需持续或间断照射 12~24h 方能使血清胆红素下降,光疗总时间按医嘱执行。当血清总胆红素 <171μmmol/L(10mg/dl)时,可遵医嘱停止光疗。

(2)口服喂药:根据药物的剂型,选择正确的给药方法。片剂先用研钵捣成粉末状,再倒入药杯加少量温开水溶化备用;散剂直接将药物倒入药杯加少量温开水溶化备用;水剂用量杯量取。

(3)奶瓶喂乳:患儿住院期间母婴分离,母亲无法亲自喂乳,可指导母亲用吸奶器将乳汁挤出,用奶瓶装好送至病区冷藏保存,需要时给予奶瓶喂乳,母乳不足时可添加配方乳喂养。

(三)操作计划

1. 先行蓝光照射治疗,按时给予口服喂药,按需给予奶瓶喂乳。严格查对,避免抱错患儿;动作轻柔敏捷,避免造成患儿损伤。

2. 蓝光照射前,检查蓝光箱性能、洁净度,放置位置合理安全。照射过程中严密监测患儿体温和箱温,适当补充水分与营养,防止发生脱水。

3. 口服喂药应在喂乳前或两次喂乳之间,先将片剂研碎后加少量温开水溶化喂服,再将散剂用少量温开水溶化后喂服。

4. 指导母亲用吸奶器将乳汁挤出,用奶瓶装好送至病区冷藏保存,根据患儿体重按需给予奶瓶喂乳。

(四)操作流程与测评标准

技能 7 蓝光箱使用

1. 操作流程

操作程序	简要流程	操作要点
护士准备	素质要求	着装整洁、表达清晰、动作轻柔
	核对签名	核对医嘱及执行单,签名
操作评估	患儿病情	日龄、诊断、体重、生命体征、意识状态、黄疸的范围和程度、血清胆红素检查结果
	设备情况	蓝光箱性能是否完好、洁净

操作程序	简要流程	操作要点
操作准备	患儿准备	清洁皮肤,皮肤未涂粉和油类;修剪指(趾)甲
	环境准备	整洁安静,温湿度适宜
	护士准备	洗手,戴口罩,戴墨镜
	用物准备	蓝光箱(图9-34)、蒸馏水、遮光眼罩、尿布,手消毒凝胶,温湿度计
操作过程	备蓝光箱	擦净蓝光箱,特别是灯管和反射板;湿化器水箱内加蒸馏水至水位线;接通电源,检查线路及灯管,预热箱温至30~32℃,相对湿度55%~65%;将蓝光箱置于干净、温湿度波动小、无阳光直射处
	核对解释	核对患儿,向家长解释并取得合作
	入箱操作	将患儿全身裸露,用尿布遮盖会阴、肛门部,男婴注意保护阴囊,双眼戴遮光眼罩(图9-35);将患儿抱入已预热好的蓝光箱中,灯管与皮肤距离为33~55cm(图9-36),开启蓝光灯;记录开始照射时间
	蓝光治疗	尽量使患儿身体广泛均匀受光照射(图9-37),单面蓝光箱一般每2h更换体位一次,仰卧、俯卧、侧卧交替;每2~4h测量体温一次或根据病情、体温情况随时测量,体温维持在36.5~37.3℃;若体温超过38℃或低于35℃,应暂停光疗,采取降温或保暖措施,待体温恢复正常后再继续照射;严密观察患儿精神、反应、呼吸、脉搏、皮肤颜色、大小便及黄疸程度变化;保证水分与营养摄入,按需喂乳,在2次喂乳之间适量喂水
	出蓝光箱	当停止照射时,出箱前先将衣物预热并为患儿穿好,关闭电源开关,撤去遮光眼罩,抱患儿出蓝光箱后妥善安置
	整理记录	清理用物,蓝光箱终末消毒处理,洗手、摘口罩、取下墨镜,记录出箱时间、灯管使用时间和生命体征等,签名
操作评价	患儿反应	生命体征平稳,安全、无烫伤,无不良反应
	操作效果	严格查对制度,操作方法正确、动作轻柔,语言和情感交流有效,无发生烫伤

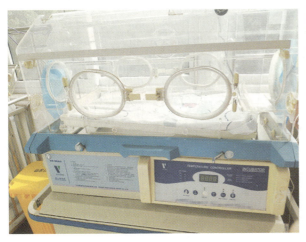

图9-34　蓝光箱

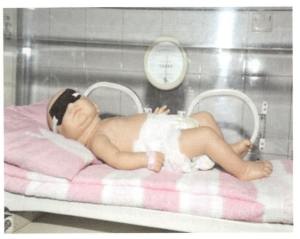

图9-35　戴遮光眼罩、裹尿布

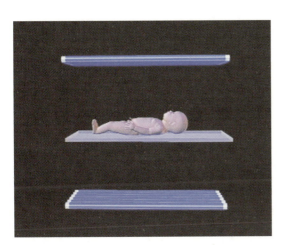

图9-36　灯管与患儿皮肤距离

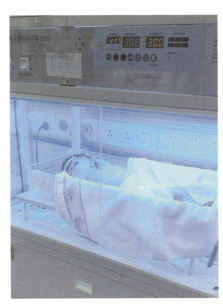

图9-37　蓝光治疗

2. 操作关键点

（1）入箱前做好患儿皮肤准备：清洁皮肤，裸露全身，双眼、会阴、肛门、男婴阴囊等关键部位遮盖保护，修剪指甲以防抓破皮肤。

（2）光疗过程中严密监测患儿体温及血清胆红素变化；注意观察患儿精神、反应、黄疸程度变化及有无出现皮疹、腹泻、深绿色稀便、青铜症等不良反应，若发现异常及时报告医生；随时观察患儿眼罩、会阴遮盖物有无脱落。

（3）蓝光箱每日清洁，保持灯管和反射板清洁，防止因有灰尘而影响光照强度，灯管使用时间＞1 000h须更换。

3. 操作测评标准

项目		分值	考核评价要点	评分等级				得分	存在问题
				I	II	III	IV		
护士准备		4	着装整洁、表达清晰、动作轻柔	2	1	0	0		
			核对医嘱及执行单、签名正确	2	1	0	0		
操作评估		6	了解患儿病情全面	3	2	1	0		
			检查蓝光箱性能完好、洁净	3	2	1	0		
操作准备	患儿	4	已清洁皮肤、修剪指(趾)甲	4	3	2	1		
	环境	1	符合操作要求	1	0	0	0		
	护士	3	洗手、戴口罩和墨镜正确	3	2	1	0		
	用物	2	准备齐全,放置合理	2	1	0	0		
操作过程	备蓝光箱	12	清洁蓝光箱正确	3	2	1	0		
			湿化器水箱内加蒸馏水至水位线	3	2	1	0		
			检查、预热蓝光箱正确	3	2	1	0		
			放置位置正确、安全	3	2	1	0		
	核对解释	4	核对正确	2	1	0	0		
			解释清楚,家长理解配合	2	1	0	0		
	入箱操作	15	患儿全身裸露、遮盖会阴和肛门部正确	4	3	2	1		
			眼睛遮光正确,不影响呼吸	4	3	2	1		
			患儿放入箱内正确,灯管与皮肤距离适宜	4	3	2	1		
			开启蓝光灯、记录开始照射时间正确	3	2	1	0		
	蓝光治疗	22	皮肤均匀受光,单面照射按时更换体位	6	4	2	1		
			监测体温及时,维持体温适宜	6	4	2	1		
			观察并处理照射中特殊情况正确	6	4	2	1		
			补充水分与营养及时、量足够	4	3	2	1		
	出蓝光箱	9	符合出蓝光箱标准	3	2	1	0		
			出箱前预热衣物、穿衣正确	2	1	0	0		
			关闭电源、撤遮光眼罩正确	2	1	0	0		
			患儿抱出蓝光箱正确,安置妥当	2	1	0	0		
	整理记录	8	清理用物、蓝光箱终末消毒处理正确	4	3	2	1		
			洗手、摘口罩、记录、签名正确	4	3	2	1		
操作评价		10	关爱患儿、语言和情感交流有效	3	2	1	0		
			操作熟练、准确,动作轻柔、舒适安全	4	3	2	1		
			整体计划性好,操作时间不超过10min	3	2	1	0		

项目	分值	考核评价要点	评分等级				得分	存在问题
			I	II	III	IV		
关键缺陷		无人文关怀、无沟通,查对不严,患儿皮肤未均匀受光、烫伤等均不及格						
总分	100							

技能 8 婴幼儿口服喂药

1. 操作流程

操作程序	简要流程	操作要点
护士准备	素质要求	着装整洁、表达清晰、动作轻柔
	双人核对	医嘱及执行单,签名
操作评估	患儿情况	日龄、意识状态、进食与吞咽能力、口腔黏膜情况
	治疗情况	用药史、药物过敏史、家族史
操作准备	患儿准备	喂乳前或两次喂乳之间
	环境准备	整洁安静,温湿度及光线适宜
	护士准备	洗手,戴口罩
	用物准备	遵医嘱备药、药杯、药匙、量杯、药卡、药盘、小毛巾、水壶内盛温开水
操作过程	摆放药物	查对药名、浓度、剂量、有效期,检查药物质量,将药物倒入药杯内加少量温开水溶化
	核对解释	核对患儿,向家长解释并取得合作
	合适体位	①坐位:助手抱起患儿,以一侧手臂固定患儿双臂及头部,将小毛巾围于患儿颈部及前胸 ②卧位:不宜抱起者安置侧卧位,将头部抬高
	喂服药物	①抱起喂药:助手一手轻捏患儿双颊(图9-38),使其张口;护士用药匙盛药,顺口角放入口中舌上,缓慢倒入药液,药匙在患儿口中停留片刻(图9-39),至患儿咽下药物 ②卧位喂药:不宜抱起者,护士左手固定患儿前额并轻捏双颊(图9-40),使其张口;右手持药杯从患儿口角顺口颊方向缓慢倒入(图9-41),至患儿咽下药物后移开药杯 ③必要时喂服少量温开水
	核对观察	再次核对,观察患儿服药后反应

操作程序	简要流程	操作要点
操作过程	整理记录	置患儿右侧卧位或平卧位、头偏向一侧,清理用物,洗手、摘口罩,记录服药时间、签名
操作评价	患儿反应	无呛咳、无溢药
	操作效果	严格查对制度和药疗原则,药名、浓度、剂量、用法、时间准确,喂药方法正确、动作轻柔,语言和情感交流有效

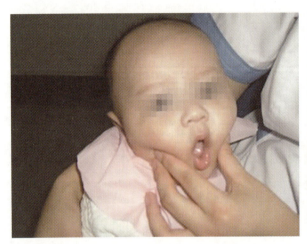

图 9-38　抱起喂药时轻捏双颊

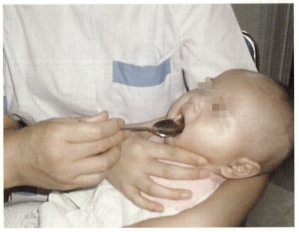

图 9-39　抱起喂药

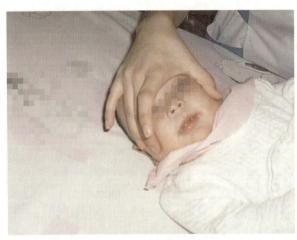

图 9-40　卧位喂药时轻捏双颊

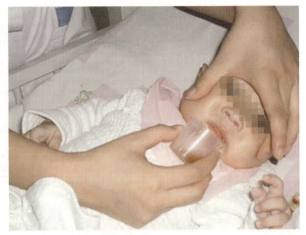

图 9-41　卧位喂药

2. 操作关键点

(1)严格查对制度和药疗原则,保证用药剂量准确。

(2)喂药过程中密切观察患儿反应,有无恶心、呛咳等不适。如患儿哭闹不配合,切勿捏住鼻孔强行灌药,以免药液吸入呼吸道造成呛咳甚至窒息。

(3)注意观察用药后效果及有无不良反应。

3. 操作测评标准

项目		分值	考核评价要点	评分等级				得分	存在问题
				I	II	III	IV		
护士准备		4	着装整洁、表达清晰、动作轻柔	2	1	0	0		
			双人核对医嘱及执行单、签名正确	2	1	0	0		
操作评估		7	了解患儿病情全面	4	3	2	1		
			询问用药史、过敏史、家族史正确	3	2	1	0		
操作准备	患儿	2	喂乳前或两次喂乳之间	2	1	0	0		
	环境	1	符合操作要求	1	0	0	0		
	护士	3	洗手、戴口罩正确	3	2	1	0		
	用物	3	准备齐全、准确,放置合理	3	2	1	0		
操作过程	摆放药物	18	核对、检查药物正确	9	7	5	3		
			备药方法正确,剂量准确	9	7	5	3		
	核对解释	4	核对正确	2	1	0	0		
			解释清楚,家长理解配合	2	1	0	0		
	合适体位	6	患儿体位安置正确	4	3	2	1		
			围小毛巾部位、方法正确	2	1	0	0		
	喂服药物	26	固定前额、轻捏双颊方法正确	8	6	4	2		
			喂药方法正确,动作轻柔	8	6	4	2		
			药匙或药杯停留、移开时机适宜	8	6	4	2		
			必要时喂服温开水方法正确,量适宜	2	1	0	0		
	核对观察	6	再次核对正确	2	1	0	0		
			观察正确	4	3	2	1		
	整理记录	10	安置患儿卧位、清理用物正确	6	4	3	1		
			洗手、摘口罩、记录、签名正确	4	3	2	1		
操作评价		10	关爱患儿、语言和情感交流有效	3	2	1	0		
			操作熟练、准确,动作轻柔、舒适安全	4	3	2	1		
			操作时间不超过10min	3	2	1	0		
关键缺陷			无人文关怀、无沟通,用药前未询问药物过敏史、查对不严、执行医嘱错误等均不及格						
总分		100							

技能 9　婴儿奶瓶喂乳

1. 操作流程

操作程序	简要流程	操作要点
护士准备	素质要求	着装整洁、表达清晰、动作轻柔
	核对签名	核对医嘱及执行单，签名
操作评估	婴儿情况	日龄、意识状态、营养状况、进食情况、吸吮及吞咽能力、腹部情况
	用物情况	奶瓶、奶嘴是否消毒
操作准备	婴儿准备	已更换清洁尿布
	环境准备	整洁安静，温湿度及光线适宜
	护士准备	洗手，戴口罩
	用物准备	冷藏保存的母乳、无菌奶瓶、无菌奶嘴、奶瓶盖、干净小毛巾 2 条、托盘、无菌镊子、配奶单、温开水（40～45℃），必要时备婴儿配方奶粉及专用量勺，手消毒凝胶
操作过程	核对解释	核对婴儿、奶瓶及配奶单，向家长解释并取得合作
	配备乳液	①温热母乳：检查挤出母乳的时间，将适量母乳倒入无菌奶瓶中，选择合适的无菌奶嘴，按无菌技术操作套于奶瓶口，旋紧，轻轻摇匀乳液，置温水中温热至 39～41℃；多余母乳冷藏保存 ②必要时备配方乳：检查婴儿配方奶粉质量，按比例先在无菌奶瓶中加入温开水，取适量奶粉倒入奶瓶，选择合适的无菌奶嘴，按无菌技术操作套于奶瓶口，旋紧，轻轻摇匀乳液
	合适体位	抱起婴儿，将小毛巾围在婴儿颈部，护士坐在凳上，使婴儿头、肩枕于左臂肘弯呈半卧位。不宜抱起者，安置侧卧位，将头部抬高，以防溢乳呛入气管
	测试乳温	一手将奶瓶倒转，滴 1～2 滴乳液于另一手背或前臂内侧测试乳温（图 9-42），不烫手为宜
	喂乳观察	轻触婴儿一侧面颊，刺激觅乳反射（图 9-43），使婴儿含住奶嘴；倾斜奶瓶，使乳液充满整个奶嘴（图 9-44），婴儿吸吮乳液至全部乳液喂完；喂乳过程中用小毛巾及时擦拭嘴边溢出的乳液，随时观察婴儿面色和呼吸情况
	拍背驱气	喂乳毕，将另一小毛巾垫于肩上，身体前倾用肩部接婴儿头部，将婴儿竖直抱起、使其头部偏向一侧靠于护士肩上，用空心掌轻拍其背部，以排出咽下的气体

操作程序	简要流程	操作要点
操作过程	整理记录	将婴儿放回床上,取右侧卧位以防溢乳造成窒息;清理用物,洗手,摘口罩;记录喂乳量及婴儿反应,签名
操作评价	婴儿反应	安静或睡着、表情愉悦
	操作效果	严格查对制度,喂乳方法正确、动作轻柔,婴儿喂饱,情感交流有效

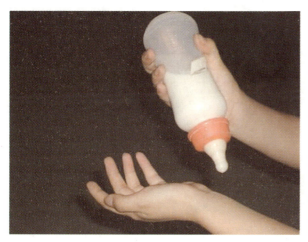

图 9-42　测试乳温

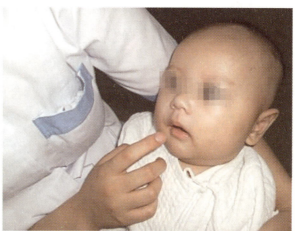

图 9-43　刺激觅乳反射

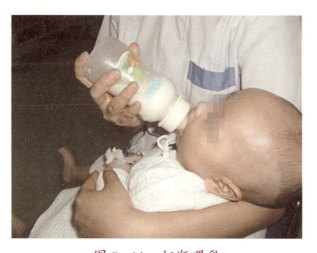

图 9-44　奶瓶喂乳

2. 操作关键点

(1)喂乳时乳液始终充满奶嘴,避免婴儿吸入过多气体而引起腹胀、呕吐;奶瓶颈部不可压在婴儿唇上,以免妨碍吸吮乳液;若奶嘴孔堵塞,应按无菌技术操作重新更换奶嘴。

(2)喂乳过程中注意观察婴儿吸吮及进乳情况。若婴儿吸吮过急发生呛咳,应暂停喂乳,轻拍其后背,稍休息后再喂乳,注意观察面色和呼吸情况。

3. 操作测评标准

项目		分值	考核评价要点	评分等级				得分	存在问题
				I	II	III	IV		
护士准备		4	着装整洁、表达清晰、动作轻柔	2	1	0	0		
			核对医嘱及执行单、签名正确	2	1	0	0		
操作评估		7	了解婴儿情况全面	5	3	2	1		
			检查奶瓶、奶嘴正确	2	1	0	0		
操作准备	婴儿	2	已更换清洁尿布	2	1	0	0		
	环境	1	符合操作要求	1	0	0	0		
	护士	3	洗手、戴口罩正确	3	2	1	0		
	用物	3	准备齐全、准确，放置合理	3	2	1	0		
操作过程	核对解释	4	核对正确	2	1	0	0		
			解释清楚，家长理解配合	2	1	0	0		
	配备乳液	15	检查冷藏母乳时间或配方奶粉质量正确	3	2	1	0		
			温热母乳或配备配方乳方法正确	6	4	2	1		
			奶嘴大小合适，套于瓶口、旋紧正确	6	4	2	1		
	合适体位	8	围小毛巾部位、方法正确	4	3	2	1		
			安置婴儿体位正确、舒适	4	3	2	1		
	测试乳温	5	测试乳温方法正确，温度适宜	5	3	2	1		
	喂乳观察	18	喂乳方法正确	6	4	2	1		
			喂乳过程中观察婴儿面色、呼吸正确	6	4	2	1		
			与婴儿情感交流有效	6	4	2	1		
	拍背驱气	10	喂乳后竖直抱起婴儿正确，婴儿舒适	5	3	2	1		
			手掌轻拍婴儿背部正确，有效排气	5	3	2	1		
	整理记录	10	婴儿卧位舒适，告知、清理用物正确	6	4	2	1		
			洗手、摘口罩、记录、签名正确	4	3	2	1		
操作评价		10	关爱患儿、语言和情感交流有效	3	2	1	0		
			操作熟练、准确，动作轻柔、舒适安全	4	3	2	1		
			操作时间不超过 10min	3	2	1	0		
关键缺陷			无人文关怀、无沟通，查对不严，喂乳方法错误，婴儿发生呕吐、呛咳等均不及格						
总分		100							

1. 患儿黄疸是否逐渐消退，有无发生胆红素脑病。
2. 产妇及家属能否熟练掌握母乳喂养及育婴知识。

【拓展训练】

 案例

患儿，男，出生第一日。胎龄 38^{+1} 周，胎膜早破 15h，因"持续枕后位"剖宫产娩出。羊水清，脐带胎盘未见明显异常，阿普加评分 1-5-10min 评分均为 10 分，体重 3 500g。母婴送入爱婴区。12h 前脐带血常规检查：白细胞计数 30.2×10^9/L、中性粒细胞占比 0.653。复查血常规：白细胞计数 28.6×10^9/L、中性粒细胞占比 0.708、降钙素原 2.78ng/ml、C 反应蛋白 1.4mg/L，无发热，无咳嗽、流涕，无气促，无呕吐、腹泻等。发病以来精神、睡眠可，母乳喂养，奶量正常，大小便正常。经儿科医生会诊，以"新生儿感染"转入新生儿科。

转科后查体：T 36.8℃、P 130 次/min、R 46 次/min、BP 68/38mmHg，右侧头顶包块 5cm×6cm、质软、边界清楚、有波动感、未超越骨缝，全身皮肤无黄染、无皮疹，心、肺、腹未见明显异常，肝脾肋下未触及，毛细血管再充盈时间 2s，足背动脉搏动有力。病人被诊断为"新生儿感染、头皮血肿"。给予重症监护、告病重、头部制动、置温箱保暖、抗感染、补液等治疗。

［情景与任务］

（一）监护与治疗

1. **情景导入** 患儿由爱婴区转入新生儿科。医生查房后开出医嘱：重症监护，头部制动，置温箱，5% 葡萄糖溶液 10ml + 头孢他啶 105mg i.v.gtt. q.d.。

2. **工作任务** 护士为患儿实施重症监护、头部制动、置温箱保暖，并遵医嘱进行青霉素皮试和静脉输液治疗。

（二）常规护理

1. **情景导入** 患儿入院 5h，医生再次评估患儿病情后开出医嘱：新生儿护理常规、母乳或按需配方乳喂养。

2. **工作任务** 护士按需给予患儿奶瓶喂乳，根据病情进行床上擦浴与眼、口、脐、臀部护理和尿布更换、体格测量。

（三）健康指导

1. **情景导入** 患儿住院第十日，生命体征平稳，精神、反应好，奶量正常。脐带残端脱落，脐轮无红肿、无渗出。复查血常规：白细胞计数 10.4×10^9/L、中性粒细胞占比 0.328、降钙素原 0.1ng/ml。医嘱：明日出院。

2. 工作任务　护士预约患儿母亲及家属,进行母乳喂养指导、婴幼儿盆浴指导和新生儿抚触指导。

[分析与实践]

（一）分析指引

1. 患儿为高危儿,应安置在新生儿重症监护室（neonatal intensive care center, NICU）,进行严密监护与救治,待病情稳定后再给予常规护理。

2. 患儿为新生儿,体温调节中枢发育未完善,出生后白细胞等感染指标升高,并出现头皮血肿,为维持患儿体温,应将患儿置于温箱中保暖。入箱前注意观察有无禁忌证,如发热、患有出血性疾病等;正确使用温箱,根据患儿出生体重和日龄调节温箱的温度和湿度。

3. 患儿重症监护期间,不宜进行淋浴或盆浴、抚触等操作。可每日清晨给予床上擦浴,晨晚间给予眼部、口腔、脐部和臀部护理各一次,大小便后及时清洁臀部、更换尿布,定时测量体重、身长、胸围、头围及前囟等以监测生长发育情况。

（二）分组实践

1. 将全班学生分成若干小组,各小组针对上述案例、情景与任务,进行小组讨论分析,要求书面列出该病人的主要护理诊断/合作性问题,并初步制订护理计划。

2. 各小组成员分配任务,分别扮演护士、病人、家属、医生等不同角色,进行角色扮演、模拟综合技能实训。

（潘　燕）

综合技能考核

一、案　例

（一）病人入院与出院护理

病人，女，64岁，农民。病人双膝关节行走时疼痛10年，左侧膝关节较右侧疼痛症状严重。近2年来疼痛症状加重，上下楼梯时疼痛加剧，膝关节出现肿胀频次进行性增加。近3个月来出现不能下蹲，右膝关节屈曲90°、外翻10°，左膝关节屈曲30°、外翻15°，晨起不能站立、需进行膝关节活动后方能行走。近1周来症状进一步加重，休息时膝关节亦出现疼痛，遂来医院就诊。门诊行DR、CT检查：双膝关节退行性病变，左侧髌上囊积液。病人被诊断为"双膝关节骨关节炎"收住骨科。

入院后查体：T 36.4℃、P 72次/min、R 18次/min、BP 110/80mmHg，神志清楚，查体合作。医生查房后拟为病人择期手术治疗，病人表示非常担心手术预后，精神紧张、食欲差、睡眠差。护士遵医嘱为病人完善相关术前检查，给予心理护理。入院第三日，病人自诉睡眠良好、情绪稳定，符合手术指征。医嘱：明日8:30在硬脊膜外腔阻滞麻醉下行"双膝关节置换术"。护士遵医嘱协助完成术前准备，次日8:00送病人至手术室。病人手术过程顺利，术后送回病房，给予补液、抗感染等治疗。术后第十日，病人生命体征平稳，伤口愈合良好，敷料清洁、干燥，遵医嘱出院。

（赵秀娟）

（二）外伤病人的护理

病人，男，50岁。病人40min前在家修理架子车时，不慎将左手夹在架子车轮中，当即出血、疼痛，伤后无昏迷，无恶心、呕吐，自行包扎伤口后即来医院就诊。查体：左手掌桡侧见3cm×1cm×1cm的U形裂伤，创缘不整齐，伤口较深，有污染，出血较多；左手手指活动时疼痛加剧，触温觉正常，未触及明确骨擦感，甲床血运良好。病人神情紧张、烦躁。无手术及药物过敏史。病人被诊断为"左手掌软组织挫裂伤"。给予局部麻醉下左手掌清创缝合术，抗炎，TAT皮试，TAT 1 500U i.m.等处理；伤口每2d换药1次，2周后拆线；建议查左手X线摄片，病情变化随诊。

（周雅馨）

（三）长期卧床病人的护理

病人，男，63岁。病人3h前无明显诱因突发右侧肢体乏力，右上肢活动不灵活，右手握物不稳，右下肢需人扶持方能缓慢行走，症状持续存在，与活动无关，休息后无减轻。

急呼"120"急救车送至急诊,急诊以"脑梗死"收住神经内科。

入院后查体:T 36.7℃、P 90次/min、R 20次/min、BP 162/92mmHg,神志清楚,构音障碍,自主体位,检查合作,计算力、理解力、定向力正常,记忆力下降,脑膜刺激征(-),双侧瞳孔等大等圆、对光反射灵敏,右侧鼻唇沟稍变浅,伸舌稍偏右,双肺呼吸音清、未闻及干湿啰音,心率90次/min、律齐,各瓣膜听诊区未闻及杂音,腹平软、无压痛及反跳痛、未触及包块,肠鸣音正常,四肢肌张力正常,左侧肢体肌力Ⅴ级、右侧肢体肌力Ⅳ+级,生理反射存在,右侧巴宾斯基征(+),病理反射未引出。发病以来神志清楚,无头痛、头晕,无抽搐,无复视,无言语不清,无呕吐,无心悸、气促,无大、小便异常。既往有高血压病史,收缩压最高200mmHg,曾不规则服药治疗。病人被确诊为"脑梗死、高血压2级"。给予扩张血管、营养神经、抗血小板聚集、调脂、调控血压等对症治疗。

(闭 静)

(四)高热病人的护理

病人,女,76岁。病人因反复咳嗽、咳黄色或白色痰,伴发热3周来医院就诊。门诊胸部X线检查:右下肺肺炎。血常规检查:白细胞计数15.9×10⁹/L,中性粒细胞占比0.856。既往有低钾血症、甲状腺功能减退症。门诊以"肺炎"收住呼吸内科。

入院后查体:T 39.1℃、P 97次/min、R 21次/min、BP 110/78mmHg、SpO₂ 93%,精神疲倦,体型消瘦,双肺呼吸音减弱,双下肺闻及少量湿啰音。入院后被诊断为"肺部感染、甲状腺功能减退症"。发病以来,精神、睡眠、胃纳差。入院后完善血常规、尿常规、粪便常规、肝功能、肾功能、痰培养等检查,并给予抗感染、止咳、排痰、退热、营养支持和密切观察病情等治疗和处理。

(黄惠清 叶 俏)

(五)重症病人的护理

病人,男,70岁。病人5年前无明显诱因出现头晕、头痛伴乏力,到医院就诊,当时血压168/92mmHg,被诊断为"原发性高血压"。病人间断服用降压药,血压时高时低,最高210/130mmHg,最低110/60mmHg。1年前开始出现多饮、多尿,被确诊为"2型糖尿病",平日服用格列吡嗪控释片控制血糖。3d前出现四肢麻痹,在家观察症状无好转,遂来医院就诊。门诊以"2型糖尿病、糖尿病周围神经病变、高血压病3级"收住心内科。

入院后查体:T 36.6℃、P 80次/min、R 20次/min、BP 210/100mmHg,神志清楚,双肺呼吸音粗、未闻及干湿啰音,心前区无隆起、心界无扩大、心率80次/min、律齐,各瓣膜听诊区未闻及杂音,腹平软、全腹无压痛及反跳痛,肝、脾均未触及,双肾区无叩击痛、无移动性浊音,肠鸣音4次/min,四肢末梢感觉减弱,四肢肌力、肌张力正常。此次发病以来,病人睡眠、精神、胃纳差。入院后完善相关检查。血常规检查:白细胞计数5.1×10⁹/L、红细胞计数3.82×10¹²/L,甘油三酯4.59mmol/L,胆固醇7.0mmol/L,低密度脂蛋白3.77mmol/L,糖化血红蛋白7.0%。颅脑CT检查未见异常。胸部X线检查:双肺纹理增粗增多。给予改善循环,控制血压、血糖,营养神经和对症支持治疗等处理。

(贺建红)

(六)手术病人的护理

病人,男,80岁。病人半年前无明显诱因下出现尿频、排尿不畅,尿线细尿无力,伴夜尿增多,每晚 2～3 次。半年来上述症状进行性加重,夜尿增至每晚 6 次,且有排尿等待现象。1d 前病人突然出现小便不能自解、下腹部胀痛明显,即来医院急诊,给予留置导尿管后腹痛缓解。急查 CT:前列腺增生,膀胱过度充盈。病人被诊断为"良性前列腺增生"收住泌尿外科。

入院后查体:T 36.6℃、P 76 次/min、R 20 次/min、BP 165/100mmHg,神志清楚,腹平软,留置导尿管接集尿袋,尿色清、无肉眼血尿,无畏寒发热,无腰酸腰胀,无低热盗汗。既往有高血压、冠心病病史 15 年,长期服用硝苯地平片、阿司匹林片,有吸烟嗜好。给予留置导尿管、5α 还原酶抑制剂和 α 受体阻滞剂口服、完善辅助检查、择期手术等处理。

入院第三日,相关检查已完善,诊断明确,无手术禁忌证。经术前常规准备后,在硬脊膜外腔阻滞麻醉下行"前列腺电切术",术后被诊断为"前列腺良性增生"。手术过程顺利,术后送返病房。返回病房后查体:T 36.3℃、P 82 次/min、R 20 次/min、BP 155/90mmHg,神志清楚,腹平软,腹部无手术切口。留置三腔二囊气囊导尿管 1 条,导尿管气囊压迫前列腺窝止血,冲洗管接 0.9% 氯化钠溶液持续膀胱冲洗。给予一级护理、床边心电监护和血氧饱和度监测、持续膀胱冲洗、禁食、补液、抗炎、止血等治疗。

(陈 琦)

(七)急、危重症病人的抢救配合

病人,女,68岁。病人在家中突发意识丧失,家人紧急呼叫"120"急救车。急诊医生、护士到达时,病人无脉搏、无呼吸,血压测不到,立即开始抢救,给予现场心肺复苏、吸氧、建立静脉通道等措施。经抢救病人恢复自主心律、自主呼吸,送入 ICU 进一步抢救治疗。

入院后完善相关检查,被诊断为"2 型糖尿病、低血糖昏迷"。临时医嘱:吸痰 st.,行气管切开术 st.。长期医嘱:气管切开术后护理。根据病人病情,为了提升血压,医生再次开出临时医嘱,给予多巴胺补液,滴速控制在 10～20 滴/min,要求建立第二条静脉通道,采用静脉留置针输液＋输液泵控制滴速。

(肖继红　李彦臻)

(八)孕、产妇护理

初产妇,29岁。孕 40 周,见红 2h 就诊收住产科病区。

入院后查体:胎儿发育正常,胎心 140+ 次/min,头先露、固定,枕左前位;孕妇骨盆外测量各径线测量数值正常。入院后即开始有规律宫缩,S⁰,宫口开大 2cm。8h 后宫口开全,上产床准备接生。宫口开全 1h 后顺利娩出一男婴,体重 3 000g,阿普加评分 1-5-10min 均为 9 分。产后第二日检查:子宫收缩良好,恶露正常,会阴伤口无异常。

产后42d自觉外阴奇痒、灼痛来医院就诊。妇科检查：外阴抓痕明显，小阴唇内侧和阴道黏膜被白色膜状物覆盖，用棉签擦拭，露出红肿的黏膜面；子宫颈光滑无肥大，活动度好，无压痛，双附件区未触及异常。

（郭　俊）

（九）新生儿、婴幼儿护理

患儿，女，出生第五日。胎龄40周，顺产娩出，前羊水清、后羊水I°，脐带、胎盘未见明显异常，阿普加评分1-5-10min均为10分，无产伤和窒息抢救史，体重3 300g，身长50cm。3d前无明显诱因出现皮肤黄染、伴眼黄并逐渐加重，无陶土样大便，无酱油样小便，无发热，无呕吐、腹泻。2d前患儿母亲遵医嘱出院，医生曾建议患儿继续住院治疗，家长不同意，现患儿皮肤黄疸加重，遂来医院就诊。门诊以"新生儿高胆红素血症"收住新生儿科。

入院后查体：T 36.5℃、P 140次/min、R 40次/min，全身皮肤中度黄染，巩膜黄染，心、肺、腹未见明显异常，四肢肌张力正常，新生儿原始反射存在。辅助检查：母亲血型A型Rh阳性、患儿血型A型Rh阳性，经皮胆红素测定为320-322-318μmol/L，血清总胆红素283.7μmol/L（16.59mg/dl），血清间接胆红素266.6μmol/L（15.59mg/dl）。发病以来精神、反应尚可，脐部清洁、干燥，母乳喂养，奶量正常，大小便正常。遵医嘱给予新生儿常规护理、蓝光照射、口服药物、母乳或按需配方乳喂养等处理。

（潘　燕）

二、考　核

（一）课前准备

1. 将全班学生分成若干小组，各小组随意抽取上述任一案例，针对该案例进行小组讨论分析，要求书面列出所抽取案例中病人的主要护理诊断/合作性问题，并初步制订护理计划。

2. 各小组根据所抽取案例，设计2～4个护理工作情景与任务，并设计多个角色，如护士、病人、家属、医生、旁白等。

3. 各小组进行角色扮演，预演训练。

（二）课堂考核

1. 教师根据各小组提交的工作情景与任务，以及角色设计方案，给各小组成员随机分派角色任务。

2. 要求各小组运用护理程序的工作方法，在模拟的工作情景与任务中，分别扮演不同的角色，为案例中的病人实施有针对性的个案护理，团队合作共同完成综合技能考核任务。

（三）考核评价

1. 以小组为单位进行考核评价。

2. 每个小组考核时间 30min，考核时 2～4 个情景与任务可同时进行或前后分开进行，要求在限定时间内完成。

3. 考核评分标准，见"小组考核评分"。

<table>
<tr><td colspan="5" style="text-align:center">小组考核评分</td></tr>
<tr><td colspan="5">班级：
小组成员：
考核项目：
角色分配：</td></tr>
<tr><td colspan="2" style="text-align:center">考核内容</td><td>分值</td><td>实得分</td><td>备注</td></tr>
<tr><td rowspan="2">护理评估</td><td>评估内容正确</td><td>3</td><td></td><td></td></tr>
<tr><td>评估方法适宜</td><td>2</td><td></td><td></td></tr>
<tr><td rowspan="2">护理诊断 /
合作性问题</td><td>护理诊断正确</td><td>3</td><td></td><td></td></tr>
<tr><td>陈述方式规范</td><td>2</td><td></td><td></td></tr>
<tr><td rowspan="2">护理计划</td><td>护理计划周全</td><td>8</td><td></td><td></td></tr>
<tr><td>陈述简明扼要</td><td>2</td><td></td><td></td></tr>
<tr><td rowspan="6">实施</td><td>情景设计合理</td><td>3</td><td></td><td></td></tr>
<tr><td>护理措施正确</td><td>5</td><td></td><td></td></tr>
<tr><td>角色任务均衡</td><td>2</td><td></td><td></td></tr>
<tr><td>操作流程顺畅</td><td>5</td><td></td><td></td></tr>
<tr><td>操作技能娴熟</td><td>50</td><td></td><td></td></tr>
<tr><td>健康教育正确</td><td>5</td><td></td><td></td></tr>
<tr><td rowspan="2">护理评价</td><td>病人舒适安全</td><td>5</td><td></td><td></td></tr>
<tr><td>护患沟通有效</td><td>5</td><td></td><td></td></tr>
<tr><td colspan="2" style="text-align:center">合计</td><td>100</td><td></td><td></td></tr>
<tr><td colspan="3">评分教师：</td><td colspan="2">考核日期：</td></tr>
</table>

（黄惠清　叶　俏）

教学大纲（参考）

一、课程性质

护理技术综合实训是中等卫生职业教育护理专业一门重要的专业技能课程。本课程的主要内容是基础护理与专科护理常用技术操作的综合实训。本课程的主要任务是通过临床案例分析、讨论，设计模拟护理工作情景与任务，进行角色扮演、技能综合实训等教学活动，针对具体的临床个案，运用护理程序的思维模式与工作方法，对病人进行护理评估、明确护理诊断／合作性问题、制订护理计划、实施护理操作、给予健康指导和评价护理效果等，旨在使学生能熟练掌握基础护理与专科护理的常用技术操作，并能紧密结合临床护理工作实际，运用已学专业知识、技能，综合分析、解决实际问题，提高临床护理思维能力，培养高素质的技术技能型中等护理人才。本课程的先修课程包括基础护理、健康评估和内科护理、外科护理、妇产科护理、儿科护理等。本课程学习结束，学生将进入临床毕业实习。

二、课程目标

通过本课程的学习，学生能够达到下列要求：

（一）职业素养目标

1. 具有勤于思考、刻苦钻研、勇于探索的良好作风。

2. 具有互相帮助、互相学习、互相关心的团队合作精神。

3. 具有观察、分析及解决问题的能力。

4. 具有良好的护士职业素养，把病人的健康放在首位，在实施护理过程中做到仪容仪表及行为举止规范、应变能力强、与病人及家属有效沟通、人文关怀到位。

（二）技能目标

1. 熟练掌握临床常用的基础护理与专科护理技术操作，能针对临床案例进行护理评估、明确护理诊断／合作性问题、初步制订护理计划、实施护理措施、给予健康指导，并对护理效果进行评价。

2. 学会收集临床案例、设计护理工作情景与任务，通过小组讨论分析能对护理诊断／合作性问题给予正确的陈述、对实施护理方案进行概括性的表述。

三、教学时间分配

教学内容	实践学时
一、病人入院与出院护理	4
二、外伤病人的护理	6
三、长期卧床病人的护理	6
四、高热病人的护理	8

教学内容	实践学时
五、重症病人的护理	6
六、手术病人的护理	6
七、急、危重症病人的抢救配合	8
八、孕、产妇护理	6
九、新生儿、婴幼儿护理	6
十、综合技能考核	4
合计	60

四、课程内容和要求

单元	教学内容	教学要求	教学活动参考	参考实践学时
项目一 病人入院与出院护理	一、入院前护理 技能1 穿脱防护服 技能2 咽拭子标本采集 技能3 暂空床准备 二、入院时护理 技能4 病人入院护理 技能5 生命体征测量及记录 三、入院后护理 技能6 轮椅运送 技能7 麻醉床准备 技能8 平车运送 四、出院护理 技能9 病人出院护理 技能10 备用床准备	学会 学会 熟练掌握 学会 熟练掌握 熟练掌握 熟练掌握 熟练掌握 学会 熟练掌握	项目教学 案例教学 任务教学 多媒体演示 技能演示 情景教学 角色扮演 技能实训	4
项目二 外伤病人的护理	一、门诊手术治疗 技能1 卫生洗手 技能2 隔离技术基本操作 技能3 基本止血与包扎技术 二、门诊破伤风抗毒素注射 技能4 皮内注射 技能5 肌内注射 三、门诊伤口护理 技能6 无菌技术基本操作 技能7 伤口换药	熟练掌握 熟练掌握 学会 熟练掌握 熟练掌握 熟练掌握 熟练掌握	项目教学 案例教学 任务教学 多媒体演示 技能演示 情景教学 角色扮演 技能实训	6

单元	教学内容	教学要求	教学活动参考	参考实践学时
项目三 长期卧床病人的护理	一、卧位安置与压疮预防 技能1 卧位安置 技能2 协助病人翻身 技能3 压疮预防 二、功能锻炼与活动指导 技能4 被动性关节活动度练习 三、清洁卫生与舒适护理 技能5 床上洗发 技能6 床上擦浴 技能7 卧有病人床更换床单	熟练掌握 熟练掌握 熟练掌握 学会 熟练掌握 熟练掌握 熟练掌握	项目教学 案例教学 任务教学 多媒体演示 技能演示 情景教学 角色扮演 技能实训	6
项目四 高热病人的护理	一、静脉输液治疗 技能1 青霉素药物过敏试验 技能2 周围静脉输液（头皮针） 二、协助诊断及监测病情 技能3 血标本采集 技能4 痰标本采集 技能5 尿标本采集 技能6 粪便标本采集 三、降温及排痰 技能7 温水/乙醇拭浴 技能8 雾化吸入 技能9 体位引流及拍背排痰 四、营养支持及生活护理 技能10 鼻饲护理 技能11 口腔护理	熟练掌握 熟练掌握 熟练掌握 熟练掌握 熟练掌握 熟练掌握 熟练掌握 熟练掌握 学会 熟练掌握 熟练掌握	项目教学 案例教学 任务教学 多媒体演示 技能演示 情景教学 角色扮演 技能实训	8
项目五 重症病人的护理	一、抢救配合与病情监测 技能1 保护具的使用 技能2 末梢血糖测量 技能3 心电图测量 技能4 床边心电监护和血氧饱和度监测 二、用药护理 技能5 胰岛素笔注射 技能6 皮下注射 三、并发症的观察与救护 技能7 静脉注射	熟练掌握 熟练掌握 学会 学会 熟练掌握 熟练掌握 熟练掌握	项目教学 案例教学 任务教学 多媒体演示 技能演示 情景教学 角色扮演 技能实训	6

单元	教学内容	教学要求	教学活动参考	参考实践学时
	四、健康教育			
	技能 8 糖尿病足预防指导	熟练掌握		
	技能 9 跌倒预防指导	熟练掌握		
项目六 手术病人的护理	一、术前护理		项目教学 案例教学 任务教学 多媒体演示 技能演示 情景教学 角色扮演 技能实训	6
	技能 1 手术区皮肤准备	熟练掌握		
	技能 2 大量不保留灌肠术	熟练掌握		
	技能 3 留置导尿术	熟练掌握		
	二、术中护理			
	技能 4 手术体位安置	学会		
	技能 5 外科洗手、穿无菌手术衣和无接触式戴无菌手套	熟练掌握		
	技能 6 消毒铺巾配合、器械台管理	学会		
	三、术后护理			
	技能 7 胃肠减压护理	熟练掌握		
	技能 8 胸腔闭式引流护理	熟练掌握		
	技能 9 腹腔引流护理	熟练掌握		
项目七 急、危重症病人的抢救配合	一、紧急救护		项目教学 案例教学 任务教学 多媒体演示 技能演示 情景教学 角色扮演 技能实训	8
	技能 1 洗胃技术	学会		
	二、现场复苏			
	技能 2 电除颤技术	学会		
	技能 3 徒手心肺复苏术	熟练掌握		
	技能 4 简易呼吸气囊的使用	熟练掌握		
	三、维持静脉输液			
	技能 5 静脉留置针输液	学会		
	技能 6 输液泵的使用	学会		
	四、改善通气			
	技能 7 氧气吸入	熟练掌握		
	技能 8 经口鼻腔吸痰	熟练掌握		
	五、气道管理			
	技能 9 气管切开术后护理	学会		
项目八 孕、产妇护理	一、产前护理		项目教学 案例教学 任务教学 多媒体演示	6
	技能 1 骨盆外测量	熟练掌握		
	技能 2 四步触诊	熟练掌握		
	技能 3 胎心监测	熟练掌握		

单元	教学内容	教学要求	教学活动参考	参考实践学时
	二、产中护理 技能4 会阴擦洗消毒、铺产台、接生、新生儿断脐 三、产后护理 技能5 外阴擦洗 四、妇科护理 技能6 外阴、阴道冲洗 技能7 阴道、宫颈上药	学会 熟练掌握 熟练掌握 学会	技能演示 情景教学 角色扮演 技能实训	
项目九 新生儿、婴幼儿护理	一、常规护理 技能1 新生儿沐浴与脐部护理 技能2 新生儿抚触 技能3 新生儿体格测量 二、育婴指导 技能4 婴幼儿盆浴指导 技能5 母乳喂养指导 技能6 婴儿尿布更换指导 三、协助治疗 技能7 蓝光箱使用 技能8 婴幼儿口服喂药 技能9 婴儿奶瓶喂乳	熟练掌握 熟练掌握 熟练掌握 熟练掌握 熟练掌握 熟练掌握 学会 熟练掌握 学会	项目教学 案例教学 任务教学 多媒体演示 技能演示 情景教学 角色扮演 技能实训	6
综合技能考核	一、案例 1. 病人入院与出院护理 2. 外伤病人的护理 3. 长期卧床病人的护理 4. 高热病人的护理 5. 重症病人的护理 6. 手术病人的护理 7. 急、危重症病人的抢救配合 8. 孕、产妇护理 9. 新生儿、婴幼儿护理 二、考核 1. 课前准备 2. 课堂考核 3. 考核评价	熟练掌握 熟练掌握 熟练掌握 熟练掌握 熟练掌握 熟练掌握 熟练掌握 熟练掌握 熟练掌握	案例收集 小组讨论 工作情景与任务设计 情景模拟 角色扮演 技能实训	4

五、说明

（一）教学安排

本教学大纲主要供中等卫生职业教育护理专业教学使用，第4学期开设，总学时60学时，全部为实践教学，学分3.5学分。

（二）教学要求

1. 本课程是在完成了基础护理、健康评估和内科护理、外科护理、妇产科护理、儿科护理等专科护理课程的学习后开设。

2. 本课程重点突出以岗位胜任力为导向的教学理念，实践技能教学要求分为熟练掌握和学会2个层次。熟练掌握指能独立、规范地解决病人的健康问题，完成常用护理技术操作。学会指在教师的指导下能初步实施常用护理技术操作。

（三）教学建议

1. 本课程依据护理岗位的工作任务、职业能力要求，强化理论实践一体化，突出"做中学、做中教"的职业教育特色，根据培养目标、教学内容和学生的学习特点及护士执业资格考试的要求，建议采用项目教学、案例教学、任务教学、情景教学、角色扮演等教学方法，在模拟病房的仿真环境中开展教学活动。

2. 在教学过程中，应注重结合临床护理工作实际，合理设计模拟工作情景与工作任务，引导和启发学生运用已学知识与技能，运用护理程序的思维模式与工作方法，模拟护士角色，为病人提供有针对性的个案护理。将学生自主学习、合作学习和教师引导教学等教学组织形式有机结合。

3. 本课程可通过收集临床案例、设计护理工作情景与任务、案例分析、小组讨论、情景模拟、角色扮演和综合技能考核等多种途径综合评价学生。评价内容不仅要关注学生对知识的理解和对技能的掌握，更要关注学生运用护理程序方法综合分析问题、解决问题的临床思维能力的培养和提高，重视学生人文关怀意识、有效沟通能力和团队合作精神等护士职业素质的养成和提升。

参 考 文 献

[1] 李乐之, 路潜. 外科护理学 [M]. 7 版. 北京: 人民卫生出版社, 2021.

[2] 黄惠清, 饶静云. 护理技能综合实训 [M]. 2 版. 北京: 人民卫生出版社, 2020.

[3] 王静芬. 护理学基础 [M]. 2 版. 北京: 人民卫生出版社, 2020.

[4] 黄惠清, 王静芬. 护理学基础 [M]. 北京: 人民卫生出版社, 2020.

[5] 陈云飞, 赵卿. 护理学基础 [M]. 北京: 人民卫生出版社, 2018.

[6] 郭俊. 护理专业技术实训 [M]. 北京: 人民卫生出版社, 2018.

[7] 程忠义. 急救护理技术 [M]. 北京: 科学出版社, 2018.

[8] 李小寒, 尚少梅. 基础护理学 [M]. 6 版. 北京: 人民卫生出版社, 2017.

[9] 尤黎明, 吴瑛. 内科护理学 [M]. 6 版. 北京: 人民卫生出版社, 2017.

[10] 周春美, 张连辉. 基础护理学 [M]. 6 版. 北京: 人民卫生出版社, 2017.

[11] 付能荣, 吴姣鱼. 护理学基础 [M]. 4 版. 北京: 科学出版社, 2017.

[12] 黄惠清, 高晓梅. 护理技术综合实训 [M]. 2 版. 北京: 人民卫生出版社, 2015.

[13] 李玲, 蒙雅萍. 护理学基础 [M]. 3 版. 北京: 人民卫生出版社, 2015.

[14] 贾丽萍, 宫春梓. 基础护理 [M]. 3 版. 北京: 人民卫生出版社, 2015.

[15] 吴岸晶, 吴卓洁. 儿科护理 [M]. 北京: 人民卫生出版社, 2015.